L'Homéopathie

POUR LES NULS

L'Homéopathie POUR LES NULS

Dr Daniel Scimeca

Médecin homéopathe et président du Syndicat de la Médecine Homéopathique (SMH)

Ouvrage dirigé par Maya Barakat-Nuq

Préface de Christian Boiron

FIRST Editions

Avertissements

Ce livre n'a pas pour but de vous permettre de vous soigner toujours tout(e) seul(e) et de tout. Il n'est pas un encouragement à ne plus aller voir le médecin. Si on peut se risquer dans des limites raisonnables à soigner soi-même des petites choses, il conviendra de consulter un médecin si les symptômes persistent.

Les cas personnels exposés dans ce livre sont issus de l'expérience professionnelle de l'auteur, mais le contexte a été totalement remanié et les prénoms modifiés afin de respecter l'anonymat des patients.

L'Homéopathie pour les Nuls

« Pour les Nuls » est une marque déposée de Wiley Publishing, Inc.
« For Dummies » est une marque déposée de Wiley Publishing, Inc.

60, rue Mazarine
75006 Paris – France
Tél. 01 45 49 60 00
Fax 01 45 49 60 01
Courriel : firstinfo@efirst.com
Internet : www.pourlesnuls.fr

ISBN : 978-2-7540-1761-9
Dépôt légal : 3e trimestre 2010
Imprimé en France par Hérissey à Évreux (Eure) - N° 116647

Mise en page : Catherine Kédémos
Correction : Christine Cameau
Illustrations humoristiques : Marc Chalvin
Illustrations techniques : Corine Delétraz
Couverture : KN Conception
Fabrication : Antoine Paolucci
Production : Emmanuelle Clément

Préface

La médecine peut tuer ! Chaque année, aux États-Unis, plus de 100 000 morts sont dues aux effets néfastes des médicaments allopathiques (c'est-à-dire non homéopathiques). Et 120 000 supplémentaires sont dues aux erreurs médicales. Soit au total 225 000 morts par an du seul fait des médicaments (d'après le *Journal of the American Medical Association*). Chiffre auquel il faut rajouter les 80 000 décès dus aux maladies nosocomiales correspondant aux infections acquises à l'hôpital.

À ces chiffres, il faudrait ajouter les accidents de la circulation dus aux effets des médicaments, les 12 000 morts provenant d'une chirurgie non indispensable, les 7 000 morts correspondant aux erreurs de prescription dans les hôpitaux, et les 20 000 morts à l'hôpital pour d'autres causes que l'erreur de prescription.

Ces chiffres ne sont que pour les États-Unis. Si on les extrapole au niveau mondial, on risque d'atteindre facilement 2 ou 3 millions de morts du seul fait de la médecine et des médicaments !

Et nous ne parlons que des décès ! Il faudrait prendre en compte également tous les « estropiés » de la médecine, les paralysés, les aveugles, tous ceux dont la vie a été « cassée » par la médecine.

Cela veut-il dire qu'il faut éviter tout recours à la médecine et aux médicaments comme le suggèrent certaines sectes religieuses ?

Tel n'est pas mon propos.

Je suis amoureux de la médecine et des médicaments, qu'ils soient homéopathiques ou allopathiques. De la morphine jusqu'à l'arnica, en teinture ou en granules homéopathiques ; de la cortisone jusqu'à l'oscillococcinum®, de l'aspirine jusqu'aux antibiotiques ; de la chirurgie à la psychothérapie ; de l'ostéopathie à la diététique ; de l'imagerie médicale à l'acupuncture, etc.

Simplement, il est de bon sens de préférer les méthodes légères chaque fois qu'il est possible. Ce que l'on appelle, en terme schématique et à tort, « les médecines douces ».

À tort, parce qu'il n'y a qu'une seule médecine qui rassemble autour d'une même culture des experts de la santé, ou plutôt trop souvent des experts de la maladie, qui ont fait en commun sept, huit ou dix ans d'études, et qui ensuite se spécialisent dans telle ou telle branche : chirurgie, médecine générale, ORL, etc. personnellement, je joins les pharmaciens à cette corporation, dont les études vont progressivement se rejoindre, et qui sont en fait de vrais « médecins de proximité ».

Ce n'est pas par *la guerre contre* les microbes et les virus que nous ferons reculer la maladie !

Selon le paradigme actuel, une maladie est considérée comme un ennemi, face auquel il faut prendre les armes. On va donc chercher une tête de Turc ou un bouc émissaire, le plus souvent : virus ou microbe. On dramatise le danger pour mieux mobiliser tous les publics : « Vous devez être sur vos gardes, prêts à vous battre. » En 2009, d'ailleurs, le gouvernement de la France a diffusé une campagne de publicité de type militaire : « Stop aux virus de la grippe ! »

L'exacerbation des peurs individuelles et collectives contribue à installer notre monde dans une ambiance anxieuse qui favorise le recours massif aux « armes » que sont la médecine, les médicaments, les interventions chirurgicales. Qui, à leur tour, génèrent d'autres maladies.

La médecine actuelle oublie les préceptes d'Hippocrate, le père de la médecine, même si elle continue de vénérer très superficiellement son image. On intervient sur une maladie, mais on ne cherche pas assez à en connaître et à en comprendre la cause. On n'hésite pas à employer des remèdes qui peuvent avoir des effets indésirables, mais on ne se demande pas assez s'il existe d'autres moyens mieux adaptés et non toxiques. On se focalise exclusivement sur l'hypothétique agent causal externe. On considère souvent l'organisme humain comme un champ de bataille où des médicaments de plus en plus puissants doivent livrer un combat sans merci à des ennemis réputés de plus en plus redoutables.

Notre corps en crise doit-il vraiment être traité en ennemi ? Les virus et les bactéries sont-ils vraiment nos ennemis ? N'y a-t-il pas d'autres visions possibles de la physiopathologie ?

Certes, il n'y a qu'une seule médecine, mais il existe plusieurs conceptions possibles de la maladie. On peut considérer les symptômes du malade comme une maladie en soi : par exemple, un eczéma, des vertiges, de l'oppression respiratoire, et même une grippe ou un cancer sont en général définis comme des maladies à part entière et traités comme des entités indépendantes de l'organisme dans lequel elles évoluent. Mais on peut aussi les considérer comme des manifestations d'un déséquilibre plus profond de la personne entière, d'origine psychique, alimentaire, ostéo-articulaire, affective, professionnelle, etc.

On ne prend pas suffisamment en compte le fantastique potentiel de santé que recèle chaque individu.

On oublie trop que l'homme est une créature de Dieu. Et Dieu, par définition, en sait beaucoup plus que nous sur nous-mêmes ! Il a prévu la maladie, Il a donné à l'homme, encore plus qu'à tous les autres animaux, les moyens de sortir des crises que nous appelons « maladies ».

Hippocrate disait : « *Natura medicatrix* », la nature est médecine. À condition de la laisser faire, et de ne pas trop lui mettre des bâtons dans les roues. C'est pourquoi il conseillait aux médecins, dans sa fameuse école de l'île de Cos, de surtout ne pas nuire aux malades : « *Primum non nocere.* » Dans bien des cas, la maladie fait déjà partie du processus de guérison et, au lieu de la respecter, on la bloque. Hippocrate fut d'ailleurs le précurseur de la diététique, car il s'était déjà rendu compte que nombre de maladies proviennent de mauvaises habitudes alimentaires.

Il existe deux approches philosophiques de la santé, de la médecine, et de la vie.

On a longtemps opposé l'homéopathie et l'allopathie, la médecine douce et la médecine dure, la médecine « scientifique » et les médecines traditionnelles. Là n'est pas le cœur du débat. Ces joutes culturelles ou économiques cachent en réalité une opposition beaucoup plus fondamentale et beaucoup plus complexe, qui prend sa source dans la foi de chacun de nous.

Certains, patients et médecins, voient la maladie comme un manque de chance, le malade comme une victime passive, la médecine comme des palliatifs ou des « prothèses », le corps humain comme un territoire où s'affrontent des forces indépendantes du malade. Pour eux, les virus arrivent par hasard chez un individu qui a la malchance de se trouver là ; alors, de rutilants antivirus doivent être appelés par le médecin de service. Ces patients vont voir un médecin de la même façon qu'ils amèneraient leur voiture chez un garagiste. Tout problème doit avoir une solution. Docteur, enlevez-moi cet eczéma !

D'autres, patients et thérapeutes, voient au contraire l'individu comme une créature « divine », « magique », infiniment complexe dans sa globalité à multiples facettes. Ils croient, sans toujours en être conscients, que la vie a du sens. Ils croient aussi que toute maladie est le témoignage d'un dysfonctionnement de la personne dans sa globalité psycho-physiologique, émotionnelle, voire spirituelle, et qu'il convient de chercher à comprendre le mécanisme de ce dysfonctionnement. Ensemble, médecins et malades, de façon « hippocratique », vont passer en revue tous les aspects de la vie personnelle, professionnelle, et environnementale de la personne, ils vont analyser les symptômes objectifs de la maladie comme des signes d'une réalité plus profonde et plus importante à laquelle il faudra essayer d'apporter une réponse. On dit parfois que la visite chez un médecin homéopathe dure longtemps. C'est vrai parfois, mais ce n'est obligatoire. En général, c'est vrai pour la première visite. Mais surtout, cela n'a rien à voir avec l'homéopathie ! C'est la médecine qui prend du temps, pour l'appliquer sérieusement et efficacement. Et j'ai moi-même souvent rencontré des « allopathes », c'est-à-dire des médecins n'utilisant pas les médicaments homéopathiques, qui prenaient une heure à une heure et demie avec un nouveau patient.

Cette autre approche de la maladie et de la médecine appelle une autre attitude thérapeutique cohérente : aider le malade à surmonter *naturellement* sa crise après en avoir fait cesser les causes.

Pour stimuler les réactions physiologiques d'autoguérison, on utilisera en premier lieu les moyens thérapeutiques qui laissent intactes les capacités réactionnelles du malade : hygiène, diététique, ostéopathie, activité physique, psychologie, acupuncture, homéopathie, sophrologie. Aucun de ces moyens n'est « iatrogène », c'est-à-dire qu'il n'est pas susceptible d'engendrer ce que notre société appelle pudiquement des « effets indésirables », comme on parle en politique de « victimes collatérales », pour faire comprendre ainsi qu'« on ne fait pas d'omelette sans casser des œufs ».

En médecine, il n'est pas nécessaire de faire du mal pour faire du bien. C'est même souvent l'inverse. Mais de tels intérêts économiques sont en jeu dans l'allopathie qu'on essaie de faire croire que les fameux « effets indésirables » sont malheureusement incontournables, et que ce qui ne fait pas de mal ne peut pas faire du bien ! C'est pour cela que le monde de l'allopathie tente de discréditer les médicaments homéopathiques ou l'acupuncture, ou encore l'ostéopathie, qui témoignent tous les jours qu'il existe des alternatives – en tout cas pour un nombre important de pathologies – crédibles, efficaces, et totalement inoffensives aux médicaments allopathiques et à la philosophie qu'ils sous-tendent.

Mais en cas de nécessité, bien entendu, patients et médecins s'entendront pour utiliser les moyens de la médecine « dure » : chirurgie, antibiothérapie, morphiniques, corticoïdes, etc. Je suis le premier à clamer que le meilleur médicament que l'homme a jamais mis au point est la morphine ! Ce médicament formidable permet à tant de personnes de supporter l'insupportable. Bien que je sois naturellement en faveur d'un large développement de l'homéopathie (voir à ce sujet mon livre, *L'Avenir de l'Homéopathie*, chez Albin Michel, 2007), je sais reconnaître les vertus des grands médicaments allopathiques, comme la morphine, l'aspirine, ou la pénicilline.

À cet égard, en Italie, un sondage révélateur (étude Doxa 2006 sur « La propension à se soigner par l'homéopathie ») a été réalisé : contrairement à l'image qu'on se fait des patients, ils ne sont pas « manichéens » ; la majorité des Italiens souhaitent que leur propre médecin devienne capable de leur prescrire un traitement homéopathique en cas de besoin. Ils ne veulent pas, d'un côté des « médecins complémentaires », et de l'autre des « médecins scientifiques et durs », ils souhaitent que leur propre médecin, personne humaine dans laquelle ils ont confiance, soit en ouverture par rapport à tous les moyens existants pour les aider dans leur maladie.

Le médecin a effectivement le choix entre deux attitudes, qui correspondent à deux visions différentes de la médecine :

Il peut se positionner comme « expert dans l'art de rester en bonne santé ou de guérir ». Pour cela, qu'il soit généraliste ou spécialiste, il doit élargir considérablement son champ de compétence par rapport aux enseignements de la faculté : alimentation, hygiène physique, psychologie, philosophie, ostéopathie, homéopathie, etc. Il doit même aller jusqu'à une démarche spirituelle, source de la réflexion philosophique, afin de pouvoir aider son patient à affronter des situations difficiles comme des grandes souffrances physiques ou psychiques ou des choix de fin de vie.

Le médecin peut, au contraire, rester dans le strict cadre de la « médecine officielle », et se focaliser sur la seule prescription ou la mise en œuvre de produits ou de techniques réputées « médicales », c'est-à-dire « scientifiques », c'est-à-dire « allopathiques » ! Afin de renforcer ce dogme allopathique, les conclaves médicaux pilotés par les énormes trusts pharmaceutiques ont créé un nouveau concept qui leur permet d'éliminer les concurrents gênants : « l'*Evidence Based Medecine* », en français « la médecine des évidences ».

Derrière ces termes ambigus se cache une espèce de totalitarisme statistique et pharmacologique, apparemment plein de bon sens, et en réalité bourré d'effets pervers. Il s'agit d'un tamis réglementaire qui ne laisse passer que les substances provoquant des effets thérapeutiques suffisamment puissants, éliminant ainsi tous les produits ayant des effets doux. Ceci favorise les très grandes firmes internationales, en éliminant peu à peu du marché tous les « bons vieux produits » qui avaient justement pour intérêt de ne pas écraser la personne sous le poids de sa puissance pharmacologique.

Cette médecine officielle correspond en grande partie à une vision palliative et mécaniste de la médecine.

Les « médecines douces » sont particulièrement adaptées à la plupart des pathologies courantes : nervosité, allergies, maladies ORL, dermatoses légères, problèmes digestifs bénins, problèmes ostéo-articulaires légers. Elles sont également spécialement indiquées, compte tenu de leur innocuité, aux jeunes enfants, aux femmes enceintes, aux personnes âgées, et devraient donc correspondre à l'immense majorité des actes médicaux.

La médecine « dure », ou médecine d'urgence, est adaptée à tous les autres cas. Mais elle devrait rester l'apanage des seuls malades qui en sont redevables, au lieu, comme c'est le cas aujourd'hui, d'être appliquée à la grande majorité des malades, quelle que soit leur maladie.

Daniel Scimeca a clairement choisi de faire partie de la catégorie des « médecins thérapeutes » pour ne pas dire des « médecins guérisseurs », c'est-à-dire de ceux qui ne cessent de chercher à connaître et à enseigner toutes les méthodes sérieuses, complémentaires de celles qui sont enseignées à la faculté, et qui peuvent considérablement aider le malade et son médecin dans une bonne stratégie thérapeutique.

Il est un travailleur infatigable : son expérience clinique quotidienne nourrit ses réflexions techniques et philosophiques, qui, à leur tour, enrichissent son « art médical ».

Il se veut être et il est au service des autres, son humilité est la marque des seigneurs.

Je suis fier qu'il m'ait demandé de préfacer son exceptionnel ouvrage « pour les Nuls » que nous sommes tous !

Christian Boiron

Président des laboratoires Boiron,
premier laboratoire homéopathique du monde

Remerciements

Au Dr Dominique Eraud, médecin, fondatrice de la Coordination des écomédecines, d'intelligence verte, de la Coordination nationale médicale santé environnement et du réseau environnement santé.

Par sa capacité à catalyser les énergies, à susciter les rencontres, à féconder les esprits et enflammer les motivations, à la fois colibri et phénix de la défense de la santé par la défense de l'environnement, elle est à l'origine de ma décision d'écrire cet ouvrage.

À Maya Barakat-Nuq, Christine Cameau et Audrey Bernard qui m'ont aidé tout au long de la réalisation de cet ouvrage par leurs trois qualités appréciables : la compétence, la gentillesse et la patience.

À propos de l'auteur

Daniel Scimeca est né le 24 mai 1956 en Tunisie.

Parallèlement à des études médicales à la faculté de médecine Saint-Louis-Lariboisière, il étudie l'acupuncture et l'homéopathie, puis l'acupuncture auriculaire et la sophrologie caycédienne.

Paul Nogier, Max Tetau, mais aussi Alphonso Caycedo ont déterminé par leur influence son parcours professionnel. Une curiosité scientifique et une réflexion vis-à-vis des impasses d'une médecine rigide et mécaniste l'ont incité à explorer les médecines alternatives et complémentaires. L'homéopathie y prend la plus grande part.

Il enseigne l'homéopathie aux médecins et aux pharmaciens depuis de nombreuses années et est directeur d'enseignement à la Société médicale de biothérapie.

Daniel Scimeca est l'auteur de plus d'une vingtaine d'ouvrages et de multiples publications en écomédecine, biothérapie, homéopathie, sophrologie et médecine traditionnelle chinoise.

Son approche se veut avant tout humaniste. Il s'agit cependant d'un humanisme élargi à la globalité de l'environnement. On ne peut envisager la santé sur une planète et dans un monde malade. C'est la raison pour laquelle son orientation médicale intègre la diététique, les problèmes d'environnement et la recherche d'une harmonie de la personne avec elle-même, sa propre biologie et son environnement psychique, émotionnel et social.

Cette recherche de vérité et d'harmonie, il la doit à la pratique depuis son adolescence des arts martiaux et aux techniques de méditation venues de l'Orient. Il a toujours eu le souci d'associer la rationalité du Siècle des lumières à la pertinence des visions orientales de l'être.

Pour l'auteur, ce qui est primordial, ce n'est pas la maladie, mais le malade. L'important n'est pas le malade, mais la partie de l'être, animée de ce grand mystère de la vie et capable de toutes les potentialités de guérison.

Rien ne l'irrite plus que l'utilisation du verbe « guérir » dans la bouche d'un médecin. Verbe intransitif par excellence : personne ne peut guérir personne et la noblesse de la relation à l'autre consiste simplement à soigner. C'est toujours le malade qui guérit et le médecin qui soigne.

Pour lui, le médecin est là, avec ses modestes outils, pour susciter et amplifier ce que le malade sait déjà. Le médecin est là pour rappeler au malade qu'il sait et est capable de guérir.

Le Dr Scimeca est déjà l'auteur de nombreux ouvrages :

- *Cœur et vaisseaux en homéopathie*, Similia, 1996
- *Homéo ORL*, Hachette, 1996
- *Phyto Guide*, Hachette, 1997
- *Phyto Fatigue*, Hachette, 1997
- *Nouvelles cliniques de lithothérapie déchélatrice*, avec Max Tetau, Similia, 1997
- *Homéo Fatigue*, Hachette, 1999
- *Élever et soigner son enfant autrement*, avec Pierre Popowski, Courrier du Livre, 2003
- *La Déprime et l'Anxiété*, Flammarion, 2004
- *Plus jamais fatigué*, Alpen, 2005
- *Rajeunir nos tissus avec les bourgeons*, avec Max Tetau, Guy Trédaniel, 2005
- *Votre santé par les plantes*, avec Max Tetau, Alpen, 2005
- *Votre santé par les huiles essentielles*, avec Max Tetau, Alpen, 2005
- *Les Plantes du bonheur*, Alpen, 2006
- *Le Guide de phytothérapie*, avec Max Tetau, Alpen, 2006
- *Mal de tête : les vraies solutions*, Josette Lyon, 2007
- *Régénérer nos tissus avec les roches*, avec Max Tetau, Guy Trédaniel, 2008
- *Plus mal au ventre*, avec Max Tetau, Alpen, 2008
- *Énergie et médecine chinoise*, avec Shuai Zhang, Alpen, 2008
- *Les Médicaments de demain*, avec Shuai Zhang, Alpen, 2008
- *Secrets des médecines alternatives*, œuvre collective, Sélection du Reader's Digest, 2009
- *Les migraines, c'est fini !*, avec Shuai Zhang, Alpen, 2009
- *Sophrologie*, Josette Lyon, 2010

Sommaire

Introduction

Le mot « homéopathie » fait aujourd'hui partie du vocabulaire courant. Le médicament homéopathique et l'habitude de se soigner, au moins occasionnellement avec lui, sont entrés dans 40 % à 60 % des foyers selon les études. Mais, souvent, si l'on connaît le mot, ce qui relève réellement de l'homéopathie est mal cerné.

L'homéopathie est souvent confondue avec la médecine par les plantes ; pourtant, dans la pratique homéopathique, les extraits animaux tels que les venins, des insectes entiers ou des sécrétions animales sont fréquemment utilisés.

L'adjectif « homéopathique » est souvent employé comme synonyme de dose très faible et donc insuffisante. Dans les discours de tous les jours, on parle de « dose homéopathique » pour résoudre un problème social, politique, culturel. Pourtant, l'homéopathie a une action profonde et durable et les doses prescrites ne sont pas obligatoirement très faibles.

À propos de ce livre

L'Homéopathie pour les Nuls vient répondre à toutes les questions que se posent ceux et celles qui recherchent aujourd'hui une écologie personnelle. Il est dans l'air du temps (et dans l'urgence du temps aussi) de veiller à l'équilibre vital de notre planète. Respecter la vie sous toutes ses formes, veiller à la biodiversité et au maintien de la qualité de l'environnement sont de plus en plus les préoccupations légitimes de tous. Il est logique de faire pour soi-même ce que l'on fait pour sa planète. L'environnement intérieur est à l'image de l'environnement extérieur. La biodiversité de sa flore intestinale, si elle n'est pas agressée, voire anéantie par des médicaments aux effets secondaires digestifs, est vitale pour un confort de vie et un tonus de qualité.

L'homéopathie a toujours fait débat. Elle est encensée par une part très importante de la population, mais fustigée, faute souvent d'une vraie connaissance, par des esprits qui se réclament d'un grand rationalisme, partant du principe (à tort) que l'homéopathie n'est pas rationnelle. Le but de cet ouvrage est de faire le point sur toutes les facettes de cette grande méthode thérapeutique.

Le lecteur de *L'Homéopathie pour les Nuls*, bien qu'il soit ouvert et bienveillant, n'est pas obligatoirement convaincu. Ainsi, au fil des pages, chaque lecteur pourra enrichir sa propre opinion au vu d'une vraie connaissance de tous les aspects de l'homéopathie, et cela particulièrement avec les chapitres consacrés aux recherches.

Comment ce livre est organisé ?

Cet ouvrage se compose de six parties pour découvrir l'homéopathie de A à Z, à travers ses grands principes, son histoire, ses découvreurs, les terrains et portraits psychologiques à connaître pour mieux soigner, ainsi qu'un guide familial et un dictionnaire des médicaments à consulter à tout moment. La septième partie est la partie des Dix bien connue de la collection « Pour les Nuls ». Enfin, la huitième partie regroupe des annexes pour aller plus loin.

Première partie : Qu'est-ce que l'homéopathie ?

Si vous voulez découvrir ce qu'est l'homéopathie dans ses grands principes et son histoire, cette partie est pour vous. L'homéopathie est née il y a deux siècles, ce qui n'est pas beaucoup dans l'histoire de la médecine, mais beaucoup au plan des péripéties. Cette partie vous permettra, à travers les grands noms, de mieux comprendre les origines de la doctrine et les différences d'interprétation de celle-ci, qui ont donné lieu à des écoles de pensée très diverses en France et dans le monde. Le paysage d'aujourd'hui est le résultat de cette courte mais longue histoire.

Cette partie traite également des grands principes à l'origine de l'homéopathie. La loi de similitude permet de comprendre tout le reste. Elle explique pourquoi il est parfois compliqué de choisir un médicament, et également pourquoi les médicaments sont si dilués.

Deuxième partie : Homéopathie et médecine

Il y a différentes manières de pratiquer l'homéopathie pour un médecin, différentes manières de la vivre et de faire ce choix pour le patient. Il est important de savoir si on préfère se soigner seul (dans la limite du raisonnable), avoir recours à un médecin uniciste, un pluraliste, un non médecin ou suivre le conseil de son pharmacien. Il peut être aussi intéressant de savoir comment peut s'articuler l'homéopathie avec d'autres traitements.

Les experts de l'homéopathie, ceux qui la connaissent et la pratiquent depuis longtemps, ont sans doute besoin d'en savoir vraiment plus sur la méthode. Comprendre ce qu'est le terrain, c'est saisir le sens du travail de l'homéopathie dans notre trajectoire de vie, pour nous guider vers la vraie guérison.

Troisième partie : L'homéopathie en pratique

De manière plus pratique, cette partie replace l'homéopathie vis-à-vis du médecin, du pharmacien, des pouvoirs publics. Cela vous permettra de vous placer vous-même en tant que patient, dans la position de celui ou celle qui attend encore pour voir, de vous inciter à aller consulter ou à recourir à l'autoprescription, toujours dans la limite du raisonnable.

Que l'on vive seul(e) ou que l'on ait charge de famille, il faut savoir concrètement comment l'homéopathie peut être utile et quelle place elle doit prendre dans sa vie et dans celle de ses proches. Il faut aussi bien comprendre les rouages du parcours de soin, des remboursements et des non-remboursements afin d'optimiser les possibilités de la méthode et de les adapter à celles de son foyer.

Quatrième partie : Guide familial de l'homéopathie

Vous êtes plutôt pressé(e), stressé(e), spasmé(e), parano ? Cette partie dresse avant tout les grands portraits psychologiques, pour vous aider à vous situer et, de ce fait, à mieux cerner comment l'homéopathie peut vous soigner. On se reconnaîtra sans doute et on classera avec tendresse ou perfidie ses proches et relations de travail dans l'une ou l'autre des grandes catégories de personnalité.

Les chapitres de cette partie, traitant successivement des grandes étapes de la vie, permettent aisément d'aller directement au problème qui nous intéresse. De l'acné au zona, des problèmes de santé spécifiquement liés à la femme, à ceux de l'enfance et de l'adolescence, en passant par les maux rencontrés à la quarantaine et à la cinquantaine, toutes les solutions sont exposées. Pratique à consulter au quotidien, cette partie intègre aussi un guide par maladie. Celui-ci peut permettre de prendre en charge de petits maux mais aussi aider à préparer sa consultation ou, mieux encore, à comprendre le traitement prescrit.

Enfin, nos amis les animaux ne sont pas oubliés, l'homéopathie peut aussi leur convenir dans certains cas !

Cinquième partie : Dictionnaire des médicaments

D'aconit à zincum, le dictionnaire des médicaments est la partie la plus longue de cet ouvrage. La présentation de ces 200 médicaments constitue une véritable encyclopédie des solutions homéopathiques, pratique à consulter dans la vie de tous les jours. On y constatera la grande globalité de ces médicaments, qui ont toujours une action très locale, très physique, mais agissent aussi sur le psychisme.

Chaque médicament, classé par ordre alphabétique, est ici clairement et brièvement décrit et son action expliquée. On pourra ainsi mieux choisir le ou les médicament(s) qui pourront nous soulager, mais surtout mieux comprendre son ordonnance au sortir du cabinet du médecin homéopathe.

Sixième partie : L'homéopathie demain

Ceux qui auront assimilé les autres chapitres apprécieront peut-être aussi de découvrir comment l'étude des médicaments qui nous correspondent nous renseigne sur nous-même et notre manière d'être.

L'homéopathie fait et fera encore longtemps débat. Si elle n'était qu'une illusion, elle aurait déjà disparu et elle ne serait pas le recours de plus d'un Français sur deux. D'un autre côté, si elle avait apporté la preuve irréfutable de son mode d'action, elle cesserait d'être perpétuellement attaquée. Sa réalité est entre les deux. Faire la démonstration de l'efficacité n'est pas chose facile au royaume du très petit, mais les preuves que quelque chose se passe et que l'homéopathie agit ne sont plus à faire, à la lecture des très nombreuses études en faveur de la méthode de Hahnemann.

Septième partie : La partie des Dix

Vous trouverez ici un concentré de *L'Homéopathie pour les Nuls* : les dix grands principes, les dix médicaments indispensables, mais aussi dix conseils pratiques, dix questions parmi les plus courantes, dix idées reçues, dix interdits, dix personnalités du monde homéopathique et dix organisations à connaître... Cette partie des Dix reprend les points essentiels de l'ouvrage avec, chaque fois, dans la tradition de cette collection, une déclinaison des dix éléments à retenir.

Huitième partie : Annexes

Les annexes s'adressent à ceux qui veulent aller plus loin, après la lecture de *L'Homéopathie pour les Nuls*. Vous découvrirez dans cette dernière partie infiniment pratique l'organisation de la profession. Vous pourrez aussi vous y reporter pour connaître les ouvrages qui vous permettront de poursuivre vos recherches en la matière, réunis dans une bibliographie sélective.

Les icones utilisées dans ce livre

Au fil des pages, vous trouverez en marge du texte de petites icones qui vous signalent tour à tour un passage important à retenir, une anecdote, un témoignage, ou encore une explication un peu technique. Ces icones vous aideront à lire *L'Homéopathie pour les Nuls* à votre gré, en fonction du type d'informations que vous recherchez.

Les explications de certains grands principes de l'homéopathie – comme la dilution et la dynamisation ou la loi de similitude –, de théories ou de méthodes médicales peuvent parfois paraître un peu complexes. Cette icone signale ces passages un peu techniques, pas toujours faciles à assimiler, mais nécessaires pour bien comprendre l'univers de l'homéopathie.

Comme toute discipline médicale, l'homéopathie comporte son lot de jargon. Cette icone vous signale un mot ou une expression typique du vocabulaire de l'homéopathie, et que vous pourrez retrouver dans la bouche de votre médecin homéopathe ou de votre pharmacien.

Soyez vigilant(e) quand vous rencontrez cette icone : elle indique un passage particulièrement important, signale un piège à éviter, de fausses idées à bannir ou des informations capitales à ne pas négliger concernant votre santé et celle de vos proches !

Si vous ne souhaitez découvrir que le minimum vital sur l'homéopathie sans lire l'ouvrage de la première à la dernière page, vous pouvez suivre cette icone. Elle indique les points essentiels, les trucs, les éléments à ne pas oublier, les points à connaître.

Cet ouvrage, qui se veut une encyclopédie vivante du savoir, est jalonné de témoignages, d'anecdotes et de mises en situation repérés par cette icone. Ces exemples concrets d'expériences homéopathiques permettent de mieux comprendre la place et l'apport de la discipline dans la vie de tous les jours et pour tous les membres de la famille.

Par où commencer ?

Ce livre peut être utilisé comme une encyclopédie des connaissances et se lire d'un bout à l'autre dans une progression du plus simple au plus abouti. Grâce à une partie maladies et une partie médicaments classées par ordre alphabétique, il peut aussi être consulté ponctuellement au quotidien.

Nous avons imaginé trois manières de consulter ce livre. La première est celle du curieux qui veut mieux connaître ou bien découvrir l'homéopathie. La deuxième, celle de l'expert qui aime se soigner par lui-même pour les petits maux, mais qui a besoin d'un outil de référence. La troisième, celle du discipliné éclairé qui a une ordonnance et qui aimerait bien comprendre à quoi elle sert et ce qu'elle va changer chez lui.

Ce livre est à la fois le roman d'une épopée et un guide. Prenez-le par le bout qui vous convient et laissez votre intuition choisir. Ne tenez pas forcément compte de l'ordre des chapitres et n'hésitez pas à revenir en arrière si besoin grâce au sommaire détaillé.

Gardez-le à portée de main dans la bibliothèque, il pourra vous servir chaque fois qu'une question se pose ou qu'un bobo surgit.

Première partie

Qu'est-ce que l'homéopathie ?

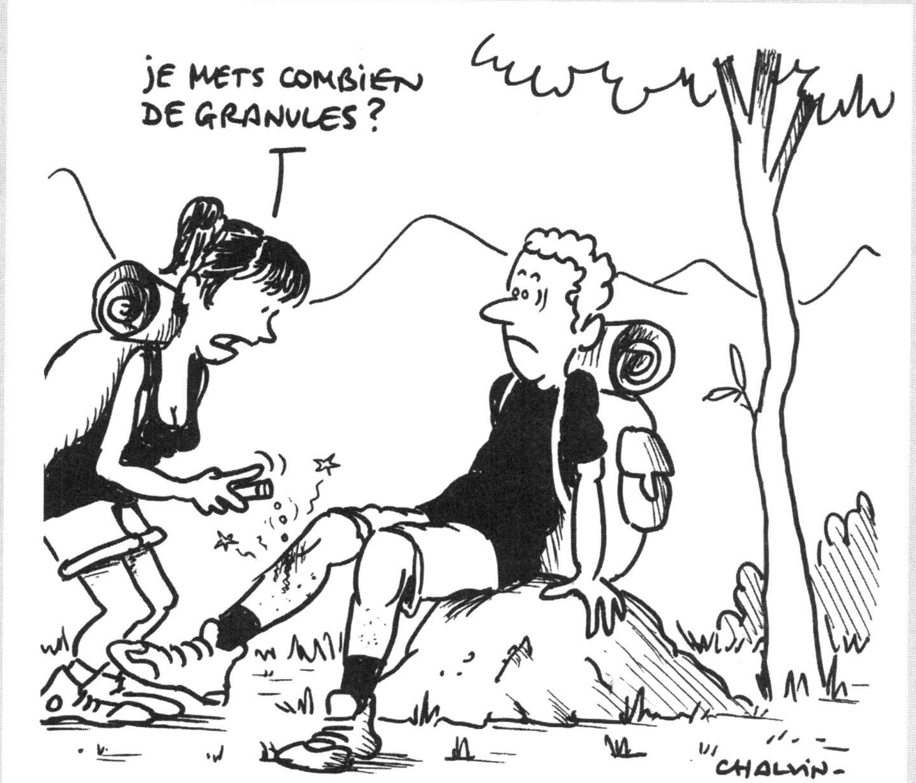

Dans cette partie…

Vous trouverez ici de quoi comprendre les grandes lignes de l'homéopathie. Dilution, dynamisation, similitude, notion de globalité sont des éléments de la doctrine, qui vous seront explicités, ainsi que les secrets de fabrication de ces mystérieux granules, doses et gouttes. Comment sont conçus les médicaments homéopathiques et comment se prennent-ils ?

Mais, au fait, quand et comment est née l'homéopathie ? La loi de similitude découverte par Samuel Hahnemann est le début de cette grande histoire qui vous sera racontée à travers deux siècles. Comment cette discipline nouvelle s'est-elle répandue dans le monde et quel est son paysage dans notre pays ?

Chapitre 1

L'homéopathie en bref

Dans ce chapitre :

- L'homéopathie, effet placebo ou médecine douce ?
- Dilution, dynamisation et similitude : comprendre des grands principes de l'homéopathie
- Quels sont les médicaments homéopathiques et comment sont-ils fabriqués ?

Si tout le monde a entendu parler de l'homéopathie, il n'est pas toujours évident de bien la situer au sein des médecines dites douces et d'en cerner les grands principes.

Lorsque l'on parle de l'homéopathie dans les médias, c'est soit pour en dire le plus grand bien, soit pour déclarer que c'est inefficace et que cela repose sur un effet placebo (si ça marche, c'est parce que « c'est psychologique »).

L'homéopathie est donc une discipline qui fait débat et qui déchaîne parfois les passions, dans les deux camps. Entre les « contre », qui ne voient dans les médicaments homéopathiques que des grains de sucre sans intérêt, et les « pour », qui insistent sur le caractère inoffensif de l'homéopathie, sans effets secondaires, sur son action en profondeur et non en surface, les échanges sont très souvent houleux sur les plateaux de télévision et dans les colonnes des magazines.

Une médecine « douce » pas comme les autres

L'homéopathie repose sur un principe fondamental qui bouscule un peu la manière de voir la médecine, mais aussi la pharmacologie (l'action des substances chimiques ou naturelles sur le corps) et même la physique et la chimie en faisant appel à des propriétés de la matière que l'on connaît encore très peu.

L'acupuncture n'a pas tardé à bénéficier de la reconnaissance, même timide, du corps médical et de l'Organisation mondiale de la santé (OMS) : il y a une aiguille, bien réelle, qui pique et qui stimule un point. La phytothérapie, médecine par les plantes, est elle aussi tout à fait reconnue car elle utilise des extraits de plantes dont on peut prouver l'efficacité.

Végétal mais aussi animal et minéral

L'homéopathie est souvent confondue avec la médecine par les plantes, à tort car seulement 80 % des produits homéopathiques sont obtenus à partir de plantes. Les 20 % restants proviennent de substances minérales, chimiques (l'arsenic ou le soufre, par exemple) ou de produits d'origine animale (le venin d'abeille, l'encre de seiche).

Le principe de base de l'homéopathie

Ce qui peut rendre malade à forte dose peut guérir à faible dose. La loi de similitude au fondement de l'homéopathie implique de rechercher, entre poison (forte dose) et médicament (faible dose), à quel poison on a affaire lorsqu'on est malade, pour pouvoir se guérir.

Cette loi de similitude fut établie en 1796 par le fondateur de l'homéopathie, un médecin allemand : Samuel Hahnemann.

Ce qui rend malade peut guérir, la loi de similitude

C'est en traduisant un ouvrage médical d'un médecin célèbre de l'époque (Cullen) que Samuel Hahnemann remarque que le quinquina, très utilisé alors, était parfois capable de soigner certaines fièvres et d'autres fois de les provoquer.

Il s'étonne et note en marge de sa traduction que, selon la dose, certaines substances peuvent provoquer ou supprimer les fièvres.

Cette petite note constitue l'acte de naissance de l'homéopathie, au moins dans la tête de Hahnemann.

Le quinquina encore actif

L'écorce de quinquina n'est plus employée comme telle, mais la plupart d'entre nous absorbons des dérivés du quinquina lorsque nous voyageons en zone infestée par le paludisme. La chloroquine (Nivaquine®) et la méfloquine (Lariam®) sont des médicaments dérivés de la quinine extraite du quinquina. Nous absorbons aussi de la quinine mais à faible dose dans un certain nombre de boissons, dont les sodas « tonic ».

Un énoncé simple mais tout un programme !

À RETENIR

Toute substance capable de provoquer des symptômes chez un sujet sain est capable de soigner les mêmes symptômes chez un sujet malade.

Cette substance peut être une plante ou n'importe quel autre produit qui est à même de provoquer des symptômes chez quelqu'un en bonne santé. Chaque substance va donner lieu à un véritable tableau de symptômes assez caractéristiques. Si nous rencontrons chez un malade le même tableau, alors cette substance peut aussi le guérir.

L'exemple de l'ipeca

Si la racine d'ipeca (une plante vomitive) provoque des vomissements brusques par spasmes de l'estomac, puis une diarrhée violente, cette même racine d'ipeca est capable de combattre les vomissements et la diarrhée chez celui qui en est atteint pour une autre cause.

Pour cela, il faut que l'ipeca puisse soigner sans intoxiquer à son tour. Elle sera donc diluée afin de dispenser son effet thérapeutique sans effet toxique.

Le sirop d'ipeca a longtemps trôné au sein des centres antipoison et était même bien connu des mamans il y a quelques dizaines d'années. Lorsqu'un enfant, le plus souvent, ou un adulte avait ingéré une substance toxique, on savait le faire vomir en lui faisant boire une simple cuillerée à café de ce sirop. Efficacité garantie en quelques minutes. De nos jours, on ne fait plus vomir (car le produit toxique risque de brûler deux fois l'œsophage au lieu d'une) et, si nécessaire, on procède au lavage de l'estomac avec une sonde gastrique.

La dilution et la dynamisation

À RETENIR

Similitude, dilution, dynamisation sont les trois mots clés de l'homéopathie.

Pour qu'une substance végétale, animale ou minérale puisse vous soigner, il faut :

- qu'elle « ressemble » à vos symptômes ;
- qu'elle soit diluée afin de ne pas être toxique mais uniquement bénéfique ;
- que chacune des nombreuses dilutions fasse l'objet d'une dynamisation (secousse du tube un grand nombre de fois).

La dilution est la conséquence directe de la loi de similitude. Il faut soigner, mais sans être toxique, donc il est nécessaire d'administrer au malade la plus petite dose possible. Cependant, la découverte de la nécessité de dynamiser est liée au hasard. Au temps de Hahnemann, il n'y avait pas d'agitateur électrique comme dans nos laboratoires modernes. Il n'y avait pas non plus d'imagerie en fluorescence ou autres techniques permettant d'évaluer si une solution est bien mélangée. C'est donc un peu à l'aveugle qu'Hahnemann et les premiers homéopathes ont secoué leur tube de dilution « un grand nombre de fois » et de façon vigoureuse. Ils ont pu constater ensuite, étant donné l'efficacité des traitements, combien cette dynamisation était nécessaire et n'était pas une simple façon de mélanger mais bien plus : une condition incontournable pour obtenir un médicament actif.

Les esprits cartésiens résistent

La loi de similitude a eu beaucoup de mal à être comprise à l'époque de Samuel Hahnemann, mais la pharmacologie moderne désigne aujourd'hui cette variation d'effet en fonction de la dose, l'effet hormesis (voir chapitre 19) et la loi de similitude fait son chemin dans les esprits.

La dilution-dynamisation, en revanche, malgré de nombreux travaux et le soutien de grands noms de la recherche, continue de bloquer des esprits très cartésiens. Comment une substance si diluée peut-elle agir ? En quoi le fait de secouer le tube de dilution peut-il donner à l'eau cette fameuse mémoire et assurer l'efficacité du mélange ?

Les idées neuves sont souvent difficilement acceptées, toujours coupables d'être en avance sur leur temps. En 1796, Hahnemann avait deux siècles d'avance, car c'est seulement aujourd'hui que les preuves s'imposent de plus en plus et que les esprits les plus brillants s'intéressent à cette « médecine du semblable ».

CH et K, comprendre les médicaments

La fabrication du médicament

Elle passe par trois phases essentielles : la préparation de la souche, la dilution-dynamisation et l'imprégnation.

Nous appelons « souche » la substance de départ qui est capable de provoquer des symptômes chez un sujet sain et qui peut, une fois diluée-dynamisée, guérir les mêmes symptômes. Ce peut être une plante, une substance minérale ou un extrait animal. Les trois règnes de la nature peuvent donc servir de base à la fabrication d'un médicament.

La préparation des souches

Elle sera différente selon son origine, végétale, animale ou minérale.

- **Souche végétale** : c'est le cas le plus fréquent, les plantes nécessitent un traitement particulier afin de pouvoir développer tout leur potentiel. Elles sont d'abord hachées, plus ou moins menu selon la plante, si elle est sèche ou non, ligneuse ou dure, et en fonction de sa fragilité.

  La plante est alors mise à macérer dans de l'alcool à 95° de haute qualité. Cette macération, variable d'une plante à l'autre, dure en moyenne une quinzaine de jours. Ce macérat (on appelle ainsi le résultat obtenu) est ensuite compressé et filtré pour extraire le maximum de ce jus alcoolique de plante qui est appelé « teinture mère ».

Ce terme de teinture mère signifie que la teinture (vieux vocable de la pharmacopée encore valable en phytothérapie) va servir de mère (de base) à toutes les dilutions ultérieures.

- **Souche animale :** il pourra s'agir selon les cas de l'animal tout entier (comme l'abeille qui donne le médicament apis mellifica) ou d'un extrait (la coquille d'huître pour le médicament calcarea carbonica ; l'encre de seiche pour le médicament sepia, ou encore le venin de serpents comme la vipère pour le médicament vipera ou le serpent lachesis pour le serpent lachesis). Ce produit de départ est mis à macérer dans l'alcool de la même manière que les plantes.
- **Souche minérale :** la caractéristique des substances minérales est qu'elles sont souvent dures et la plupart du temps insolubles dans l'eau.

Dans tous les cas, la matière minérale doit être réduite en poudre. Pour les produits chimiques comme l'arsenic ou le sulfate de cuivre, c'est simple, puisqu'il s'agit déjà d'une poudre. Pour les roches comme le quartz, la première opération consiste à les piler et à les réduire en une poudre fine.

La deuxième étape dépend de la nature soluble ou non de la poudre obtenue. Le chlorure de sodium du sel de mer (qui donnera le médicament natrum muriaticum) est bien évidemment soluble dans l'eau. On pourra donc amorcer les dilutions directement avec la poudre de départ. Dans le cas du quartz ou d'autres minéraux insolubles dans l'eau, on va effectuer les premières dilutions en les mélangeant avec une autre poudre… de lactose.

L'action poudre contre poudre, mélangée au mortier constitue à la fois une dilution et une dynamisation par le frottement incessant des particules de poudre l'une contre l'autre. Cela se fait durant plusieurs heures ! Au bout de quelques dilutions (en général la troisième dilution au centième), la roche d'origine est suffisamment diluée pour que l'on puisse passer à des dilutions liquides.

Les bonnes pratiques de fabrication

Toute cette préparation fait un peu « recette de cuisine » et on imagine que l'on pourrait s'y prêter sur le plan de travail de sa propre cuisine, avec quelques tubes et de l'eau minérale. Mais la préparation des médicaments homéopathiques obéit à un cahier des charges des bonnes pratiques de fabrication pharmaceutique assez draconien. Les laboratoires se livrent à toutes ces manipulations en atmosphère contrôlée et avec la tenue (charlotte sur la tête, surchaussons jetables aux pieds, masque chirurgical) qui convient à ce type d'opération. Vous ne voudriez pas vous retrouver avec un tube de granules contenant la poussière du labo diluée-dynamisée ou encore les postillons de la manipulatrice enrhumée ?

La fameuse dilution-dynamisation

Quelle que soit l'origine, minérale, végétale ou animale, de la substance de base (la souche) on se retrouve toujours à moment ou à un autre avec une solution liquide. Il s'agit de la teinture mère pour les plantes, de la dilution liquide des minéraux ou de la teinture animale de venin, d'animal ou d'extrait.

C'est à partir de ce liquide que les dilutions-dynamisations vont être réalisées et c'est là que toute l'homéopathie commence !

Il existe deux grandes méthodes pour diluer et dynamiser : la méthode hahnemannienne qui fut celle du fondateur lui-même et qui est prépondérante dans nos pays et particulièrement en France, et la méthode korsakovienne, qui est moins utilisée mais qui présente un intérêt dans certains cas.

À RETENIR

C'est ainsi que, sur les emballages de tous les médicaments homéopathiques, vous verrez toujours un chiffre suivi des lettres CH ou DH lorsqu'il s'agit de dilution hahnemannienne et de la lettre K lorsqu'il s'agit d'une dilution korsakovienne.

La méthode hahnemannienne

C'est la plus courante mais celle qui consomme le plus de vaisselle ! Entendez par là qu'à chaque étape de dilution-dynamisation, il conviendra de prendre un tube parfaitement propre (au sens exigeant des laboratoires).

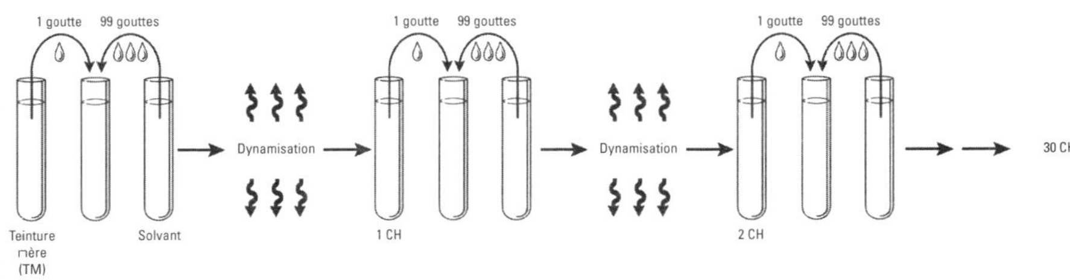

Figure 1-1 : La méthode hahnemannienne.

NOTE TECHNIQUE

Prenez une goutte de votre teinture mère (TM) et mettez-la dans un tube propre en y ajoutant 99 gouttes d'eau ou d'alcool. Vous obtenez donc une dilution au centième. Agitez ce tube un grand nombre de fois, supérieur à cent fois, de manière assez brusque, en cognant le liquide contre les parois du tube, et vous obtenez votre première dilution au sens vraiment homéopathique du terme (puisque dynamisée). C'est la 1CH.

Refaites la même manipulation en prélevant une goutte de cette « 1CH » et diluez-dynamisez avec 99 gouttes de solvant dans un autre tube et vous obtenez la 2CH.

En répétant cette opération, vous obtenez ainsi la 3CH, 4CH, etc.

En France, les dilutions homéopathiques vont jusqu'à la 30CH incluse, mais dans certains pays, les dilutions peuvent aller plus loin.

La dilution peut aussi se faire au dixième et non pas au centième. À chaque dilution, 1 goutte sera mélangée et dynamisée avec 9 gouttes de solvant. On obtiendra au fur et à mesure la 1DH, 2DH, 3DH, etc.

Décimales et centésimales, pourquoi deux méthodes ?

La dilution décimale est moins utilisée en France alors qu'elle est prépondérante en Allemagne par exemple. Les adeptes des dilutions décimales disent (à juste titre) qu'à dilution égale, le produit final sera davantage dynamisé. En effet, si 4CH et 8DH correspondent à la même dilution en masse (10 à la puissance – 8 pour les matheux, c'est-à-dire 8 chiffres après la virgule !), il n'y a que quatre dynamisations pour la 4CH alors qu'il y a bien huit dynamisations pour la 8DH.

En pratique, cela n'a pas beaucoup d'importance pour les dilutions hautes au-delà de 5CH. Pour les dilutions de 1CH à 4CH, être en décimale revêt davantage d'intérêt, car le produit sera vraiment davantage dynamisé. Ces dilutions décimales sont surtout utilisées pour le drainage, comme nous le verrons plus loin (chapitre 4).

La méthode korsakovienne

Le général Korsakov participa à la campagne de Russie (pas du côté napoléonien comme son nom l'indique bien), mais il nous a surtout laissé une méthode de dilution très originale et très utile. Au départ, il s'agissait pour lui de faire plus facilement les dilutions sur les champs de bataille pour soigner les troupes et il proposa de diluer toujours avec le même flacon, en en vidant le contenu et en considérant que le peu qui restait collé à la paroi (au laboratoire, on dira « adsorbé ») formait à peu près une goutte.

Ainsi, on obtiendra au fur et à mesure la 1K, 2K, 3K, etc. jusqu'à des dilutions pouvant aller, en France, à 100 000K, mais bien plus loin dans d'autres pays.

Hahnemann lui-même approuva cette méthode. Celle-ci, mise en œuvre au départ pour des raisons de pratique et de logistique, est devenue une manière très différente d'envisager la dilution.

NOTE TECHNIQUE

Les « K » sont plus « komplexes » que prévu

Le fait de ne pas changer de tube fait qu'à la dilution suivante, on ne peut jamais considérer que le mélange a été parfaitement homogénéisé. Il faudrait, en théorie, un nombre de secousses infini pour affirmer que le mélange est homogène. La conséquence est qu'à chaque étape, il reste toujours une trace, même infime, des dilutions précédentes collées sur les parois. Ainsi, une 6K contient aussi, à l'état de traces infinitésimales, un peu de la 5K, de la 4K, etc. et même la teinture mère de départ. Les dilutions korsakoviennes sont donc dites « à large spectre » car elles contiennent en même temps les dilutions les plus hautes (jusqu'à 100 000K) et les plus basses dans le même médicament. Comme nous le verrons, les dilutions basses sont drainantes, nettoyantes et les dilutions hautes font plutôt réagir le corps et le psychisme. Les dilutions korsakoviennes sont donc des médicaments d'action très globale utilisées pour débloquer certaines situations dans des organismes « verrouillés ».

Après la dilution, l'imprégnation

Le médicament final peut être la dilution liquide qui sera prise sous forme de gouttes. Mais dans l'immense éventail des différentes formes des médicaments homéopathiques (on dit « formes galéniques » par référence au grand Galien de l'Antiquité), ce sont les granules et les doses qui sont les plus connus du grand public.

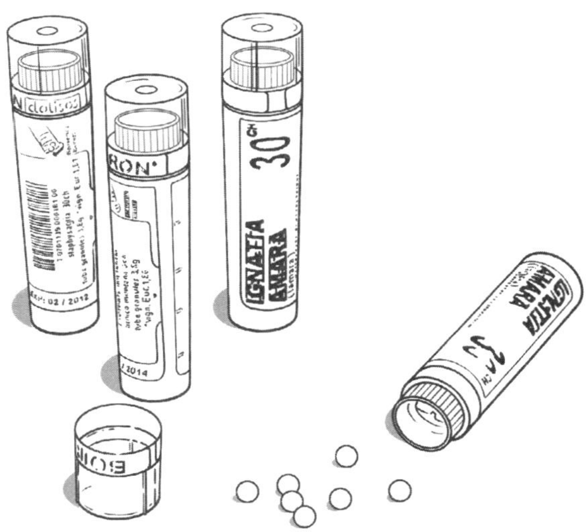

Figure 1-2 : Les formes des médicaments homéopathiques.

Pour passer du liquide au granule, il va falloir imprégner des granules vierges de lactose avec le liquide de la dilution homéopathique. La méthode la plus simple consiste à mettre une ou deux gouttes de la dilution dans une boîte de Pétri (ces boîtes rondes et plates en verre très utilisées dans les laboratoires) et à y ajouter une bonne quantité de granules. On remue plusieurs fois et tous les granules de lactose se retrouvent imprégnés. Il ne reste plus qu'à les conditionner en tubes.

C'est la même chose pour les petites doses qui contiennent des globules, sauf que les globules sont de taille beaucoup plus petite que les granules.

Une expérience inratable !

On peut toujours douter que chaque granule ait reçu sa petite proportion de dilution liquide. Pour en être sûr, il suffit d'une expérience très simple avec du bleu de méthylène ou même de l'éosine. On met une goutte de bleu ou d'éosine rouge dans la boîte, on verse les granules et on remue de façon un peu circulaire trois fois. C'est spectaculaire : aucun granule n'a échappé à cette coloration expresse !

À l'origine, on pouvait douter que tous les granules soient imprégnés ; c'est ce qui explique la prise traditionnelle de trois granules. Les anciens se disaient qu'un granule avait pu échapper à l'imprégnation, que deux, c'était moins probable et trois quasiment impossible.

Les nouvelles techniques d'imprégnation

Dans les laboratoires modernes, d'autres modes d'imprégnation existent. Mise au point par un laboratoire français, la triple imprégnation permet une imprégnation au cœur du granule et non plus seulement en surface.

Le granule, fabriqué traditionnellement avec une poudre de lactose, dans une turbine à chaud à la manière des dragées de mariage, était très dur et très imperméable. Les nouvelles techniques de fabrication permettent d'obtenir des granules moins durs présentant de multiples microfissures. Lorsque la dilution homéopathique imprègne le granule, celle-ci suit les fissures et pénètre tout le corps du granule.

Des précautions et des idées reçues : les doigts et la menthe

ATTENTION !

Un médicament homéopathique est quelque chose de très élaboré et de très subtil. Il convient de prendre quelques précautions pour une efficacité optimale et de mettre à bas quelques idées reçues.

- **Toucher les granules** avec les doigts n'est pas très logique, puisque, s'ils sont imprégnés à cœur, il ne faut pas oublier que les granules sont préparés vierges et que la substance est ajoutée par imprégnation ensuite. On les prendra donc dans une bouche propre et exempte de tout aliment pour que la muqueuse de la bouche reçoive l'information le mieux possible.
- **Ingérer du menthol** resserre les capillaires de la bouche (effet vasoconstricteur), c'est la raison pour laquelle on ressent une sensation de froid avec la menthe. Il n'est donc pas logique de prendre des granules alors que l'on vient d'absorber de la menthe et que l'on en a la saveur en bouche. Cela revient à inviter quelqu'un chez soi et à lui claquer la porte au nez au moment où il arrive.

  En revanche, il est faux de dire que la menthe est un antidote. On pourra allègrement consommer un taboulé ou un thé à la menthe à midi en ayant pris ses granules le matin ou une heure avant.

Chapitre 2

Les éléments de la doctrine

Dans ce chapitre :

- Comprendre concrètement les éléments de la doctrine homéopathique
- La similitude et la constitution minérale expliquées par le détail et un peu de chimie
- Première approche théorique des notions de terrain et de globalité
- Les arcanes de la fabrication des médicaments

Ce terme de doctrine est fréquemment employé pour définir les grands principes. Entendez-le plutôt au sens de la « docte » pensée qu'au sens de l'endoctrinement !

Il s'agit, dans ce chapitre, de rappeler et d'expliquer en détail tout ce qui fait l'originalité du mode de pensée particulier de l'approche homéopathique du médicament et des malades, des maladies. On pourrait parler d'un paradigme homéopathique tant le mode de raisonnement est spécifique, tout en étant foncièrement scientifique au plein sens du terme.

La similitude : dis-moi à quel médicament tu ressembles

Similia similibus curantur. Les semblables sont guéris par les semblables. Cette loi de similitude à l'origine de la méthode est la base première, la pierre sur laquelle tout est fondé.

À RETENIR

La première des choses à comprendre est donc que le médicament est un produit qui a la capacité de provoquer en nous les symptômes dont nous souffrons déjà !

Pourquoi cela nous soigne-t-il et n'aggrave-t-il pas notre état ? Parce que cela est fortement dilué. Mais alors, il ne devrait rien se passer ?

En réalité, le médicament dilué et dynamisé conserve son pouvoir de « nuisance », mais celui-ci se place dans un espace d'action qui le rend inoffensif.

Le médicament crée une stimulation à l'intérieur de l'organisme. Il provoque une sorte de micro maladie invisible, pas assez forte pour provoquer des symptômes mais suffisamment énergique pour susciter une réaction du corps. L'organisme ainsi stimulé va lutter contre cette micro maladie et se débarrasser de la macro maladie, bien réelle, elle.

La similitude est tout entière fondée sur cette réactivité du corps, de l'ensemble des défenses immunitaires et des forces de vie à cette information de la dilution homéopathique qui stimule et fait réagir pour guérir.

Si l'homéopathie est fondée sur la similitude, se résume-t-elle à la similitude ?

Nous verrons que, selon les courants de pensée à l'intérieur de la méthode homéopathique, cela peut varier. Pour les unicistes, tout se résume à la similitude. Pour les pluralistes, au contraire, d'autres grilles de lecture viennent enrichir la similitude (voir chapitre 4).

Les notions de constitution et de terrain représentent certaines de ces grilles de lecture. Elles ne contredisent pas la similitude entre un médicament et une personne malade, elles sont un moyen de mieux cerner le(s) médicament(s) similaire(s).

Nous verrons aussi que la notion de globalité est indissociable (pour les unicistes comme les pluralistes) de la similitude. Si on ressemble à son médicament, ce n'est pas par la jambe, la main ou le bout du nez, mais par l'ensemble de sa manière de réagir et d'être malade.

JARGON

Une notion qui a vieilli : le type sensible

Dans beaucoup d'ouvrages anciens d'homéopathie, on parle volontiers de « type sensible » de tel ou tel médicament. On y décrit pulsatilla comme convenant particulièrement aux jeunes filles plutôt blondes aux yeux bleus, timides et rougissant facilement. On y décrit sepia comme convenant davantage aux femmes à la peau sombre et aux cheveux noirs !

De quoi s'agit-il ? Lorsque les premiers homéopathes ont commencé à expérimenter des substances pour obtenir les tableaux des premiers médicaments (pathogénésies), ils ont remarqué que certaines personnes étaient assez insensibles et développaient peu de symptômes alors que d'autres étaient particulièrement sensibles à ces mêmes substances et développaient une

(suite)

grande diversité de symptômes. On connaît bien ce phénomène en pharmacologie, que l'on appelle les « bons répondeurs ». Cela est particulièrement connu pour les effets secondaires des médicaments allopathiques qui sont toujours concentrés sur un groupe restreint de gens.

Le type sensible n'est rien d'autre que le point commun entre tous ces « bons répondeurs » pour un même médicament.

Il conviendra d'utiliser cette notion avec un grand discernement, faute de quoi on aura tendance à voir des pulsatilla partout dans les pays scandinaves où toutes les femmes sont blondes aux yeux bleus et à voir des sepia partout en Afrique où les cheveux noirs et la peau sombre font aux femmes tout leur charme !

La constitution minérale

La constitution minérale est une approche de la personne qui permet d'établir une grille de lecture supplémentaire sur la manière dont elle fonctionne. Cela est fort utile en homéopathie car cela permet de prévoir autour de quels types de médicaments il faudra plus particulièrement chercher.

La constitution est quelque chose d'inné, lié à la génétique et donc ne constitue pas du tout, contrairement au terrain que nous verrons plus loin, une maladie.

Sur Terre, on trouve des petits, des grands, des trapus, des graciles et personne ne choisit avant sa naissance ce à quoi il souhaiterait ressembler. C'est à Antoine Nebel que l'on doit l'introduction de cette vision particulière de l'organisme humain (voir chapitre 3).

Il existe trois grandes constitutions minérales au sens homéopathique du terme, auxquelles il conviendra d'ajouter des constitutions annexes.

Avertissement

Les présentations qui vont suivre de chaque constitution sont volontairement caricaturales et exagérées afin d'être compréhensibles et pédagogiques. La réalité est toujours plus fine et plus nuancée. Pas de panique si vous vous reconnaissez dans un des tableaux mais que certains détails vous déplaisent fortement !

La constitution carbonique

Toute la vie sur la Terre est organisée autour du carbone. Les chimistes et les biologistes affirment que cela aurait pu se faire avec un autre élément, comme le silicium et que, peut-être, quelque part dans l'univers, des êtres vivants sont faits à partir du silicium ou d'un autre élément.

Sur Terre, le carbone a la capacité d'être tétravalent, c'est-à-dire de se combiner avec quatre autres atomes.

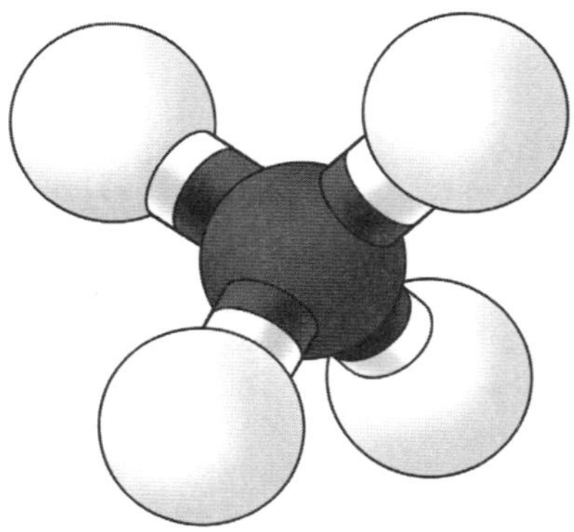

Figure 2-1 : L'atome du carbone.

Cette capacité a une conséquence très importante pour le vivant : elle permet de former des molécules complexes dans les trois dimensions de l'espace. Le carbone est donc le squelette de la vie. Rien d'étonnant que, sous l'action du feu (qui fait disparaître tous les éléments légers comme l'hydrogène et l'oxygène), il ne reste de n'importe quel corps vivant animal ou végétal, que du charbon… donc du carbone plus ou moins lié à quelques traces d'autres éléments. Le carbone est donc synonyme de structure et d'assimilation.

Un sujet dont on dit que sa constitution est carbonique est donc un sujet tout entier tourné sur la structure et l'assimilation, puisque c'est en assimilant (au sens propre de l'alimentation, mais aussi au sens figuré de l'apprentissage) que l'on se construit.

On reconnaît une personne carbonique à sa morphologie dite « bréviligne ». Les os sont courts, la silhouette plutôt trapue. La tête est carrée ou ronde et le visage volontiers en pleine lune.

Les articulations ne sont pas très souples. En particulier l'angle formé par le bras et l'avant-bras au niveau du coude ne dépasse pas les 180 degrés et parfois moins.

Les oreilles sont trapues et rondes, plutôt charnues. Les dents sont carrées, de couleur ivoire et de bonne qualité minérale.

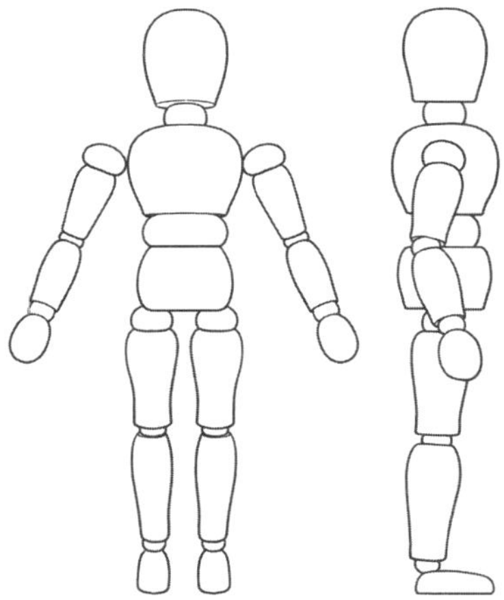

Figure 2-2 : Représentation schématique de la morphologie du sujet dit carbonique.

La démarche est plutôt lente, pesante et rigide, avec une économie de gestes.

La personne carbonique est tournée vers l'assimilation et donc la digestion. Il y aura souvent des problèmes de surpoids en cas de très bonne assimilation ou au contraire de troubles digestifs lorsque celle-ci n'est pas bonne. Le diabète de type 2 et les excès en cholestérol, triglycérides sont plus fréquents chez le carbonique.

Psychologiquement, les personnes carboniques sont fiables, dans leur côté lumineux comme dans leur côté sombre. Le carbonique équilibre est une personne lente mais qui avance sûrement. Méthodique, elle donne l'impression d'être un bulldozer qui avance sur ses dossiers professionnels sans laisser rien de côté.

Les carboniques ne sont pas très créatifs ni inventifs. Dans une réunion, ce sont les septiques qui ne s'enthousiasment pas facilement. En revanche on peut compter sur eux. Sur le plan personnel, ils construisent leur vie à la manière du carbone qui construit la vie : ils sont économes et rarement flambeurs.

L'énergie du carbonique est lente à mobiliser mais ne s'épuise pas facilement. Le carbonique peut aussi être déséquilibré vers la paresse et le repli. Son économie des gestes et des initiatives le figent dans un conservatisme épais.

Le fait de savoir qu'une personne est de constitution carbonique va permettre de trouver un groupe de médicaments correspondant plus particulièrement à cette constitution. Le chef de file en est calcarea carbonica (le calcaire d'huître). Mais on aura aussi sulfur, sepia, lycopodium, graphites, thuya et bien sûr la série des médicaments au radical carboné : magnesia carbonica, natrum carbonicum, baryta carbonica (pour en savoir plus sur chacun de ces médicaments, reportez-vous au « Dictionnaire des médicaments » de la cinquième partie).

Comme un barbecue

Tous ceux qui ont essayé d'allumer un barbecue savent que cela n'est pas aisé et qu'il faut une certaine habitude. On n'enflamme pas du carbone facilement. En revanche, une fois qu'il s'est embrasé, il met quelques heures à s'éteindre et se refroidir tout à fait.

Le sujet carbonique est un sujet aux réactions lentes et qui assimile lentement... mais sûrement. Ce sont des travailleurs de fond qui vont au bout des choses et qui ne s'épuisent pas en route. Mais il faut du temps et de l'énergie pour arriver à les « enflammer ».

La constitution phosphorique

Une fois le squelette de la vie constitué par le carbone et les longues molécules s'orientant dans les trois dimensions de l'espace, le vivant a tout de suite eu un problème à résoudre : celui du stockage et de la mobilisation de l'énergie chimique.

C'est le phosphore qui est le support de ce stockage dans tout le vivant.

Dans chacune de nos cellules, le métabolisme lié à l'alimentation et à la respiration permet de stocker de l'énergie dans une molécule particulière : l'ATP, ou adénosine triphosphate. Cela se fait dans une triple liaison entre l'atome de phosphore et le reste de la molécule. Cette triple liaison est appelée « liaison riche en énergie ». Elle permet de stocker puis de libérer cette énergie en transformant la molécule d'ATP en ADP (adénosine di phosphate) puis AMP (adénosine mono phosphate).

Le phosphore est donc synonyme de mobilisation de l'énergie.

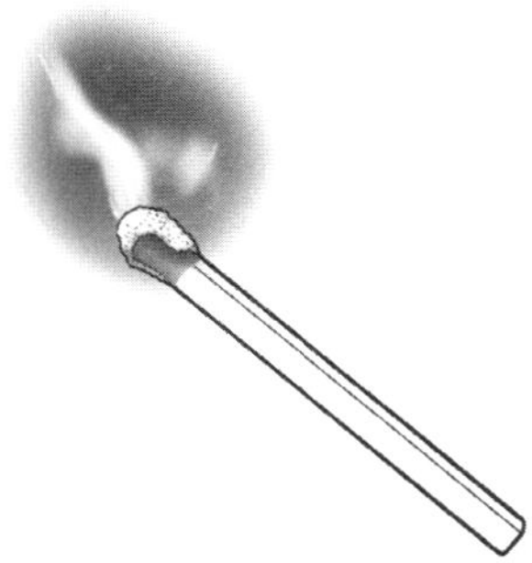

Figure 2-3 : Métaphore de l'allumette évoquant la consommation d'énergie du sujet phosphorique.

Les sujets phosphoriques ont tendance à mobiliser très facilement leur énergie mais celle-ci est vite épuisée.

Tout feu, tout flamme

On peut évoquer l'allumette qui s'enflamme pour décrire la personne de constitution phosphorique. Pour des raisons de toxicité, ce n'est plus du phosphore qui se trouve au bout des allumettes de nos jours mais la métaphore reste valable. On frotte l'allumette et, avec très peu d'énergie, on parvient à libérer une grande quantité de flamme et de lumière. Mais tous ceux qui ont essayé de se repérer dans leur cave avec la flamme d'une allumette le savent : la flamme et la lumière ne durent pas longtemps et brûlent les doigts.

Les phosphoriques sont « tout feu, tout flamme » mais ils s'épuisent très facilement et il faut cueillir leur énergie au moment où elle se présente !

On reconnaît une personne phosphorique à sa morphologie « longiligne ». Les os sont longs et fins. La taille n'est pas forcément grande mais la silhouette l'est. Le thorax est étroit, les membres inférieurs élancés. La tête est allongée, plutôt ovale. Les oreilles sont longues et les mains sont fines.

Les articulations sont plutôt souples et l'angle entre le bras et l'avant-bras dépasse les 180 degrés. Les dents sont fines et fragiles, l'émail est blanc mais pas d'une très bonne qualité.

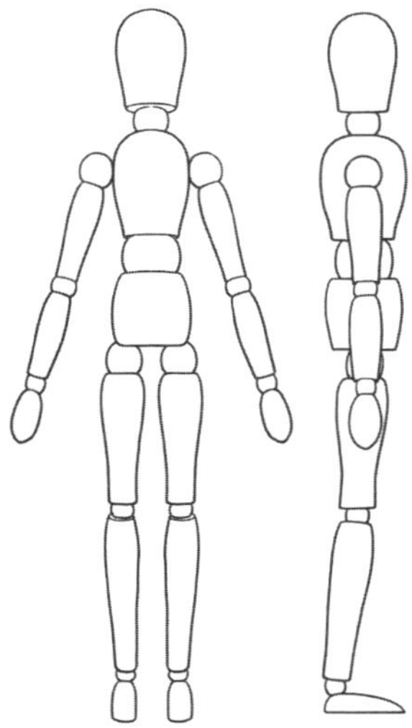

Figure 2-4 : Représentation schématique de la morphologie du sujet dit phosphorique.

Les phosphoriques ont une tendance chronique à la désassimilation. La déminéralisation les guette et ils sont souvent menacés de perte de sels minéraux. Ils sont plus que les autres sujets à l'ostéoporose, aux amaigrissements, mais aussi à la spasmophilie et aux syndromes de fatigue chronique.

Les personnes phosphoriques sont agitées et semblent animées d'une énergie colossale. Mais cela ne dure pas et alternera avec des phases de grande fatigue et d'épuisement ; les phosphoriques sont psychiquement très actifs, créatifs, inventifs. Hélas, ils ne sont pas endurants et donc peu fiables pour mener à bien le travail.

Dans les entreprises et les équipes, ce sont des « boosters » mais pas des « faiseurs ». Aux phosphoriques le rêve, les grandes idées et aux carboniques le soin d'assurer la logistique pratique.

Ils sont hypersensibles et leur système nerveux est donc fragile. Ils sont tournés souvent vers les arts, la beauté, les choses idéales. Mais ils sont cyclothymiques et connaissent des phases d'épuisement, de découragement et même de dépression.

Le fait de savoir qu'une personne est de constitution phosphorique va permettre de trouver le groupe de médicaments correspondant plus particulièrement à cette constitution. Le chef de file en est calcarea phosphorica, mais on pourra aussi trouver pulsatilla, ignatia, sulfur iodatum, silicea, natrum muriaticum et bien sûr phosphorus qui est l'exemple même de la constitution phosphorique (voir le « Dictionnaire des médicaments » de la cinquième partie).

La constitution fluorique

Si le carbone donne le squelette du vivant et le phosphore son énergie, le fluor (entre autres, il n'est pas le seul) domine les tissus de soutien. Os, tendons, ligaments et l'émail de nos dents sont très fortement influencés par la présence du fluor.

Le fluor a la propriété de lier et délier les autres éléments. Ainsi, à doses mesurées, il nous permet d'avoir des dents et des os en bon état et, à doses trop fortes, il favorise le fluorisme (caries et troubles osseux).

On reconnaît une personne fluorique à sa morphologie « dysharmonique ». Les os sont longs et fins mais symétriques. L'aspect « en biais » de tout le corps domine le tableau. Cela peut aller de la simple scoliose à des asymétries du visage (un œil plus haut que l'autre) ou des oreilles.

Les articulations sont très souples, hyperlaxes et l'angle entre le bras et l'avant-bras dépasse largement les 180 degrés. La personne fluorique présente une tendance aux entorses très marquée du fait de l'hyperlaxité ligamentaire. Les dents sont très fragiles et de mauvaise qualité avec de nombreuses caries, souvent survenues très précocement.

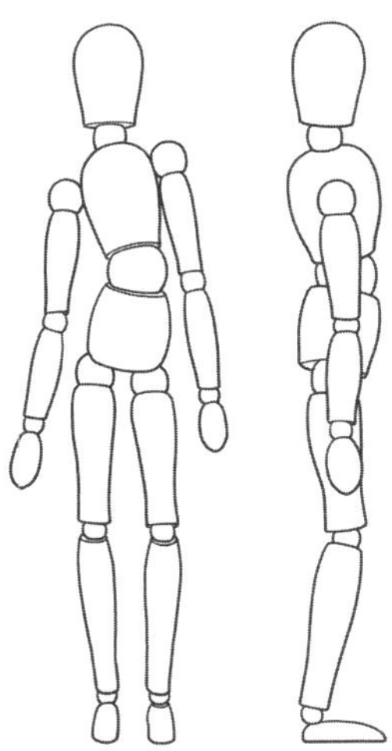

Figure 2-5 : Représentation schématique de la morphologie du sujet dit fluorique.

Les fluoriques ont une tendance chronique à l'inflammation, la sclérose des tissus et la destruction. On trouvera à la fois une tendance aux déformations osseuses mais aussi aux cicatrices disgracieuses et hypertrophiées, aux fissures et aux ulcères.

La déminéralisation et la décalcification sont plus marquées que chez le phosphorique, dont le terrain est également propice à l'inflammation et l'induration des glandes et des ganglions.

Les personnes fluoriques sont instables psychiquement. Cette versatilité se retrouvera aussi bien dans l'humeur que dans l'ardeur au travail, oscillant entre créativité et déséquilibre destructeur. Elles présentent une grande indécision et une agitation permanente. Cette instabilité peut être positive et donner des personnalités riches tout en étant déséquilibrées, mais peut aussi donner des personnalités très marginalisées, voire caractérielles et asociales.

Le fait de savoir qu'une personne est de constitution fluorique va permettre de trouver le groupe de médicaments correspondant plus particulièrement à cette constitution. Le chef de file en est calcarea fluorica, mais on pourra aussi retrouver fluoric acidum, nitricum acidum, argentum nitricum, luesinum, mercurius solubilis, staphysagria, hyosciamus, aurum metallicum ou encore baryta carbonica (voir le « Dictionnaire des médicaments » de la cinquième partie).

Balzac, Nietzsche et Mozart…

Observez des portraits d'Honoré de Balzac. Son physique carbonique ne trompe pas. Ne trompe pas non plus sa propension aux travaux de longue haleine. Ses textes et ses interminables descriptions en disent long sur ses capacités « carboniques » à l'endurance.

Observez le visage de Friedrich Nietzsche. Sa constitution fluorique ne fait aucun doute. Cela se confirme lorsqu'on pense à la violence de ses points de vue et au caractère iconoclaste de sa philosophie.

Observez les portraits de Mozart. La forme du visage, l'éclat des yeux et ses mains le classent sans l'ombre d'un doute dans la constitution phosphorique. Sa créativité, sa personnalité exaltée et fantasque, l'envolée de sa musique mais aussi ses accès de fatigue et de dépression confirment ce trait constitutionnel.

Les autres constitutions

À côté des trois constitutions fondamentales que sont la carbonique, la phosphorique et la fluorique se côtoient des constitutions secondaires, moins marquées et moins importantes que les trois premières.

On rencontre ainsi les constitutions muriatique, hydrogénoïde, oxygénoïde… On pourrait pratiquement imaginer une constitution par élément, puisque chaque élément a son rôle dans la constitution de notre corps. Mais deux sous-constitutions méritent d'être développées : la constitution sulfurique et la constitution silicique.

- **La constitution sulfurique** correspond à un individu à la morphologie plutôt grande et solide. Ce pourrait être un équilibre entre carbonisme et phosphorisme. Le sulfurique a une tendance à parfaitement éliminer et brûler ses toxines en les évacuant vers l'extérieur. Son médicament principal est sulfur.
- **La constitution silicique** correspond à un phosphorique aggravé car encore plus déminéralisé. Il ressemble constitutionnellement au médicament silicea avec sa déminéralisation, sa transpiration et ses os particulièrement fragiles. Cette constitution est décrite et défendue par le Dr Max Tetau qui en a enrichi la méthode homéopathique. Les siliciques sont en nombre croissant du fait des troubles de la malnutrition dans le monde, la précarité dans le quart-monde, mais aussi les convalescences des grandes maladies épuisantes et destructurantes comme le sida. Le médicament chef de file du silicique est bien évidemment silicea.

Tableau 2-1 : Correspondance entre les constitutions et les terrains (ou diathèses, voir chapitre 4)

Carbonique	Psore et sycose surtout Tuberculinisme parfois Luèse rarement
Phosphorique	Tuberculinisme le plus souvent Psore et luèse parfois Sycose rarement
Fluorique	Luèse surtout Psore et tuberculinisme parfois Sycose rarement

Le terrain : pourquoi sommes-nous souvent malades ?

La théorie des maladies chroniques est le deuxième grand trait de génie de Samuel Hahnemann (voir chapitre 3). Après la découverte de la loi de similitude, il s'était ému d'avoir de bons résultats toujours gâchés par la récidive des mêmes maux.

À quoi bon réussir à soigner si le malade rechute ? De nos jours, cette vision est encore révolutionnaire puisque beaucoup semblent ne pas s'émouvoir de voir les enfants prendre 10 jours d'antibiotiques tous les 15 jours pour la même rhino-pharyngite ou la même otite. La chronicité est attribuée au fait que l'enfant doit faire son immunité et voilà tout.

Pour Hahnemann et les homéopathes d'aujourd'hui, il en est tout autrement. Si on peut soigner une poussée d'eczéma mais que celui-ci revient très vite, si on peut soigner une otite mais qu'elle se manifeste à nouveau au bout d'un mois, si on apaise une anxiété ou une insomnie mais que les mêmes angoisses reviennent un peu plus tard, c'est qu'il existe une maladie invisible qui est sous-jacente à la maladie visible. Plus que cela, la maladie visible n'est pas la vraie maladie, elle n'en est que le symptôme apparent. La vraie maladie est ce pourquoi le malade rechute. Ce fil rouge invisible qui relie les unes aux autres, les rechutes et réapparitions de symptômes est ce que nous appelons le terrain ou la diathèse.

À RETENIR

Être préventif et éviter les récidives consiste donc à soigner cette maladie chronique invisible qu'est le terrain.

La médecine classique reconnaît une certaine valeur à cette notion de terrain. On parlera volontiers de terrain vasculaire ou de terrain allergique. Mais il n'y a que dans le cadre de l'homéopathie que cette notion a été développée comme elle le mérite.

On distingue quatre grandes maladies chroniques, quatre grands terrains (voir chapitre 7). Le but d'un traitement de fond bien conduit est de faire la cure de cette maladie chronique. On utilise pour cela des médicaments homéopathiques particuliers, dits « diathésiques », car ils possèdent cette capacité d'éroder puis de faire disparaître le terrain fragilisé. En réalité, une de ces quatre diathèses ne sera pas totalement éliminée, la psore qui sera simplement remise en équilibre, comme nous le verrons au chapitre 4.

Le terrain est-il génétique ?

La tendance actuelle de passer toutes les explications du vivant par le code génétique tendrait à nous le faire croire. Pourtant, nous constatons que dans certains cas l'acquis peut influencer l'inné.

Cela ne remet pas en cause l'attachement scientifique des médecins homéopathes aux théories darwiniennes de l'évolution. Nul besoin de sombrer dans l'obscurantisme des créationnistes pour affirmer qu'au milieu d'une évolution darwinienne, une petite place peu être faite à Lamarck.

L'alcoolisme chronique est, par exemple, un élément qui sans nul doute semble modifier le terrain dans le sens de la luèse.

Certaines grandes maladies épuisantes semblent générer un terrain de tuberculinisme.

Un mode de vie sédentaire et une exposition au stress chronique favorisent la sycose.

La pollution atmosphérique et alimentaire favorise le terrain allergique de la psore.

Si le terrain est donc en grande partie génétique, il procède aussi de l'influence de notre mode de vie et de notre environnement.

Les girafes de Lamarck

Lamarck avait déjà établi l'idée de l'évolution des espèces par mutations du code génétique. Mais il pensait que c'était le milieu qui jouait ce rôle et que, par exemple, si les girafes avaient un long cou, c'était à force de tirer sur leurs muscles cervicaux, ce qui avait modifié leur code génétique dans le sens d'un plus long cou.

Depuis Darwin, nous savons au contraire que seules les girafes au cou plus long ont pu subsister, puisque mieux adaptées à leur environnement.

Diesel et pollen, une complicité « diathésique »

Les pneumologues connaissent une des raisons pour lesquelles de plus en plus de gens sont allergiques sur le plan respiratoire. Les particules très fines de diesel traversent sans difficulté la paroi de nos petites alvéoles pulmonaires. Les grains de pollen, qui sont beaucoup plus gros, ne le peuvent pas. Les particules de diesel peuvent alors servir de « moyen de transport » à ces grains de pollen et les amener au contact de nos cellules responsables de l'allergie. Ainsi, progressivement, nous devenons allergiques à des éléments normaux de l'environnement (les pollens) à cause d'éléments anormaux de l'environnement (le diesel).

La notion de globalité

On parle de plus en plus de médecine et d'approche globale. L'homéopathie est certainement une des plus représentative en la matière, mais l'acupuncture peut en dire autant, la phytothérapie aussi pour une certaine part, l'ostéopathie, etc.

JARGON

On parle aussi d'approche holistique en référence à la racine grecque qui signifie totalité. Mais ce terme a été beaucoup galvaudé et, finalement, la globalité veut bien dire ce qu'elle souhaite exprimer.

« Globale », voilà ce que la médecine n'aurait jamais dû cesser d'être. Pour preuve, la volonté de plus en plus grande des patients d'être considérés dans la totalité de leur personne et pas seulement par morceau.

Aujourd'hui, en médecine traditionnelle, tel spécialiste s'occupe de tel organe, sans se préoccuper du reste. Le cardiologue fait les gros yeux sur les chiffres du cholestérol et des triglycérides et interdit tout repas riche et alcoolisé. Mais le psychiatre passe derrière et incite vigoureusement le patient à se « faire plaisir » en allant au restaurant. Qui a raison ? Les deux évidemment. Tout est question de mesure, d'équilibre et de prise en compte de la totalité du problème.

Le principe de globalité suppose aussi quelque chose de plus profond. L'humain est un système global et interdépendant et la moindre variation sur un de ses aspects fait varier tout le reste. Le XXe siècle a découvert la psychosomatique : un conflit dans notre inconscient peut se manifester par un problème physique (gastrite, colite, migraine, éruption…). Le XXIe siècle redécouvre la sagesse millénaire qui veut que l'inverse soit vrai aussi. On se sent très malheureux avec une rage de dent, une crise de goutte. On est très agressif lorsque l'on a mal à la tête.

Les maladies émergentes de notre siècle telles que la fatigue chronique ou la fibromyalgie sont des exemples parfaits d'interdépendance entre le physique et le psychique.

Pour une colite, nous découvrons désormais qu'en soignant le psychisme dépressif, l'intestin va mieux, et que l'inverse est vrai aussi : en évitant certains aliments et en respectant une certaine hygiène alimentaire, le psychisme va mieux !

Le médicament homéopathique, outil global

Si l'homéopathie possède cette vision globale et intégratrice nécessaire, ce n'est pas que ses adeptes sont plus intelligents que les autres, cela signifie qu'ils n'ont pas le choix !

Le médecin homéopathe est globaliste par nécessité, pas par vertu !

En effet, chaque médicament homéopathique correspond à un tableau général qui intègre des éléments très physiques, d'autres plutôt de fonctionnement général et enfin des éléments de ressenti, de psychisme, voire de préoccupations métaphysiques.

Pour trouver le bon médicament, les signes physiques ne suffisent pas. Il est nécessaire de mixer physique *et* psychisme.

Ne vous étonnez pas si le médecin homéopathe vous questionne sur votre digestion ou sur vos sentiments alors que vous consultez pour une douleur du genou. Ne vous étonnez pas s'il vous questionne sur votre préférence sur le salé, le sucré ou sur votre éventuelle frilosité alors que vous venez le consulter pour des angoisses.

TÉMOIGNAGE

La toux du petit Sam

Sam a 3 ans et tousse la nuit depuis trois mois. Tous les examens ont été faits pour expliquer cette toux et les différents traitements antibiotiques et corticoïdes n'ont guère amélioré la situation.

L'enfant tousse dès qu'il se couche. Dans la journée rien, la toux apparaît en position allongée.

Les draps ont été changés, le matelas aussi, et dormir dans un autre lit ne résout pas non plus le problème de Sam.

Plusieurs centaines de médicaments homéopathiques correspondent à une toux nocturne. Mais seulement quelques-uns correspondent à une toux en position allongée. Et un seul explique pourquoi Sam s'est mis à tousser depuis l'arrivée de sa petite sœur : c'est hyosciamus, qui présente dans ses signes le sentiment de jalousie.

Si l'on prend le problème à l'envers, des dizaines de médicaments correspondent à une somatisation de jalousie. Mais un seul est aggravé la nuit et en position allongée.

Pour permettre à Sam à la fois de guérir de sa toux et d'exprimer ses sentiments d'une autre manière, il a fallu raisonner selon le principe de globalité.

La loi du médecin traitant : une tentative de globalité ?

La loi de 2006 imposant le choix d'un médecin traitant a pu être vécue comme une mesure liberticide par certains. Elle est néanmoins la prise de conscience qu'il est nécessaire qu'il y ait un lieu, un intervenant qui intègre la globalité du patient.

Granules, doses, gouttes : les secrets de fabrication

Nous avons vu au chapitre 1 de quelle manière étaient préparés les médicaments homéopathiques.

Au-delà des granules et des doses qui sont les formes les plus connues, il existe d'autres formes galéniques, d'autres présentations.

Les gouttes : idéal pour les basses dilutions

La forme **goutte** n'est pas très appréciée du public. Il faut un verre, de l'eau, il faut compter les gouttes, qui de surcroît contiennent de l'alcool. Cette forme semble archaïque et rébarbative alors que trois granules vite placés sous la langue paraît tellement simple.

Les gouttes ont cependant leur intérêt pour l'utilisation de basses dilutions de végétaux dans un but de drainage. Souvent, une préparation magistrale a été faite par le laboratoire sur prescription du médecin afin de faire coexister dans les gouttes les différentes plantes permettant de drainer spécifiquement ce patient-là, en fonction de son cas bien précis. L'expérience montre que les gouttes ont parfois un effet drainant plus net et plus actif que les granules.

Parfois, les laboratoires proposent des formules toutes faites de gouttes dans une indication thérapeutique bien précise. Nous verrons cela au chapitre 4 à propos du complexisme.

De l'alcool dans les formes liquides ?

Sécurité routière et abstinence sont deux éléments qui obligent à bien connaître que certaines formes liquides de médicaments homéopathiques contiennent de l'alcool.

Pour les femmes enceintes également, la prudence est de rigueur. Pour l'enfant, une règle simple : ne pas dépasser 1 goutte par kilo et par 24 heures de toutes les formes liquides réunies.

Les teintures mères, qui sont la dilution la plus basse (puisque simplement le résultat du filtrage après macération de la plante), ont une teneur en alcool variant selon les plantes (qui rejettent plus ou moins d'eau lors de la macération) de 45 % à 65 %.

Les macérats glycérinés de la gemmothérapie (voir chapitre 4) ont une teneur de 38 %, les solutions buvables en gouttes de 30 %, et les ampoules buvables de 15 %.

Les suppositoires

Cette forme est encore moins appréciée de nos jours. Il faut savoir cependant qu'en organothérapie (voir chapitre 4), il est observé que cette forme reste la plus efficace.

Les ampoules buvables

Il en existe deux sortes : les ampoules simples qui correspondent à l'effet obtenu par une prise de granules et les doses ampoules buvables qui correspondent plutôt à une dose globule.

Ces deux présentations contiennent 15 % d'alcool, mais il peut être demandé des ampoules préparées sur sérum physiologique (sans alcool). Il faut cependant savoir que la préparation est dans ce cas plus longue et que ces ampoules ne sont jamais remboursées.

Les triturations ou poudres orales

Elles sont utilisées surtout pour les sels minéraux (les sels de Schüssler, par exemple, voir chapitre 4). Elles se prennent sous la forme d'une très fine poudre de lactose, une mesure par prise dosée grâce à une mini mesurette.

Une précaution : évitez d'emporter ce genre de « poudre blanche » à l'étranger au risque d'être suspecté(e) à certains contrôles de frontière de transporter autre chose que de l'homéopathie !

Les pommades

Elles sont préparées par imprégnation du produit homéopathique avec un excipient comme la vaseline ou le cold cream. Elles présentent surtout un intérêt en dermatologie.

Enfin, les collyres, les ovules, les comprimés existent aussi mais sont d'utilisation moins fréquente.

Les secrets de fabrication

On trouve autant de recettes de préparation que de souches. Selon que la souche soit végétale (molle et tendre, dure et ligneuse), minérale (friable ou dure), animale (venin, animal entier), les préparations et modes de dilution seront différents, même si le principe de dilution-dynamisation est ensuite commun.

Pour les souches animales et les souches biologiques, la sécurité en matière d'agents contaminants (les virus surtout) oblige les laboratoires à chauffer la souche avant le processus de dilution et de dynamisation. Ce chauffage reste modéré et n'altère pas la nature de la souche, qui est ensuite diluée et dynamisée.

Depuis plusieurs décennies, une agence officielle, l'AFSSAPS (Agence française de sécurité sanitaire des aliments et produits de santé) réglemente les procédés de fabrication de tous les médicaments, et donc des médicaments homéopathiques. Les laboratoires sont ainsi contraints de respecter ses directives. Il en est à peu près de même dans tous les pays de la Communauté européenne et les réglementations s'harmonisent tranquillement. En revanche, ce qui provient de l'extérieur de l'Europe de manière irrégulière (commande sur Internet par exemple) n'est pas soumis au même cahier des charges et nous déconseillons d'utiliser ces circuits non sûrs. Comme toujours, la réglementation est une contrainte mais aussi une sécurité.

Chapitre 3

Deux siècles d'histoire

Dans ce chapitre :

- Comment est née l'homéopathie ?
- Rencontrez le père de l'homéopathie, Samuel Hahnemann, et les grands noms de la discipline
- La grande découverte de la similitude

L'année 1796 est considérée par tous comme la date de naissance de l'homéopathie. Cela fait donc un peu plus de deux siècles d'histoire, ce qui est bien peu en comparaison des grandes traditions, comme la méthode hippocratique qui inspire toujours nos facultés ou la médecine traditionnelle chinoise vieille de 5 000 ans.

L'homéopathie révèle en revanche une histoire longue, comparée à celle des méthodes modernes et récentes qui sont venues révolutionner la médecine, comme la biologie moléculaire, l'étude du génome humain ou encore (toujours en termes d'espoir pour l'instant) la thérapie génique.

La seule comparaison que l'on puisse faire en termes de durée est celle de l'homéopathie avec la méthode expérimentale de Claude Bernard. Ce médecin est à la fois à l'origine de l'idée d'un milieu intérieur constant (homéostasie), que l'organisme tout entier veille à conserver quelles que soient les fluctuations de l'environnement, et de cette méthode expérimentale qui veut qu'après avoir observé un phénomène, on fasse une hypothèse puis une expérimentation pour vérifier cette hypothèse.

La comparaison avec Claude Bernard est intéressante au plan historique car la méthode expérimentale recoupe en plusieurs points la démarche de Hahnemann. Ce dernier fait donc figure de pionnier en matière de méthode expérimentale et de concept de globalité du milieu intérieur.

NOTE TECHNIQUE

Homéostasie, qu'est-ce que c'est ?

Le milieu intérieur doit rester constant. Si on se trouve dans une pièce chaude ou, au contraire, dehors par un froid polaire, notre milieu intérieur est toujours de 37 °C (sauf en cas de fièvre). Quelle que soit notre alimentation, et jusqu'à un certain point justement, notre taux de sucre, de sodium ou de potassium dans le sang reste le même.

Cela signifie que l'organisme est un tout et que la notion de globalité chère aux homéopathes est une vérité trop oubliée. Lorsque la maladie est là, c'est cette tendance à l'homéostasie qui est perturbée et c'est elle qu'il convient de rétablir.

Samuel Hahnemann et ses premiers adeptes

Pour comprendre l'histoire de l'homéopathie, il faut connaître les étapes de la vie de son fondateur et replacer ses idées dans le contexte de l'époque.

Qui est Hahnemann ?

Samuel Hahnemann est né le 10 avril 1755 dans la ville de Meissen en Saxe. Il devient docteur en médecine en 1779 et, n'étant pas issu d'une famille riche (son père était peintre en porcelaine dans la célèbre manufacture de sa ville de naissance), le début de sa carrière est assez oscillant et instable. Les historiens le montrent comme quelqu'un de contestataire et ayant toujours soif d'une meilleure compréhension des choses.

Pas assez cher !

Amusante est l'anecdote selon laquelle Hahnemann dut plusieurs fois changer de lieu d'exercice car il était rejeté par ses confrères, particulièrement les pharmaciens car il avait recours à des remèdes d'une grande simplicité et d'un moindre coût. Une sorte d'anti Dr Knock !

Les grandes étapes de la vie de Hahnemann :

- **1789.** Pendant que la Bastille tombe à Paris, Hahnemann ne sait pas encore qu'il finira ses jours au Père-Lachaise et abandonne la médecine pour ne vivre que de travaux de traduction.
- **1790.** En traduisant la *Materia medica* de Cullen, il a l'idée de l'inversion d'effet en fonction de la dose à propos du quinquina et la fièvre. Il énonce, dans une petite note écrite dans la marge de son travail de traduction, le principe de similitude. Si 1796 est considérée comme la date de naissance de l'homéopathie, 1790 doit être considérée comme l'année de la fécondation ! Six années de gestation, c'est à la mesure d'une grande idée.
- **1796.** Il publie *Essai sur un nouveau principe pour découvrir les vertus curatives des substances médicinales*. L'homéopathie est née.
- **1810.** Année de publication de la première édition de son ouvrage de référence : l'*Organon de la médecine rationnelle* (*Organon des rationellen Heilkunde*). C'est la « bible » de tous ceux qui veulent remonter à la source de la méthode. Cet Organon s'appellera dans les éditions suivantes *Organon de l'art rationnel de guérir*. La sixième et dernière édition est considérée comme l'achèvement de la pensée du fondateur et est donc la plus connue.
- **1811.** À partir de cette date, Hahnemann reprend la pratique de la médecine, fort de cette nouvelle méthode qu'il a inventée. Les succès thérapeutiques sont au rendez-vous aussi bien que les ennuis et les désillusions, liés autant aux résistances de l'époque qu'au caractère entier de Samuel Hahnemann.
- **1835.** Rencontre avec la grande responsable du développement historique de l'homéopathie : Mélanie d'Hervilly. Cette jeune Française séduit le médecin allemand âgé alors de 80 ans, l'épouse et l'entraîne à Paris où il finira ses jours.
- **1843.** Il est enterré au cimetière du Père-Lachaise.

Les premiers adeptes

Toute la vie de Hahnemann est marquée par la lutte incessante avec ses détracteurs qui voient la doctrine homéopathique comme une pure hérésie. Pourtant, les principes de la loi de similitude, les idées de la médecine expérimentale et surtout de la spécificité feront lentement leur introduction en médecine. On peut dire qu'Hahnemann aura été d'autant plus contesté et combattu que ses idées auront insidieusement pénétré le raisonnement médical de l'époque, lequel en avait bien besoin !

Parmi les partisans de la nouvelle méthode, on peut citer le poète Goethe, qui traduira son admiration pour Hahnemann dans *Faust*, véritable critique de la médecine d'alors.

Jahr, Gross, Spapf, Lehmann, Rückert… furent parmi ses nombreux disciples, mais la personnalité de Hahnemann, très puriste et pointilleux sur la méthode qu'il avait découverte et mise au point, ne facilitait pas leurs propres recherches. Dès le départ, le maître fustigera ceux qui s'éloigneront de ce qu'il considère comme la vraie doctrine et il luttera toute sa vie à la fois contre les détracteurs, mais aussi contre ceux qui seront tentés par la dérive mystique ou ésotérique. Hahnemann restera un homme de science, préoccupé par la vérité jusqu'à sa mort.

La haute société allemande le soutiendra longtemps ; il était de bon ton à l'époque que chaque bonne famille ait son médecin homéopathe. Mais il attirera toujours autant d'hostilité que d'enthousiasme.

L'apport de Samuel Hahnemann

Au-delà du personnage historique, Samuel Hahnemann mérite une attention particulière au plan de son mode de pensée et des courants de pensée scientifiques (épistémologie) qui l'ont influencé.

À RETENIR

Trois grandes directions peuvent être dégagées de la méthode scientifique homéopathique : la notion de médecine expérimentale, la notion de spécificité et la notion de vitalisme, plus sujette à discussion.

Aujourd'hui encore, les débats sont nombreux pour situer la pensée de Hahnemann autour de ces trois pôles.

L'homéopathie est une médecine expérimentale

La loi de similitude suppose que l'on ne peut rien inventer. Si Nux vomica est constipé et insomniaque, c'est bien que l'intoxication à dose subaiguë (non mortelle) de la noix vomique provoque de la constipation et de l'insomnie. Les tableaux des grands médicaments ne sortent pas d'un chapeau de magicien et correspondent à de véritables fiches toxicologiques très détaillées.

C'est aussi l'expérience qui permettra de s'assurer que le résultat thérapeutique, l'amélioration des symptômes ou la guérison pure et simple seront au rendez-vous si le médicament choisi est tout à fait superposable aux symptômes du malade.

Il est important de noter que Claude Bernard, presque 40 ans plus tard, posera les bases de la médecine expérimentale. Hahnemann peut donc être considéré à la fois comme précurseur méconnu de cette médecine expérimentale et comme témoin que l'homéopathie s'inscrit dans l'évolution des idées de l'époque.

Le principe de la médecine expérimentale est le suivant :
Une **observation** permet de s'interroger et de formuler une **hypothèse**. Celle-ci devra être l'objet d'une **expérience**, dont le **résultat** donnera lieu à une **interprétation** afin d'obtenir une **conclusion**.

Dans le cas de l'homéopathie, l'expérience est double pour vérifier l'hypothèse de la loi de similitude. On expérimente la substance chez un sujet sain et on observe le tableau réalisé. Puis on donne la même substance diluée aux patients qui présentent le même tableau et on vérifie qu'ils sont guéris ou que leur état est amélioré.

L'homéopathie est-elle une médecine vitaliste ?

Les courants de pensée vitalistes étaient très florissants à l'époque de Hahnemann et le fondateur a probablement été influencé par une certaine conception vitaliste de l'homme. Mais ce que recoupe le terme « vitalisme » est très varié. Le vitalisme suppose l'existence d'une force particulière (la dynamis), une force de vie immanente qui permet à l'homme de se maintenir en vie et de se propulser dans l'existence.

Toutes sortes d'interprétations seront faites de cette dynamis, des plus rationnelles aux plus ésotériques.

Hahnemann, s'il a pu être influencé par le vitalisme, est toujours resté du côté de la raison et a toujours combattu les tentatives de récupération mystiques ou ésotériques de sa méthode.

L'apport du vitalisme à l'homéopathie est cette notion simple et pragmatique de dynamis (ou force vitale des tissus). Le médicament homéopathique n'agit pas en se substituant à l'organisme et à notre métabolisme, nos défenses immunitaires. C'est la raison pour laquelle il n'est pas « anti » quelque chose. Ni antibiotique, ni anti-inflammatoire, ni antispasmodique, il agit en étant « pro » quelque chose. Il vise à stimuler les forces biologiques de notre corps et notre psychisme pour que notre propre « élan vital » soit aidé dans son travail d'autoguérison.

Cette notion moderne de la dynamis, débarrassée de son côté ésotérique, ne prenant en compte que ce qui est du domaine du visible (le métabolisme, les capacités d'autoréparation liées à notre code génétique, etc.) explique pourquoi l'homéopathie fonctionne si bien tant que les capacités de défense du corps sont encore existantes et pourquoi l'homéopathie trouve sa limite lorsque celles-ci sont dépassées.

L'homéopathie est une médecine de la spécificité

Démarche scientifique et strictement expérimentale qui tient compte de la capacité de l'organisme de réagir pour s'autoguérir, l'homéopathie s'est inscrite sous le signe de la spécificité, notamment sous l'impulsion de son créateur.

La spécificité est véritablement ce qui différencie la méthode de Hahnemann des courants classiques de la médecine.

Hahnemann est un scientifique ; il s'inscrit dans la tradition hippocratique de la médecine moderne (les maladies ont des causes rationnelles) ; il découvre comment stimuler les forces de vie de l'organisme selon une méthode expérimentale mais, surtout, là où la spécificité régit tout.

Un médicament, selon la loi de similitude, donne un tableau qui lui est spécifique. La belladone entraîne de la fièvre et la crainte de la lumière. L'aconit, de la fièvre avec de l'angoisse. La noix vomique, de la fièvre avec irritabilité et troubles digestifs. Chacun peut en faire la vérification expérimentale.

De son côté, un malade présente aussi un tableau qui lui est spécifique. Lors d'une grippe, tel malade va avoir soif et des courbatures, mais va avoir besoin de bouger (le médicament qui lui correspond sera le sumac vénéneux) ; tel autre n'aura pas soif et des courbatures (le jasmin de Virginie lui conviendra mieux), tel autre encore aura besoin de rester immobile et boira de grandes quantités d'eau froide (il sera alors mieux traité par la bryone). Tous les trois ont la grippe, tous les trois l'ont contractée par le même virus, mais chacun est unique dans sa manière de se battre contre l'infection.

Dans notre XXIe siècle où la statistique règne en maître et où l'on passe son temps à soigner un individu « moyen » que personne n'a jamais rencontré, la notion d'individu unique et de spécificité mise en place depuis deux siècles par Samuel Hahnemann est une réponse à une médecine de masse qui oublie trop souvent l'individu dans sa spécificité.

Une découverte : la similitude

On ne sait jamais quand dater la naissance officielle de l'homéopathie, entre l'année 1790 et l'année 1796.

C'est en 1790 que germe l'idée et c'est en 1796 qu'elle s'exprime par un écrit. Comme pour toute grande création, la date de conception et la date de naissance ne sont pas superposables. Que s'est-il passé en six ans ?

1790 : la misère et le doute

Hahnemann ne croit plus en la médecine de son temps. Les drogues utilisées sont trop fortes, les effets secondaires bien trop disproportionnés par rapport à l'effet bénéfique attendu. C'est encore une médecine approximative, une médecine de Molière !

Désillusionné par la médecine, il cesse de l'exercer, préférant vivre dans la misère, à percevoir de maigres ressources en traduisant des livres. C'est d'une de ses traductions que va jaillir une étincelle qui éclairera ensuite toute sa vie.

Un médecin écossais très en vue, William Cullen, rapporte dans un de ses ouvrages des considérations sur le quinquina qui vont faire fortement réagir Hahnemann, chargé de traduire l'ouvrage.

Cullen affirme que, si le quinquina guérit la malaria (le paludisme), c'est parce qu'il fortifie l'estomac. Or, Hahnemann a observé sur lui-même que le quinquina peut donner de violentes douleurs d'estomac et même produire de la fièvre.

Comment une substance qui guérit peut-elle aussi provoquer les symptômes en cause ?

Il faudra six années pour que l'intuition parvienne à maturité. En 1790, Hahnemann pose le principe que ce qui guérit peut rendre malade. En 1796, il avance que ce qui rend malade peut guérir.

Au fond, c'est bien de la même chose dont il s'agit : la similitude entre l'action toxique et l'action thérapeutique.

Cet effet est bien connu aujourd'hui sous le nom d'effet hormesis (voir chapitre 19).

1796 : la loi de similitude

Similia similibus curantur. Cela pourrait ressembler à la devise mystérieuse d'un roman populaire, à l'entrée de je ne sais quelle pyramide. C'est simplement, exposé dans la langue des lettrés de l'époque (le latin), le fameux principe de similitude sur lequel est fondée l'homéopathie :

Les semblables sont guéris par les semblables.

Depuis, ce principe fut énoncé de diverses manières selon les auteurs, mais l'idée est toujours la même : toute substance capable de provoquer des symptômes chez un sujet sain est capable de guérir ces mêmes symptômes chez un sujet malade.

Homéopathie et vaccination : une co-naissance

En 1796, un certain Jenner a l'idée d'inoculer à un homme le pus d'une vache ayant eu la vaccine (une maladie qui ne touche que les bovins et qui donne des pustules très semblables à celles de la variole) afin de le protéger de la variole.

La « vaccination » antivariolique est née la même année que la loi de similitude homéopathique.

On ne s'étonnera pas du parallèle qui est toujours fait entre homéopathie et vaccination (selon le principe de soigner le mal par le mal) même si les méthodes diffèrent sur de nombreux points.

Les grands noms de l'histoire de l'homéopathie

Ils sont tous « grands » et mériteraient tous d'être cités, mais le but de ce chapitre n'est pas tant d'être exhaustif à la manière d'un livre d'histoire que de donner l'origine humaine des grands courants de pensée.

Au XIXe siècle

Constantin Hering et sa croix

Né en 1800 à Orschatz en Saxe, il a fortement influencé la méthode par sa fameuse « croix de Hering » qui permet d'aborder n'importe quel patient à partir d'une croix de Saint-André où sont colligés quatre éléments : la localisation du trouble, la sensation, les modalités et les concomitants.

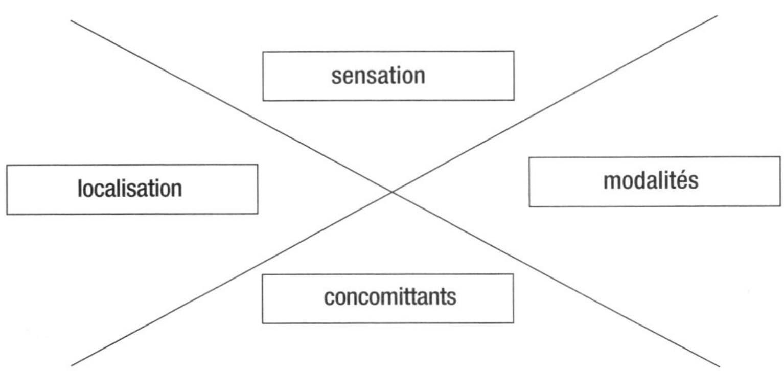

Figure 3-1 : La « fameuse » croix de Hering.

Beaucoup de médecins homéopathes utilisent encore cette manière d'approcher le malade pour trouver le traitement adéquat (le *similimum*).

Hering est aussi célèbre pour avoir introduit l'homéopathie en Amérique, à Philadelphie.

Il est notamment à l'origine de l'expérimentation d'un grand nombre de substances et a ainsi enrichi la « matière médicale » assez pauvre à l'époque de nombreux nouveaux médicaments homéopathiques en établissant leur pathogénésie.

Le serpent lachesis expérimenté sur Hering lui-même

Hering, comme d'autres homéopathes de l'époque, n'hésitait pas à expérimenter sur lui-même les effets de certaines drogues, parfois au prix de sa vie ou de sa santé. Le grand médicament lachesis est préparé à partir d'un venin de serpent très toxique. Hering l'a expérimenté sur lui-même !

On imagine mal aujourd'hui de telles expériences, avec la loi Huriet qui encadre strictement et à juste titre les expérimentations !

James Tyler Kent et son répertoire

Kent est un Américain, disciple de Hahnemann bien sûr, mais surtout de Hering, qui vient d'introduire la méthode aux États-Unis.

Il est né le 31 mars 1849, à Woodhull, État de New York. Il est surtout célèbre pour son approche liée au répertoire, qui porte son nom.

L'idée de fabriquer des répertoires avait déjà été avancée (Boenninghausen). Il s'agit de lister, dans l'immense réservoir des médicaments homéopathiques, ceux qui correspondent à un même symptôme avec les mêmes modalités. Ainsi, si quelqu'un a une urticaire avec démangeaison améliorée par le froid, on pense immédiatement au médicament apis (le venin d'abeille), mais en réalité plusieurs autres présentent ce même symptôme.

Le répertoire de Kent offre une large place aux symptômes mentaux. En effet, Kent pensait que, quelle que soit la maladie, la place du mental est centrale, une idée bien banale et établie aujourd'hui, mais qui fait de lui un précurseur.

Semen Korsakov, l'homme de terrain

Korsakov est un homéopathe russe né en 1788 qui a fait progresser la fabrication homéopathique. Il est à l'origine de la technique de dilution sur flacon unique (voir chapitre 1).

Cette idée lui est venue de son engagement militaire ; il avait ainsi recours à l'homéopathie sur les champs de bataille où il ne pouvait guère avoir le confort et le nombre de flacons nécessaires d'un laboratoire.

Benoît Mure, le passeur d'homéopathie

Mure est né à Lyon en 1809. Il entre dans l'histoire de l'homéopathie à plusieurs égards, notamment pour avoir propagé la méthode en Amérique du Sud (Brésil), en Égypte, au Soudan et en Sicile, ce qui lui valut le surnom de « missionnaire de l'homéopathie ». Il doit son intérêt pour l'homéopathie à une tuberculose qui lui permit de découvrir la méthode.

Pour le XIXe siècle, il conviendrait aussi de citer Allen, auteur des fameuses « keynotes » ou clés des médicaments, le Dr Jahr et bien d'autres encore.

Au XXe siècle

L'homéopathie va traverser le XXe siècle en subissant de plein fouet deux crises majeures pour elle. La première est celle des deux conflits mondiaux, qu'elle partage avec tout l'Occident. La deuxième lui est plus spécifique.

Jusqu'aux années 1920, la pharmacologie classique était d'une indigence qui la rendait très inopérante. À partir des années 1930 et surtout 1950, la pharmacologie devient efficace. La cortisone fait son apparition, bientôt suivie par l'aspirine, la streptomycine et la pénicilline qui révolutionnent le monde de l'infectiologie. Le rimifon agit de manière efficace sur la tuberculose.

Cette révolution pharmacologique va freiner l'évolution d'une méthode homéopathique bien en mal de rivaliser avec ces nouvelles molécules. Il faudra attendre les années 1960 et 1970 pour que les médicaments allopathiques montrent leurs limites (ils ne soignent pas tout) et leurs inconvénients (ils ont des effets secondaires).

Depuis les années 1980, l'homéopathie, malgré son lot perpétuel de détracteurs, trouve sa juste place au sein de la médecine et se développe auprès d'un public grandissant.

Antoine Nebel, découvreur du terrain

C'est à ce médecin suisse de Lausanne, né en 1870 et mort en 1954, que l'on doit la quatrième diathèse, ou terrain (voir chapitre 4), nommée tuberculinisme. Auparavant, Hahnemann et ses disciples n'en avaient décrit que trois (la luèse, la psore et la sycose).

On lui doit également un grand nombre de nouveaux médicaments ainsi qu'une approche des constitutions et du drainage (voir chapitre 4).

Léon Vannier et la revue L'Homéopathie française

Ce grand nom et grand fondateur de la méthode naît en 1880 et déploie son influence sur le XXe siècle homéopathique.

Médecin parisien, il développe considérablement les notions de constitution et de tempérament.

Il est le fondateur, en 1912, de la revue *L'Homéopathie française*, qui restera une revue de référence pour le monde entier ; en 1930, du Centre homéopathique de France, qui est encore aujourd'hui une école de renom et une société savante active ; et, la même année, du Dispensaire Hahnemann, qui sera et est encore un haut lieu bien connu des familles homéopathisantes.

Othon André Julian, au-delà de l'homéopathie

Julian est né en 1910 à Stuttgart. Il est un digne représentant du libre-penseur qui traversa le XXe siècle en lui imprimant la marque d'un esprit inventif et toujours à la marge des sentiers battus. Il introduit dans la méthode homéopathique les biothérapies, médicaments complémentaires à la prescription dans le but de favoriser l'action des médicaments. Il crée la Société médicale de biothérapie (SMB) et la revue *Les Cahiers de biothérapie*.

Il enrichit la matière médicale d'un bon nombre de nouveaux médicaments. Il insufflera à la Société médicale de biothérapie cette orientation pluraliste et intégratrice des biothérapies qui la caractérise encore aujourd'hui. Après avoir exercé en Normandie, il terminera sa carrière de médecin homéopathe à Paris et décédera en 1984.

Max Tetau ou l'homéopathie moderne

Max Tetau est le personnage qui représente le plus (avec la famille Boiron) le passage du XXe au XXIe siècle dans l'histoire de l'homéopathie.

Médecin et pharmacien, il est le successeur de Julian à la présidence de la SMB ; il dirige également la ligne éditoriale des *Cahiers de biothérapie* jusqu'à ce jour. Il a introduit en France la gemmothérapie (utilisation des bourgeons de plantes) et développe la mycothérapie (champignons dynamisés), l'organothérapie, la lithothérapie (voir chapitre 4).

Il représente le courant innovant et progressiste de l'homéopathie, alliant la fidélité à une certaine tradition et l'intégration des biothérapies et de certains concepts comme la dysimmunose en tant que nouvelle diathèse ou la constitution silicique.

Il préside à l'heure actuelle une des fédérations d'écoles les plus importantes (FFSH – Fédération française des sociétés homéopathiques, voir chapitre 27) pour former les nouveaux médecins à la méthode ainsi que les sages-femmes et les pharmaciens.

À son nom, il faut ajouter celui de son fils, Jean-Manuel Tetau, esprit brillant, auteur et ancien président du Syndicat de la médecine homéopathique, disparu prématurément en 2007.

Jean et Henri Boiron des laboratoires du même nom

Ces frères jumeaux, pharmaciens nés en 1906, ont laissé une empreinte inestimable dans le domaine du médicament homéopathique. Ils sont à l'origine du laboratoire pharmaceutique homéopathique qui porte leur nom et de l'inscription du médicament homéopathique à la pharmacopée française en 1965.

Ils créeront une des écoles les plus prestigieuses pour la formation des médecins : le CEDH (Centre d'enseignement et de développement de l'homéopathie).

Ils contribueront à donner au médicament homéopathique sa place de médicament à part entière dans le paysage thérapeutique.

Christian Boiron, dernier du nom

Fils de Jean Boiron, pharmacien, il occupe depuis 1983 la présidence du laboratoire. En dehors de son apport pour la qualité et le statut du médicament homéopathique, il est un auteur humaniste qui intègre l'homéopathie dans une vision globale de l'être humain en harmonie avec son environnement. Il prône ainsi de ne plus combattre la maladie mais de porter son effort du côté de la vie et des moyens de la défendre.

La diffusion à travers le monde

Partie d'Allemagne et arrivée en France, la méthode homéopathique créée par Samuel Hahnemann aurait pu n'avoir qu'un destin régional, voire simplement européen. Malgré les difficultés liées à son caractère innovant et à ses détracteurs, toujours en nombre aussi grandissant que ses adeptes, elle s'est pourtant développée pour occuper tout l'espace de la planète.

Nous avons vu comment certains précurseurs l'ont introduite en Amérique (Hering, Mure), mais c'est aujourd'hui dans pratiquement tous les pays du monde que l'on trouve, peu ou prou, des médicaments homéopathiques, des médecins pour les prescrire et des patients pour s'en soigner.

L'aventure européenne

La France représente à la fois la fin de la vie de Samuel Hahnemann et le début du rayonnement de l'homéopathie. L'Allemagne et la Suisse sont incontestablement les deux autres pays de l'homéopathie. L'Allemagne pour des raisons historiques et la Suisse pour son orientation de toujours vers les médecines respectueuses de la nature.

Les pays du Sud, l'Italie et la Sicile, mais aussi le Portugal et l'Espagne, verront très facilement l'homéopathie se développer en leur sein. Elle se développera aussi en Angleterre et en Irlande, en Belgique, plus lentement et avec difficulté en Hollande et dans les pays scandinaves. En Russie et en Ukraine, elle s'y répand modestement mais régulièrement.

En Angleterre, elle sera la thérapeutique préférée de la famille royale jusqu'à ce jour.

L'aventure américaine

Constantin Hering introduit l'homéopathie aux États-Unis et Kent, Farrington, Allen, Nash comptent parmi les illustres auteurs à propager la méthode. Le courant uniciste (prescription d'un seul médicament – voir chapitre 4) dominera le rayonnement de l'homéopathie aux États-Unis. Hélas, le xxe siècle verra un relatif déclin de l'homéopathie chez l'oncle Sam ; cela semble redémarrer depuis quelques années.

Le Brésil et l'Amérique du Sud « s'homéopathiseront » sous l'influence de Benoît Mure.

L'aventure indienne et asiatique

Benoît Mure va également diffuser l'homéopathie en Inde et en Égypte.

L'Inde est un pays emblématique dans lequel l'homéopathie va se fondre avec les courants de pensée hindouistes prônant le lien entre l'homme et son environnement. Un nombre très important d'homéopathes la dispense, prenant en charge environ 10 % de la population malade. Le faible coût du médicament dans ce pays pauvre est un facteur majeur de son développement. On peut presque dire que l'homéopathie est la médecine officielle en Inde !

En Asie, et en Chine en particulier, si la pharmacopée majoritaire est la phytothérapie traditionnelle, l'homéopathie se développe encore peu. L'existence de l'acupuncture, qui correspond à tout un système de pensée et à une vision de l'homme très particulière, suffit peut-être à satisfaire les besoins d'une population qui ne semble attendre de l'Occident que les hautes technologies d'imagerie (IRM, PetScan) ou de chirurgie.

L'homéopathie dans le monde actuel

À RETENIR

Plus de deux siècles après sa naissance, l'homéopathie jouit d'un rayonnement et d'une réputation au niveau mondial.

Malgré ses faiblesses pour faire la preuve de son mode d'action, les résultats stupéfiants qu'elle obtient au quotidien ne cessent de lui attirer les faveurs du public occidental et mondial.

Si la France, la Suisse et l'Allemagne sont le cœur de la méthode, toute l'Europe est homéopathisante. L'Inde, l'Amérique du Sud le sont particulièrement. Même aux États-Unis et au Canada, où elle rencontre le plus de réticences, elle se développe et ses succès lui valent un nombre croissant d'adeptes.

Dans les pays du Maghreb, elle s'enseigne et croît rapidement depuis une vingtaine d'années.

Deux siècles n'auront pas suffi à l'éliminer, comme le pensaient ses premiers détracteurs. Bien au contraire, elle est à la veille de révolutionner profondément la compréhension des milieux biologiques et du fonctionnement cellulaire.

Une croissance vertigineuse

Au début des années 1980, environ 15 % de la population française avait recours à l'homéopathie. En 2000, 40 % déclaraient y avoir recours régulièrement ou occasionnellement et, en 2009, l'OMS estime à 67 % la population occidentale qui utilise l'homéopathie, intégrée ou pas dans les autres médecines alternatives.

Loin de se marginaliser et malgré le faible nombre de médecins homéopathes face à une telle demande, l'homéopathie progresse et s'étend.

Homéopathie et Académie de médecine, une relation déjà difficile

Voici ce que déclarait le ministre de la Santé à l'époque de Hahnemann (Guizot) à l'Académie de médecine :

« Hahnemann est un savant de grand mérite. La science doit être pour tous.

Si l'homéopathie est une chimère sans valeur propre, elle tombera d'elle-même.

Si au contraire elle est un progrès, elle se répandra malgré toutes les mesures de préservation et l'Académie doit le souhaiter avant tout autre, elle qui a la mission de faire avancer la science et d'encourager les découvertes. »

À RETENIR

Les progrès d'harmonisation des législations dans la Communauté européenne permettent progressivement au médicament homéopathique d'asseoir son statut de médicament à part entière dans tous les pays de la communauté. En revanche, la pratique médicale, l'enseignement et, surtout, le remboursement du médicament laissent encore apparaître de grandes disparités.

Les écoles, d'hier à aujourd'hui

La transmission du savoir homéopathique a subi tous les aléas possibles depuis 1810.

L'homéopathie est un savoir, une méthode et, bien sûr, également une pharmacopée. La transmission de la méthode ne se fera pas au cours de ces deux siècles de la même manière selon les professionnels. Si, du côté des vétérinaires par exemple, qui sont des pragmatiques et qui s'en tiennent aux résultats, les difficultés furent moindres, les médecins durent, eux, se débrouiller hors des circuits officiels.

La méthode homéopathique attirant tout autant les enthousiasmes les plus virulents que l'agressivité la plus farouche, il n'est pas étonnant que les écoles d'homéopathie furent surtout privées et déconnectées de l'Université, et que leur activité fut très militante et dynamique.

De nos jours, l'homéopathie est enseignée à l'université sous la forme de DU (diplômes universitaires). Mais les écoles privées gardent encore une forte influence et un grand nombre d'étudiants. Parmi celles-ci, les étudiants médecins ont le choix entre écoles de tendance uniciste et écoles de tradition pluraliste (voir chapitre 4).

D'autres professions, comme les sages-femmes ou les chirurgiens dentistes, peuvent accéder à une formation dans leur domaine en particulier.

L'homéopathie enseignée à la faculté de pharmacie

Si l'homéopathie est un choix libre pour le médecin, il n'en va pas de même pour le pharmacien, qui est tenu de délivrer ce que le médecin a prescrit. C'est la raison pour laquelle l'homéopathie a toujours bénéficié, de façon sommaire certes mais réelle, d'un enseignement dans le cursus des études de pharmacie.

Autrement dit, tout pharmacien diplômé a entendu parler d'homéopathie durant ses études, contrairement aux médecins (sauf parfois sous forme de railleries trahissant un manque de connaissances).

Deuxième partie

Homéopathie et médecine

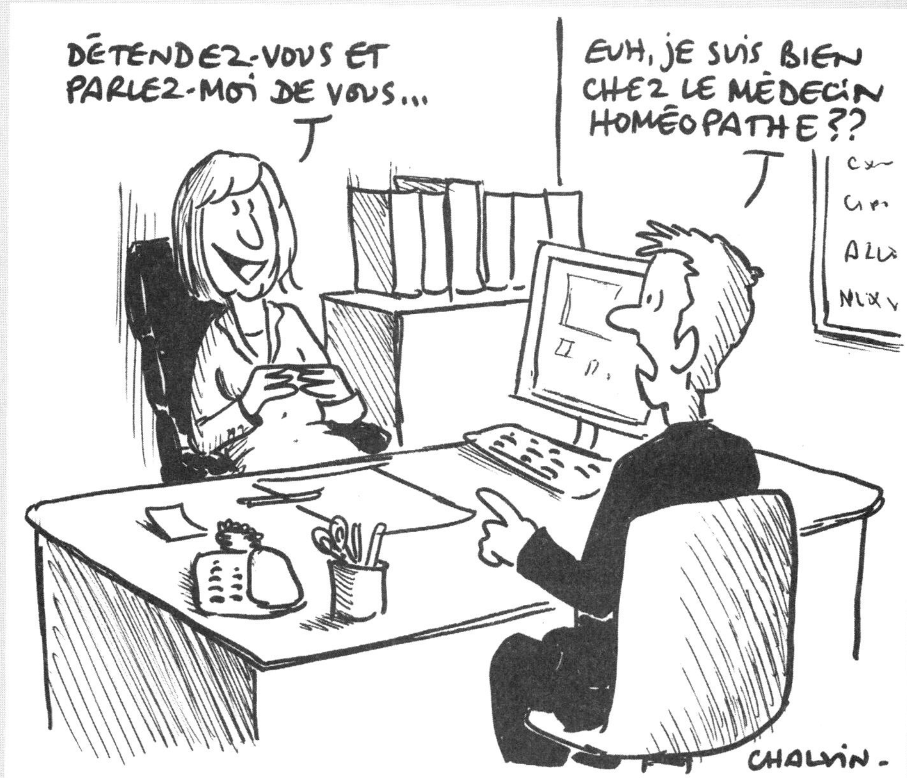
DÉTENDEZ-VOUS ET PARLEZ-MOI DE VOUS...
EUH, JE SUIS BIEN CHEZ LE MÉDECIN HOMÉOPATHE ??
CHALVIN.

Dans cette partie...

Avant de se lancer « en homéopathie », il est bon de savoir comment se déroule une consultation homéopathique, en fonction du type de médecin homéopathe que vous allez rencontrer. Il existe en effet plusieurs homéopathies, dans le sens où la méthode a donné lieu à plusieurs traditions et écoles de pensée.

Il est intéressant aussi de savoir où cette discipline se situe exactement par rapport à la médecine traditionnelle, aux traitements alternatifs ou aux médecines dites complémentaires. En pratique, la différence fondamentale entre homéopathie et médecine classique est que la première s'intéresse de près au terrain psychologique, une maladie chronique invisible qui peut être à la source de nombreux maux. Dans sa globalité, l'homéopathie permet un autre regard sur la santé, lequel ?

Chapitre 4

La consultation homéopathique

Dans ce chapitre :

- Comment se déroule une consultation homéopathique ?
- Homéopathe pluraliste ou uniciste : quelles différences et comment choisir ?
- Découvrez les diverses méthodes et écoles de pensée de l'homéopathie

Une bonne partie de cet ouvrage permet au néophyte de devenir un expert pour une automédication raisonnée avec l'homéopathie. Mais il faut savoir que le seul traitement de fond est du ressort et du domaine du médecin homéopathe correctement formé.

Ce dernier a la compétence, l'expérience et, surtout, le recul nécessaire pour appréhender le paysage existentiel et biologique de toute votre personne.

À RETENIR

Sachez aussi que le médecin homéopathe, s'il se soigne lui-même pour quelques symptômes très ordinaires, a recours à un de ses confrères pour aller plus loin dans le traitement de fond et bénéficier du recul indispensable.

Il y a autant de consultations d'homéopathie que de médecins homéopathes. On pourrait dire aussi qu'il y a autant de consultations que de patients. Cependant, de grands axes se retrouvent dans ce qu'on appelle les courants de l'homéopathie.

Nous allons voir de quelle manière se déroule une consultation et quels en sont les temps forts, les enjeux, chez un homéopathe uniciste, un pluraliste, un complexiste ou un anthroposophe.

Une prise en charge et une écoute

Les homéopathes ont la réputation d'écouter leurs patients et de les prendre en charge dans leur globalité. Ils ne sont pas les seuls à le faire. Les acupuncteurs et autres praticiens des médecins alternatives et complémentaires peuvent en dire autant, tout comme le médecin de famille « à l'ancienne » qui a su garder ce lien avec ses patients sans sombrer dans le scientisme sec et aride.

Une particularité pour l'homéopathe est qu'il n'a pas le choix. Prendre en charge dans la globalité et être à l'écoute sont les passages obligés sans lesquels il lui serait impossible de dire quel est ou quels sont le(s) bon(s) médicament(s) pour la personne à soigner.

Comme on peut le voir dans le dictionnaire figurant dans la cinquième partie de cet ouvrage, chacun des médicaments a des signes digestifs, psychiques, relatifs à la peau, rhumatologiques, des modalités de température, de côté, etc.

Cela signifie qu'il faudra retrouver chez le patient ce même tableau très complet.

À RETENIR

D'autre part, beaucoup de symptômes sont centrés sur le patient et non sur la maladie. On parlera de brûlure et non de douleur, de sensation de raccourcissement et non de capsulite articulaire.

Les pathogénésies (fiches descriptives des signes de nos médicaments) ont été faites et colligées à partir des symptômes du patient et non à partir du diagnostic réductionniste. Ce qui est important est la sensation, complétée par l'observation du médecin.

C'est par le patient et ce qu'il ressent que les médecins homéopathes trouvent la clé pour le soigner et c'est avec lui qu'ils l'utilisent pour ouvrir les bonnes portes.

Ils n'ont pas d'autre choix que d'être à l'écoute.

Une double consultation à chaque fois !

Une consultation chez un médecin homéopathe est avant toute chose une consultation médicale. Comme toute consultation médicale, elle commence par un échange de questions et de réponses (interrogatoire médical minutieux) et se poursuit par un examen clinique. Elle se termine par l'établissement du diagnostic de la part du médecin.

À partir et en fonction de ce diagnostic, en médecine classique, le médecin décide d'une thérapeutique.

C'est à ce moment que la méthode diverge en homéopathie et que commence… une deuxième consultation. Après le diagnostic de la maladie, il va falloir réaliser celui du médicament. Autrement dit, après avoir établi à quelle maladie on avait affaire, on va établir à quel patient on a affaire. C'est pour cette raison que le médecin homéopathe doit être dans l'attitude la plus réceptive possible.

La consultation de l'homéopathe pluraliste

Le pluralisme en homéopathie consiste à donner à un patient plusieurs médicaments homéopathiques sur la même ordonnance. Ces médicaments seront pris séparément et en alternance, contrairement à ce que prône le complexisme, où ils sont mélangés.

Mais le pluralisme n'associe pas les médicaments de n'importe quelle manière. Il est important de comprendre qu'une ordonnance pluraliste est une ordonnance structurée dans laquelle les médicaments de terrain, de constitution, de fond, du moment, de drainage sont bien réfléchis et individualisés.

Il ne s'agit pas d'hésiter entre plusieurs médicaments pour un même symptôme et de les donner tous en alternance. Cela ne serait pas du pluralisme mais de la cacophonie et de l'incompétence en granules !

L'exemple de Sonia pour comprendre le pluralisme

Sonia est une jeune fille de 23 ans qui souffre de fragilité nerveuse longtemps étiquetée spasmophilie. Par ailleurs, elle a des règles douloureuses et des cycles très irréguliers. L'interrogatoire et son examen clinique ont permis de déterminer que sa constitution phosphorique était associée à un terrain nettement tuberculinique (antécédents ORL durant l'enfance et réactions au BCG).

Il apparaît que son médicament de fond est pulsatilla (variabilité des symptômes et des règles, timidité) et que ses manifestations nerveuses correspondent bien à ignatia.

Sa première ordonnance comportera donc son médicament de constitution (calcarea phosphorica), son médicament de fond (pulsatilla) et son médicament symptomatique (ignatia). On y associera son médicament de déblocage (tetanotoxinum, spasmophilie apparue vers 12 ans après un rappel de DTPolio) et, sur les ordonnances futures, on pourra éventuellement associer son médicament de terrain (tuberculinum) à un organothérapique pour réguler son cycle (folliculinum)

Sa première ordonnance sera :

- ignatia 9CH, 3 granules le matin ;
- pulsatilla 9CH, 3 granules le soir ;
- tetanotoxinum 30CH, 1 dose un seul matin ;
- calcarea phosphorica 6DH trituration, 1 mesure sous la langue le soir avant le dîner.

La tradition française

Dans l'école française, le pluralisme a dominé depuis les débuts de l'homéopathie, alors que le complexisme a surtout été développé en Allemagne et l'unicisme plutôt dans les pays anglo-saxons.

On peut dire que le pluralisme est une signature française de l'homéopathie aussi bien du point de vue de la pratique que de la formation des médecins homéopathes.

C'est d'ailleurs en France que la saine rivalité et les échanges d'arguments entre unicistes et pluralistes sont les plus virulents et les plus développés.

JARGON

En quoi le pluralisme est-il critiquable (et critiqué par les unicistes) ?

Ce sont surtout les praticiens unicistes qui émettent des critiques sur la pratique pluraliste. Le principal argument est celui de la doctrine édictée par Samuel Hahnemann, qui précise bien dans son *Organon* que l'on ne doit donner qu'un seul médicament à la fois.

Les autres arguments sont que la prescription de plusieurs médicaments jette un flou total sur ce qui fonctionne et ce qui ne fonctionne pas. Comment savoir, lorsqu'un traitement a été efficace, quel médicament est à l'origine de l'amélioration ?

Enfin, les unicistes pensent que les traitements pluralistes ne font que supprimer des symptômes mais ne règlent rien en profondeur.

JARGON

En quoi le pluralisme est-il un « plus » ?

Ce sont bien sûr les pluralistes qui sont les tenants de ces arguments. L'organisme humain est complexe et constitue un système. Le psychisme, le métabolisme, les aspirations spirituelles même coexistent avec des organes, des circuits d'élimination qui peuvent être en défaut.

À un être humain systémique et complexe, il convient de donner un traitement qui tienne compte de cette complexité. Médicaments de constitution, de terrain, de fond et de symptômes locaux ainsi que de drainage assurent une synergie qui prend en charge l'individu dans sa totalité et sa globalité. Cela constitue un traitement profond et durable.

De même qu'il y a un profil de patient très attiré par l'unicisme, il y a un type de patient attiré par le pluralisme. Abondance ne nuit pas et diversité fait richesse !

Le traitement diathésique

La notion de diathèse est totalement liée à l'école pluraliste. Le terme de diathèse recouvre l'idée de terrain mais dans un sens réactionnel. L'expression « mode réactionnel » du patient serait plus appropriée à la diathèse, tandis que le terme de terrain désigne à la fois la réaction et la structure.

Ce qui compte, c'est la manière avec laquelle nous réagissons à notre environnement extérieur (l'air, l'oxygène, les aliments, les microbes, les virus, le stress et les agressions psychologiques) et intérieur (notre propre vieillissement, notre métabolisme, nos angoisses, nos aspirations profondes).

Nous verrons au chapitre 7 les descriptions fines de ces grands modes réactionnels. Nous pouvons commencer à définir ceux-ci de manière schématique et simple afin de mieux comprendre comment conduire le traitement de ces maladies de terrain.

Qu'est-ce qu'un mode réactionnel ?

Qui dit mode réactionnel dit agression, ou tout au moins déséquilibre. En effet, c'est parce que certains éléments vont inciter le corps à se déséquilibrer que l'organisme, obéissant à la grande loi de l'homéostasie, va chercher à réagir, à se rééquilibrer.

L'homéostasie est le principe à la base du vivant. Tout organisme, toute cellule a tendance à chercher à s'adapter pour se maintenir. C'est le principe de l'évolution, théorie que le grand Darwin nous a léguée. Pour que cette cellule ou cet organisme puisse s'adapter, il est indispensable qu'elle/il lutte pour se maintenir identique à elle/lui-même le temps nécessaire à cette adaptation.

L'évolution vise à la préservation de l'espèce alors que l'homéostasie vise à la préservation de l'individu. On peut considérer que ces deux principes de tous les systèmes vivants agissent de concert et se complètent.

Chaque individu va avoir sa propre manière de s'adapter et de se maintenir, son propre mode réactionnel, c'est-à-dire sa propre diathèse.

On pourrait se demander, si la diathèse est une adaptation, pourquoi il est nécessaire de la soigner. C'est parce que ce mode réactionnel cesse d'être un équilibre et qu'il engendre en lui-même des symptômes ou une pathologie.

Le cadre de l'allergie illustre bien ce passage de l'adaptation à la pathologie. Éternuer, avoir le nez qui coule sont des choses normales en réaction à des poussières, un excès de pollen ou aux déchets végétaux volatiles après le passage de la tondeuse par exemple. C'est un mode réactionnel qui permet au système respiratoire de se maintenir dans son intégrité. Mais ce même mode réactionnel peut s'emballer et devenir envahissant. Au lieu de protéger, les symptômes trop facilement déclenchés à la moindre perturbation vont entraîner une inflammation chronique de la muqueuse respiratoire, par exemple des polypes dans les sinus. Ainsi, ce qui était une lutte pour l'homéostasie devient une pathologie, une maladie de terrain. Le traitement homéopathique n'aura pas pour but de détruire le mode réactionnel (d'ailleurs, il ne le pourrait pas) mais de le remettre en équilibre, pour qu'il continue d'exercer son but premier.

À l'origine des diathèses : les miasmes

Miasme : encore un mot qui sent la poussière et le XIXe siècle !

À l'origine, et avant que la microbiologique et les travaux de Pasteur ne mettent tout le monde d'accord, on attribuait aux maladies une origine assez mystérieuse, voire fumeuse avec cette notion de miasme. C'est ainsi que, dans les débuts de l'homéopathie, on a pu associer la gale (due au sarcopte scabieux, petite sorte d'acarien) à la psore, la sycose au gonocoque de la blennorragie, la luèse au tréponème de la syphilis, ou encore le tuberculinisme au bacille de Koch bien évidemment.

Ce genre d'associations n'est plus d'actualité du tout. Il est juste amusant du point de vue de l'histoire de la médecine et éventuellement éclairant du point de vue mnémotechnique pour l'étude des diathèses. En effet, comme la syphilis, la luèse est dominée par l'auto-immunité, donc la lutte contre nos propres tissus. Comme la gale, la psore est dominée par les démangeaisons et l'atteinte de la peau. Comme la blennorragie, la sycose est centrée sur la sphère génito-urinaire. Enfin, le tuberculinisme est caractérisé par la faiblesse des défenses et les atteintes respiratoires.

JARGON

Les agressions endogènes et exogènes

Les éléments qui vont nous déséquilibrer et nous obliger à nous adapter sont de deux ordres. Ils sont dits exogènes s'ils proviennent de l'extérieur et endogènes s'ils procèdent de notre propre fonctionnement interne. Cela vaut au niveau physique comme au niveau psychologique.

Les agressions exogènes sont multiples. Les rayons solaires nécessaires sont une agression. L'oxygène que nous respirons et qui est nécessaire est aussi un poison contre nos membranes cellulaires. Il est à l'origine du stress oxydatif qui vieillit nos cellules et nous oblige à absorber des antioxydants, sous forme d'aliments surtout et de compléments alimentaires parfois. Notre alimentation elle-même, tout aussi nécessaire, est une agression pour notre intestin, puisque constituée de protéines étrangères, non reconnues comme « amies » par nos défenses immunitaires. Au niveau psychologique, nos contacts sociaux, les stimulations de notre environnement nous sont nécessaires. Sans stimulation, notre cerveau devient fou. Mais ce sont autant d'agressions que nous gérons plus ou moins bien ; les gens souffrant de phobie sociale et encore plus les autistes ressentent particulièrement cette agression.

Les agressions endogènes sont tout aussi multiples. Ce sont les déchets de nos cellules qu'il faut éliminer. Ce sont nos défenses immunitaires qui font de véritables « dégâts collatéraux » au sens militaire du terme. Ce sont les microbes et les virus que nous détruisons, mais en détruisant parfois au passage un peu nos propres tissus et structures. Au niveau psychologique, ce sont le fruit de nos propres défenses psychologiques qui visent à éliminer de notre existence les « gêneurs », mais qui en même temps nous entraîne dans la tourmente de la culpabilité.

L'ensemble de ces facteurs endogènes et exogènes va solliciter toute notre réactivité de vivant et parfois nous entraîner dans la maladie chronique, que les homéopathes appellent la diathèse.

La psore

Elle est la première de toutes ces maladies de terrain, puisque certains auteurs pensent qu'elle n'est pas une maladie de terrain, un mode réactionnel particulier, mais qu'elle est l'expression de la vie même. Rappelons le vieil adage humoristique qui informe que la vie est une maladie mortelle sexuellement transmissible !

NOTE TECHNIQUE

Dans la psore, les agressions endogènes et exogènes sont gérées par l'organisme à la manière d'un accumulateur. Le corps accumule jusqu'à un seuil qui provoque une poussée d'élimination. Comme un condensateur dans un circuit électrique alimentant une guirlande de Noël, cela entraîne de manière régulière et périodique une bouffée d'élimination (éruption, diarrhée, asthme, etc.).

Si une porte de sortie est bloquée (la peau par un traitement à la cortisone par exemple), la bouffée d'élimination trouvera une autre porte de sortie. Il y aura alternance de symptômes (une crise de rhume des foins à la place d'un eczéma par exemple).

Rien d'étonnant à ce que alternance et périodicité soient ainsi les principales caractéristiques de la psore.

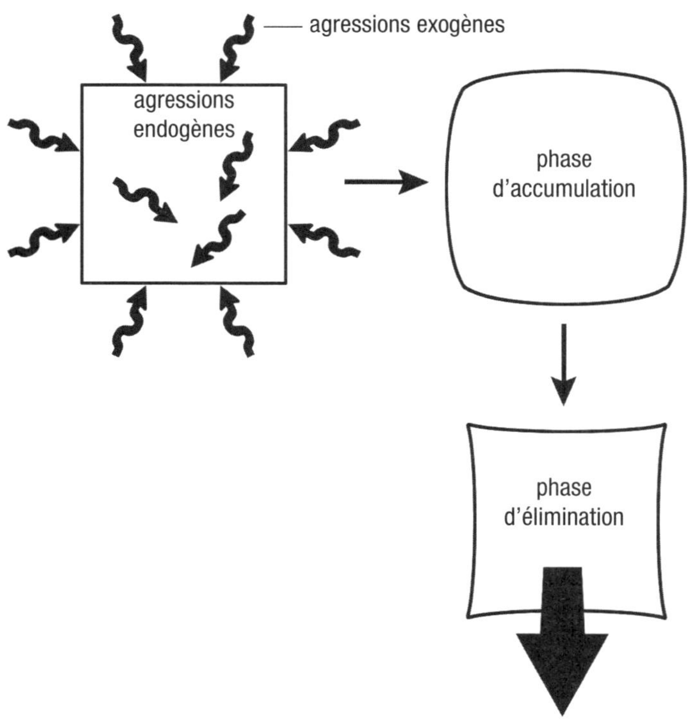

Figure 4-1 : Représentation schématique du mode réactionnel de la psore.

La sycose

En grec, sycose signifie « figue ». En effet, une des manifestations de ce terrain est la présence sur la peau de verrues, de petits papillomes et autres pendulums qui faisaient penser aux Anciens à de minuscules figues !

Dans la sycose, les agressions exogènes et endogènes entraînent un véritable envahissement du terrain. Contrairement à la psore qui fait des éliminations et ne se laisse que provisoirement envahir, la sycose est un terrain faible et ralenti qui n'a pas l'énergie suffisante pour extérioriser. De ce fait, l'organisme va stocker ce qu'il ne peut gérer. Ce stockage se fera de deux manières, d'une part en périphérie sous la forme de surpoids, de cellulite, de rétention d'eau, d'autre part sous forme de « micro poubelles » constituées par des kystes, fibromes et autres petites formations bénignes. C'est un peu comme si, dans une maison, quelqu'un fait le ménage en déplaçant la poussière à la périphérie des pièces et en laissant des sacs poubelle au milieu sans avoir l'énergie de les sortir sur le trottoir !

Parfois, ces micro poubelles tentent de gagner l'extérieur mais s'arrêtent à la peau. Ce sont des verrues, des condylomes.

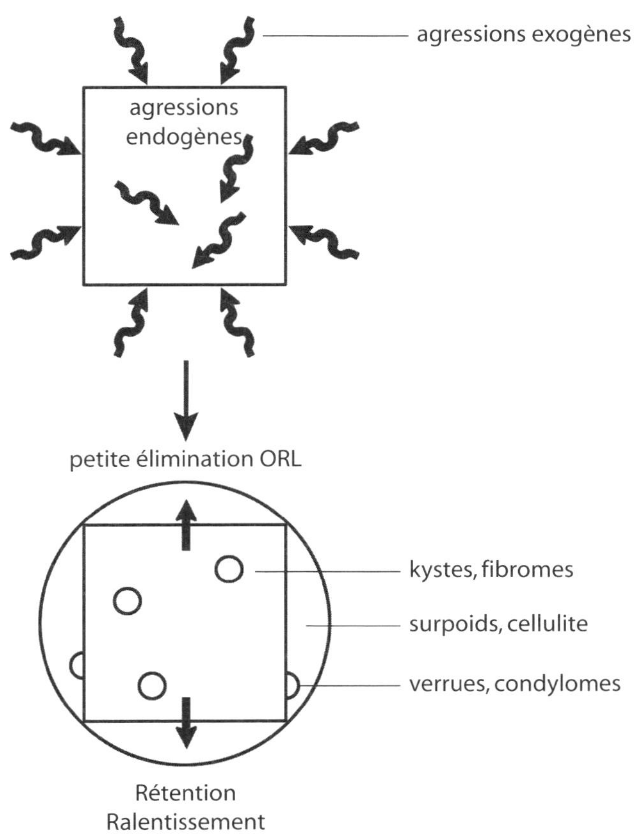

Figure 4-2 : Représentation schématique du mode réactionnel de la sycose.

La luèse

La luèse est parfois aussi appelée luétisme par analogie avec le miasme syphilitique dont on a dit qu'il n'avait qu'un intérêt historique et mnémotechnique.

De nos jours, on pourrait très habilement remplacer ce terme vieillot par celui nettement plus d'actualité d'auto-immunité. Les maladies auto-immunes ont pris une place très importante dans la pathologie et on trouve très souvent un lien avec l'auto-immunité qui n'était pas soupçonné auparavant, comme pour le diabète, les rhumatismes inflammatoires, certaines maladies de l'intestin.

Dans la luèse, l'organisme vise à se débarrasser des agressions exogènes et endogènes, mais il va dépasser son but. On retrouve la similitude avec la syphilis, puisqu'on sait que, sans pénicilline, un chancre de syphilis finit par guérir tout seul. Mais dans les suites, les défenses immunitaires vont s'emballer et détruire tout ce qui ressemble au tréponème de la syphilis. Parmi ces ressemblances se trouvent les valvules cardiaques, les os, le système nerveux !

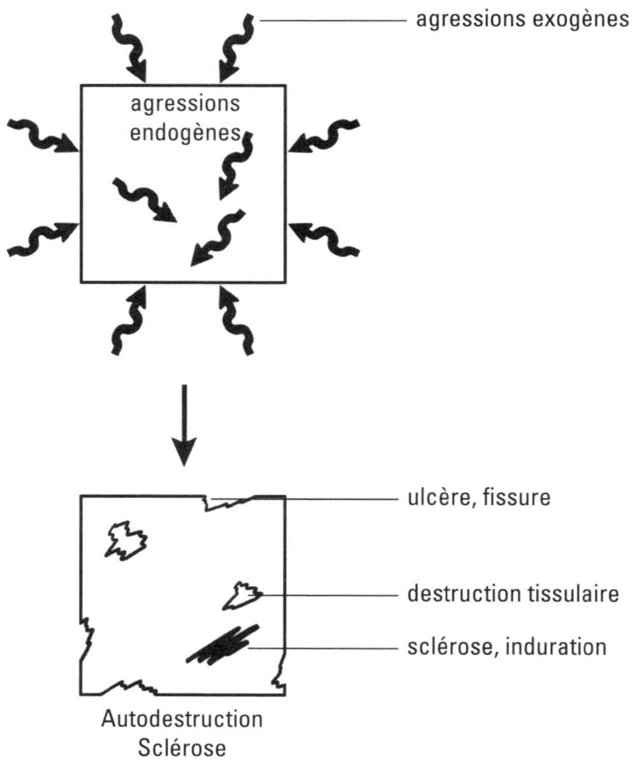

Figure 4-3 : Représentation schématique du mode réactionnel de la luèse.

De même, dans l'auto-immunité de la luèse, les défenses de l'organisme s'emballent et dépassent leur but. Elles vont donc détruire des cellules, des tissus. Le résultat est l'apparition d'ulcérations, de fissures et de microlésions de destruction, et finalement d'inflammation chronique des tissus qui sont sans cesse agressés. Cette inflammation chronique va conduire à des indurations et des scléroses de ces différents tissus.

Le tuberculinisme

Il doit bien sûr son nom à la tuberculose, mais il faut un peu oublier le lien historique du miasme pour comprendre plutôt le mécanisme de cette diathèse, qui est d'une certaine manière une variante « fatiguée » de la psore.

Les défenses contre les agents exogènes et endogènes sont molles et faibles. Cela aboutit à une dépense d'énergie bien trop grande pour le résultat, un peu comme si, dans un pays, il fallait un soldat et un policier par habitant ! On arrive progressivement à une sorte d'autocombustion et donc de déminéralisation, de déshydratation, d'amaigrissement. C'est le métabolisme respiratoire et l'oxygène qui fourniront l'énergie de combustion de toute cette dépense énergétique. Aussi, dans le tuberculinisme, c'est la sphère respiratoire qui est vraiment la plus faible, avec recrudescence chronique de bronchites, de maladies ORL.

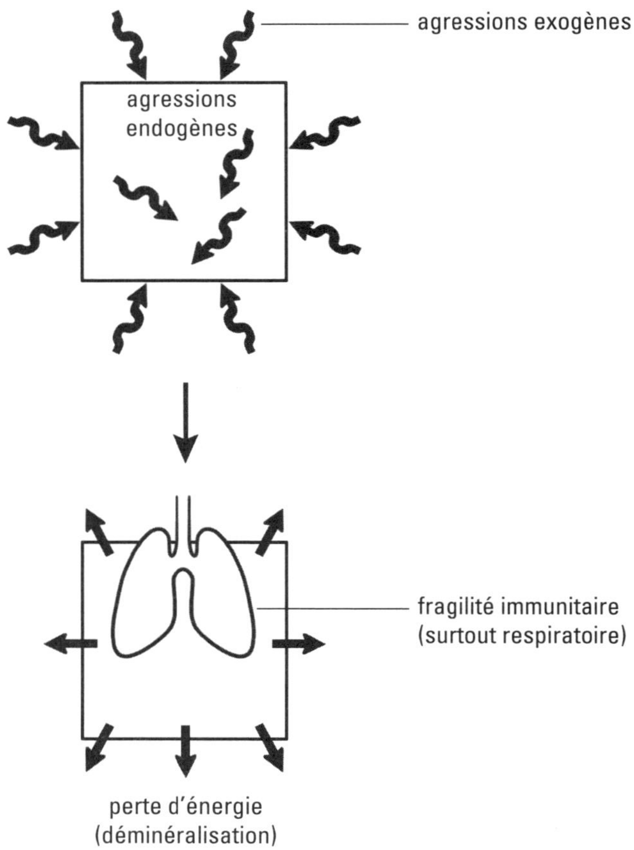

Figure 4-4 : Représentation schématique du mode réactionnel du tuberculinisme.

La loi de Hering et l'amélioration du terrain

Soigner un terrain ne signifie pas simplement faire disparaître les symptômes (même si, au final, c'est quand même cela qui est confortable !).

Parfois même, une aggravation ou une modification passagère peut être synonyme d'amélioration.

Hering (voir chapitre 3) a établi trois lois qui éclairent sur la manière dont le terrain s'améliore. Ces trois lois de Hering sont assez unanimement reconnues par les homéopathes actuels.

La première loi nous dit que notre état s'améliore lorsque les symptômes passent de la profondeur (la profondeur du corps, les organes, mais aussi le psychisme, l'émotionnel) à la périphérie (la peau, surtout, et les extrémités).

Aggravation ou amélioration ?

- Un eczéma qui va mieux et des douleurs d'estomac qui apparaissent : c'est une **aggravation** ;
- Une vieille constipation qui s'améliore mais des vertiges apparus plus récemment qui se majorent : c'est une **aggravation** ;
- Des verrues qui s'effacent mais une prise de poids : c'est une **aggravation** ;
- Des migraines qui se calment et s'espacent mais des douleurs lombaires nouvelles : c'est une **amélioration** ;
- Une déprime qui va mieux, mais de la colère et des démangeaisons qui apparaissent : c'est une **amélioration** ;
- Une déprime qui va mieux, un moral qui remonte et une vieille insomnie de l'adolescence qui revient : c'est une **amélioration**.

La deuxième loi de Hering nous apprend que l'amélioration du terrain passe par une remontée du temps. Les symptômes les plus récents s'estompent en premier et l'amélioration se fait dans l'ordre inverse d'apparition chez la personne. Parfois même, de vieux symptômes disparus réapparaissent provisoirement.

La troisième loi nous dit que l'amélioration se fait de haut en bas, de la tête aux mains et aux pieds.

Le drainage

C'est surtout Antoine Nebel (voir chapitre 3) qui a défini ce qu'était le drainage homéopathique.

JARGON

Ce terme un peu « géologique » peut surprendre ; on est davantage habitué à l'utiliser pour un jardin un peu trop humide !

Le drainage ne consiste pas à éliminer l'eau en excès comme le terme le laisserait supposer mais plutôt à favoriser l'élimination de tout ce qui est utile de l'être.

On utilisait auparavant le vieux terme de « toxine » pour désigner ce qu'il était nécessaire de drainer. Actuellement, ce terme ne correspond pas à une catégorie de substances en particulier. En effet, l'organisme a tout autant besoin d'éliminer l'urée et la créatinine dans les urines, les résidus de l'alimentation dans les matières fécales, mais aussi les contrariétés subies au cours de la journée et les médicaments absorbés pour soigner telle ou telle chose.

S'il est très difficile de définir ce qui doit être « drainé », il est très facile de ressentir intuitivement ce que cela recouvre. Qui ne s'est pas senti un peu « encrassé » après une période de « fiestas » ininterrompues, « saturé » après une accumulation de stress, ou encore « gonflé » par une période de constipation, de sueurs moindres ou un retard de règles ?

La guérison des symptômes et l'amélioration d'un terrain supposent que les capacités d'autoguérison, et donc d'élimination, du corps soient adéquates. Dans le cas contraire, un traitement homéopathique pourtant judicieux risque de ne pas fonctionner, car il aura juste bousculé l'organisme sans que celui-ci soit capable d'aller au bout de la guérison.

C'est le cas lorsque le transit intestinal, les sueurs, les règles, les urines, etc. sont bloqués ou insuffisants. C'est aussi le cas lorsque les modalités d'élimination psychique (verbalisation, colère, sommeil) sont perturbées ou bloquées.

Les personnes âgées en première ligne

Plus on vieillit, plus le corps a du mal à éliminer car le métabolisme et le processus vital biologique sont moins performants. Accumulation de radicaux libres et vieillissement du matériel génétique en sont la cause.

Aussi le drainage réussit-il particulièrement aux gens plus âgés. Chez beaucoup d'entre eux, la simple prise très régulière de médicaments de drainage suffit à atténuer un bon nombre de symptômes sans avoir besoin de recourir à des médicaments homéopathiques plus ciblés.

Pour drainer le terrain, on utilise des médicaments homéopathiques qui appartiennent la plupart du temps au règne végétal et sont en basses dilutions (3DH à 4CH).

On pourra associer les médicaments de drainage à un traitement homéopathique ou les prendre seuls. 3 granules par jour en 4CH ou 20 gouttes matin et soir en 6DH par exemple, en cures de 20 jours.

Tableau 4-1 : Quelques médicaments de drainage et leurs cibles particulières

Draineurs généraux	Ribes nigrum Solidago Pulsatilla
Appareil génital féminin	Ustilago Thlaspi busta pastoris
Foie	Chelidonium Taraxacum Carduus marianus
Intestins	Nux vomica Aloe
Lymphatiques et rétention d'eau	Aranea diadema Dulcamara
Nerfs (terminaisons nerveuses)	Hypericum
Nez, gorge, oreilles	Allium ceppa Euphrasia Sabadilla
Os, articulations, tendons	Ruta graveolens Symphytum
Pancréas	Senna Iris versicolor
Peau	Saponaria Fumaria Arctium lappa
Poumons, bronches	Drosera Verbascum Tussilago
Prostate	Chimaphila Sabal serulata
Reins	Solidago Berberis

Tableau 4-1 : Quelques médicaments de drainage et leurs cibles particulières (suite)

Système nerveux, sensibilité émotionnelle, abus de tranquillisants	Ignatia amara Passiflora Crataegus oxyacantha Gelsemium
Veines	Hamamélis Crataegus

Une autre manière de drainer est le recours aux biothérapiques particuliers que sont l'organothérapie, la lithothérapie et la gemmothérapie (voir plus loin).

Les biothérapiques

Le terme de biothérapie n'est pas spécifique à l'homéopathie et désigne des méthodes qui utilisent le vivant comme médicament.

Selon la définition du dictionnaire, on pourra trouver des cultures de micro-organismes vivants (ce que l'on appelle les probiotiques, dans les yaourts, képhir ou autres), des produits physiologiques (comme le lait, le suc gastrique, la bile, etc.), des protéines, des anticorps, des hormones que l'on fabrique grâce à des biotechnologies et non par synthèse chimique, des extraits d'organe.

Les biothérapiques homéopathiques se distinguent des biothérapies en général par leur mode de fabrication qui tient compte de la dilution et de la dynamisation, d'une part, de la similitude entre la substance et l'action thérapeutiques que l'on souhaite, d'autre part.

Le biothérapique homéopathique est défini comme un médicament homéopathique obtenu à partir de produits d'origine microbienne non chimiquement définis, de sécrétions ou d'excrétions, pathologiques ou non, de tissus animaux ou végétaux.

On distinguera donc deux grandes sortes de biothérapiques homéopathiques :

- **Des médicaments homéopathiques à part entière, ayant une pathogénésie et utilisés selon celle-ci.** Dans notre dictionnaire homéopathique, ils sont répertoriés comme ayant une souche d'origine biologique. On trouvera dans ce groupe :
  - des cultures de microbes, diluées et dynamisées (colibacillinum, enterococcinum) ;
  - des sérums et des vaccins (sérum de Yersin, influenzinum, aviaire, VAB) ;
  - des produits du corps humain malade : medorrhinum (pus de blennorragie), luesinum (sécrétion du chancre syphilitique), psorinum (liquide de la vésicule de gale) sont ces biothérapiques qui portent parfois le vieux nom de « nosodes ».
- **Des médicaments d'origine végétale ou animale qui n'ont pas de pathogénésie au sens propre**, c'est-à-dire qui ne donneront pas de symptômes toxiques chez un sujet sain, mais qui possèdent une analogie avec un tissu de l'organisme et peuvent stimuler les capacités d'autoguérison de ce(s) tissu(s).

  Parmi ceux-là, l'organothérapique et le gemmothérapique, de même que le mycothérapique doivent êtres considérés comme des médicaments homéopathiques à part entière. En effet, leur mode de fabrication est un mode de dilution et de dynamisation selon les règles de bonne pratique de fabrication des médicaments homéopathiques. D'autre part, l'analogie entre leurs propriétés et le ciblage de tissu et d'organe les range dans la catégorie des médicaments semblables à ce qu'ils doivent guérir, donc homéopathiques.

La notion de barrage

JARGON

Dans le jargon homéopathique, on appelle « barrage » l'idée qu'un patient peut avoir un certain nombre de symptômes qui résultent d'un événement particulier dans son histoire mais qui ne correspondent pas à sa nature profonde.

Le traitement selon la similitude de l'ensemble de ses symptômes va être bloqué, barré par cet événement, tant que celui-ci n'aura pas été traité en lui-même.

TÉMOIGNAGE

La peur de Sylvain

Le petit Sylvain n'avait pas trop de problèmes dans la vie jusqu'à ce jour maudit où il a vu son père tomber du toit du garage un jour de bricolage d'été. Seul à la maison et du haut de ses 7 ans, il a fait tout ce qu'il fallait : il a appelé le 15, alerté les voisins. Mais il a gardé au fond de lui la peur immense qu'il a ressentie ce jour-là en voyant son père inanimé sur le sol, comme mort (il va mieux depuis). Insomnie totale et peurs diverses ont pris place dans son existence. Une dose d'opium en 30CH (le médicament des suites de grande peur) suivie par d'autres doses en dilutions korsakoviennes ramènera un peu de calme chez Sylvain. La phobie et les peurs ne sont pas dans la nature de ce jeune homme, qui a seulement eu la malchance de croiser de trop près le spectre du drame. C'est bien l'événement qui faisait barrage à son développement.

Il existe autant de médicaments de levée de barrage que de circonstances traumatisantes. Cela peut aller d'événements de la vie, de traumatismes mais aussi de stimulations de l'immunité. Ainsi tetanotoxinum sera le médicament des levées de barrage d'une spasmophilie qu'une vaccination antitétanique aura aggravée dans les manifestations de tétanie.

NOTE TECHNIQUE

Il est facile de retrouver ces médicaments de levée de barrage en cherchant dans la pathogénésie des médicaments homéopathiques toutes les rubriques intitulées « suite de ».

Ainsi, arnica, qui est le médicament des suites de traumatisme physique fermé, sera le médicament de déblocage des suites de traumatismes.

La technique homéopathique consiste à donner une dose et une seule du médicament en haute dilution (30CH ou encore 10 000K) ; cela suffit en général mais on peut décider au bout d'un certain temps de renouveler la prise, voire de monter la dilution.

Une fois le barrage levé, on aura la surprise de voir à nouveau les symptômes propres à la personne être sensibles aux médicaments homéopathiques judicieusement choisis.

Voici pour exemple quelques situations de blocage et leur médicament de levée de barrage.

Tableau 4-2 : Quelques situations de blocage et leur(s) médicament(s) de levée de barrage

Chagrin, perte	Ignatia
Déracinement, perte de repère ethnique ou culturel	Capsicum
Forte émotion, choc	Gelsemium
Forte hémorragie, forte diarrhée, perte de liquides vitaux	China Natrum muriaticum
Froid humide, bain forcé, trou dans la chaussure	Dulcamara
Humiliation, vexation, viol	Staphysagria
Plaie par couteau, chirurgie	Staphysagria
Traumatisme fermé	Arnica
Traumatisme crânien	Natrum sulfuricum
Très grande frayeur	Opium

La gemmothérapie, des bourgeons pour se régénérer

La gemmothérapie est l'utilisation de tissus embryonnaires végétaux à des fins thérapeutiques. Cette expression de « tissu embryonnaire » peut surprendre. S'agissant d'un végétal, un arbre, un arbuste, la partie embryonnaire est la partie jeune, en pleine croissance.

La gemmothérapie est donc l'utilisation des bourgeons, des jeunes pousses, des radicelles, parfois même de la sève de ces arbres et arbustes.

Au sein de ces tissus jeunes et en pleine activité, nous retrouvons une myriade de substances qui assurent au végétal son expansion dans l'espace. C'est pourquoi les bourgeons de plante et autres gemmothérapiques ont une action de régénération, voire même de rajeunissement tissulaire.

Il est logique que ce qui donne sa pleine croissance à la plante puisse, dans une certaine sphère d'action, avoir une action de régénération tissulaire sur l'animal… que nous sommes.

Histoire de la gemmothérapie

La gemmothérapie est une discipline récente (seconde moitié du xxe siècle) ; c'est le médecin bruxellois Pol Henry qui en a eu l'idée et a fait les recherches permettant d'en jeter les bases. Le Dr Max Tetau l'a particulièrement développée en France en lui donnant son nom définitif de gemmothérapie à partir de la racine *gemmae*, qui signifie bourgeon.

Les gemmothérapiques sont inscrites à la pharmacopée française au titre de préparations à usage homéopathique.

Un exemple simple à comprendre est celui du cassis. Le *ribes nigrum* (nom latin international du cassis) est une plante aux propriétés diurétiques et anti-inflammatoires. En tisanes, en teintures mères ou en extraits secs, ribes nigrum est largement et traditionnellement utilisé dans ces deux indications.

L'usage de ribes nigrum en bourgeons va avoir la même sphère d'action que la plante entière, les fruits ou les feuilles, mais avec une dimension supplémentaire : la régénération. Ribes nigrum en bourgeons ne va pas seulement désenflammer l'articulation, il va lutter contre l'arthrose en stimulant la régénération du cartilage abîmé. Il ne va pas seulement être diurétique, mais il va stimuler tous les circuits d'élimination de l'organisme et constituer un draineur universel et fort efficace du corps.

On utilise ces bourgeons et autres tissus en macération dans de la glycérine. En France, on effectue ensuite une dilution-dynamisation au dixième. Un gemmothérapique se présente alors sous la forme liquide (toujours) et sous l'appellation : « macérat glycériné 1D ». Pour le cassis, cela donnera le nom latin suivi de cette appellation, soit : ribes nigrum bourgeons 1D macérat glycériné.

Ce sont des traitements de longue haleine et non des traitements de situations aiguës, puisque c'est la propriété régénérante qui est recherchée. La posologie est de 50 gouttes matin et soir par cures de 3 semaines entrecoupées de 15 jours.

Pour les enfants à partir de 30 mois, on peut utiliser certains bourgeons à raison de 1 goutte par kilo et par jour comme dose à ne pas dépasser. Ainsi, la dose d'alcool contenue sera minime et l'effet optimal.

Par exemple, les bourgeons de tilleul ne se contentent pas de mieux faire dormir les enfants, ils permettent aussi de rééduquer un sommeil trop longtemps perturbé.

Les gemmothérapiques sont divisés en trois groupes, qui correspondent à la fois aux trois grandes branches de peuplement forestier de notre planète et à trois catégories de maladies :

- **Les arbres et arbustes de la toundra** habitués à un climat aride et relativement froid. Les bouleaux, les aulnes, les ronces, les airelles et les genévriers en font partie. Ils s'adressent à des maladies dégénératives assez marquées et auront un impact positif sur le long terme.
- **Les arbres et arbustes de la taïga** acclimatés à un climat légèrement plus clément et surtout représentés par les conifères. Ils s'adressent à des maladies d'inflammation chronique et dégénératives. Leur action est essentielle comme anti-âge sur ces pathologies.
- **Les arbres et arbustes de la forêt tempérée et feuillus** s'adressent davantage aux maladies fonctionnelles dans lesquelles le système nerveux et le système immunitaire ont un grand rôle. Ils ont une action plus immédiate et très rapidement identifiable.

Voici quelques exemples de ces gemmothérapiques « anti-âge » qui seront un complément de drainage régénérateur à un traitement homéopathique de fond :

Tableau 4-3 : Quelques gemmothérapiques anti-âge

Abies pectinata bourgeons 1D Sapin	Reminéralisation Ostéoporose
Alnus incana bourgeons Aulne blanc des montagnes	Cerveau sénescent Complément dans l'Alzheimer, le Parkinson
Betula pubescens chaton Bouleau	Fatigue sexuelle Thyroïde
Cedrus libani jeunes pousses Cèdre du Liban	Eczémas secs, psoriasis Sécheresse des muqueuses, des yeux
Ficus carica bourgeons Figuier	Angoisse et dépression Gastrites
Olea europea jeunes pousses Olivier	Hypertension artérielle Cholestérol
Ribes nigrum bourgeons Cassis	Arthrose Draineur général
Rosmarinus officinalis jeunes pousses Romarin	Le foie Allergies, défenses immunitaires

Tableau 4-3 : Quelques gemmothérapiques anti-âge (suite)

Rubus idaeus jeunes pousses Framboisier	Anti-âge de la femme ménopausée Troubles des règles chez les jeunes femmes
Séquoia gigantea jeunes pousses Séquoia	Anti-âge de l'homme mûr Ostéoporose

La lithothérapie déchélatrice, des roches dynamisées

La lithothérapie est l'utilisation de roches prélevées dans leur milieu naturel et préparées selon la méthode de dilution et de dynamisation homéopathique.

L'intérêt de cette lithothérapie réside dans son pouvoir déchélateur et il est important d'expliquer ce qu'est la déchélation, qui est une forme très particulière de drainage. On doit cette méthode pertinente de drainage biothérapique aux docteurs Max Tetau et Claude Bergeret.

Notre corps renferme un certain nombre d'éléments minéraux qui ne sont pas disponibles pour le fonctionnement de nos cellules. On dira qu'ils ne sont pas « biodisponibles ». Notamment dans la graisse, les tissus de soutien des organes et, dans l'intimité des espaces intercellulaires, beaucoup de minéraux sont « chélatés », c'est-à-dire emprisonnés. L'origine de cette chélation est dans tous les processus de vieillissement tissulaire : stress oxydatif, accumulations de déchets liés à la pollution, les médicaments, les métaux lourds et bien sûr le vieillissement génétique en lui-même.

La roche utilisée est diluée et dynamisée à la huitième décimale (8DH) et sous forme d'ampoules buvables. Cette dilution est à la frontière entre le vraiment pondéral, dosable, et l'énergétique et infinitésimal. Cette dilution intermédiaire rend très efficaces ces lithothérapiques pour libérer les minéraux de nos tissus.

Chaque roche agira en fonction de sa propre composition en minéraux, elle libérera :

- les minéraux bénéfiques (cuivre, arsenic, magnésium, etc.) afin de les rendre plus utiles au fonctionnement des cellules ;
- les minéraux toxiques (plomb, mercure, aluminium, etc.) afin que le corps puisse plus facilement les éliminer.

La chalcopyrite aurifére est un minéral riche en cuivre, en or, en fer et en soufre. Son utilisation en 8DH ne va pas apporter de manière significative une quantité suffisante de ces éléments, mais va apporter à nos tissus l'information de « déchélater » ces minéraux qui ne sont pas biodisponibles.

Le soufre aura son action sur l'articulation et le fonctionnement énergétique de toutes les cellules. L'or jouera son rôle d'anti-inflammatoire naturel, de même que le cuivre, qui agira aussi sur les mitochondries de nos cellules. Quant au fer, il relancera la vitalité générale des tissus.

La roche agit par la somme de ses minéraux comme un totum, de la même manière qu'une plante ne se résume pas à ses principes actifs mais à son totum. En effet, l'action globale est bien plus que l'action de l'ensemble de ses parties. Le totum représente cette globalité.

On utilise généralement ces roches par cures de 1 mois, 3 ou 4 fois par an, une ampoule matin et soir en 8DH dans un peu d'eau.

Tableau 4-4 : Quelques exemples d'utilisation de roche déchélatrice

Adulaire 8DH	Prostate
Chalcopyrite auriféré 8DH	Douleurs des articulations États inflammatoires généraux du corps Fibromyalgie
Erythrite 8DH	Terrain vasculaire Fragilité émotionnelle
Grès rose 8DH	Constipation Paresse intestinale
Orpiment 8DH	Arthrose, surtout à la hanche Allergies respiratoires, asthme, sinusites, rhinites
Pyrolusite 8DH	Allergies État de fatigue aggravé le matin Varices
Rhodonite 8DH	Insomnie Régulateur nerveux
Soufre natif 8DH	Rhumatismes Bronchites, asthme

Tableau 4-4 : Quelques exemples d'utilisation de roche déchélatrice (suite)

Tourmaline lithique 8DH	Agitation, agressivité, irritabilité Dépression
Obsidienne 8DH	Arthrose cervicale Céphalées de stress Névralgies de la région du cou

La mycothérapie, mieux que les antibiotiques

Que sont la pénicilline, la streptomycine et même les antibiotiques qui leur ont succédé ? Des champignons avant tout, des moisissures.

Il y a un lien naturel et un équilibre entre les moisissures (champignons microscopiques), les organismes vivants tels que l'homme et les microbes, une sorte de manège à trois.

La complication la plus classique lorsque l'on prend trop d'antibiotiques est l'apparition d'une mycose, donc un champignon. Et lorsque l'infection est trop avancée avec des microbes, on prend des antibiotiques (donc des champignons) !

Il est donc logique que le champignon ainsi dilué et dynamisé selon la méthode homéopathique puisse être un allié de choix dans tous les déséquilibres de l'immunité.

NOTE TECHNIQUE

La micromycothérapie est l'utilisation de ces diverses moisissures, en huitième décimale le plus souvent et en ampoules buvables (mais d'autres formes sont possibles).

Elle constitue un drainage biothérapique très intéressant dans les infections répétées ou durables. Elle s'associe sans problème avec un traitement homéopathique plus classique et peut en représenter le drainage qui optimisera son action.

Sa prescription sera une ampoule matin et soir en 8DH, par cures de 3 semaines, 3 ou 4 fois par an.

Tableau 4-5 : Quelques exemples d'utilisation mycothérapique

Candida albicans 8DH	Mycoses surtout gynécologiques
Fusarium oxysporum 8DH	Colibacillose
Penicillium notatum 8DH	Résistance aux antibiotiques des infections Abus d'antibiotiques
Penicillium camenberti 8DH	Aphtes
Streptomyces griseus 8DH	Infections intestinales Déséquilibres de la flore

L'organothérapie, la science de l'équilibre

JARGON

L'organothérapie est l'utilisation de tissus animaux dilués et dynamisés. Comme pour la gemmothérapie et la lithothérapie, il n'y a pas de pathogénésie, sauf quelques exceptions, mais la préparation suit les règles de dilution et de dynamisation et il y a une analogie évidente entre le tissu ou organe dilué-dynamisé et le problème à soigner.

Il peut s'agir d'un organe, d'un fragment d'organe ou d'une hormone.

Ces tissus et organes sont prélevés sur des animaux sains, en conformité avec la législation en matière de risque viral, prial, etc.

On utilise ces médicaments en granules, mais aussi en doses, en gouttes, suppositoires, etc.

Une règle de posologie simple à comprendre permet de régler son utilisation :

- **Les basses dilutions** d'un tissu ou organe sont stimulatrices (de 4CH à 5CH ou de 8DH à 10DH). Ainsi, foie 4CH aura la propriété de stimuler le fonctionnement hépatique ; colon 4CH, celle de stimuler le fonctionnement du gros intestin.
- **Les dilutions moyennes** (7CH) ont un effet régulateur, harmonisateur. Ainsi folliculinum 7CH (l'hormone œstrogène féminine) aura un effet régulateur sur des règles perturbées ou un syndrome prémenstruel ; pancréas 7CH sur un pancréas.

- **Les dilutions hautes** (9 à 30CH) ont un effet freinateur. Ainsi, thyroïde 30CH aura une action modératrice sur le fonctionnement de la thyroïde ; FSH 30CH (l'hormone responsable des bouffées de chaleur) une action modératrice hormonale sur les bouffées de chaleur de la ménopause.

La plupart du temps, le but de l'organothérapie est de stimuler les défenses de l'organisme sur le tissu ou l'organe considéré afin de permettre aux autres médicaments de mieux agir. L'organothérapie est donc une forme de drainage focalisée sur un tissu, un organe, une hormone.

Il existe une très longue liste d'organothérapiques, dont nous donnons ici quelques exemples.

Tableau 4-6 : Quelques exemples d'utilisation organothérapique

Cartilago	Action sur le cartilage en général (arthrose, traumatismes)
Cristallin	Action dans les cas de cataracte ou de presbytie
Glandes lacrymales	Certaines sécheresses oculaires
Nerf d'Arnold	Névralgies
Ovaire	Déséquilibres hormonaux, kystes
Tendons	Tendinites, certaines fibromyalgies
Thymus	Stimulation immunitaire virale
Utérus	Troubles génitaux, fibromes
Veine	Troubles veineux
Zone pileuse crânienne	Alopécie réversible chez les femmes

Les sels de Schüssler

Le Dr Wilhelm Heinrich Schüssler (1821-1898) a introduit dans la pharmacopée des sels qui portent son nom et qui sont préparés selon la méthode homéopathique.

Schüssler pensait que 12 sels minéraux avaient tendance à manquer chroniquement à l'être humain et qu'en fonction de telle ou telle maladie, tel ou tel déséquilibre, il convenait d'administrer ces sels.

Ceux-ci s'utilisent toujours aujourd'hui et complètent souvent un traitement homéopathique plus classique dans les cas de déséquilibres minéraux ou de franches déminéralisations. L'ostéoporose, la spasmophilie, la fatigue, la nervosité excessive sont des tableaux classiques dans lesquels les sels de Schüssler sont tout à fait indiqués. Ils se présentent le plus souvent sous forme de trituration (on triture les sels sur de la poudre de lactose au mortier et cela constitue la dilution-dynamisation) ou de comprimés.

Ils seront utilisés le plus souvent comme redresseurs de terrain, mais parfois pour un problème aigu sur des douleurs par exemple.

Tableau 4-7 : Les 12 sels de Schüssler

Calcarea fluorica	Déminéralisations graves avec déformations Tendance aux entorses, aux tendinites Mauvaise qualité des dents, de l'émail Instabilité nerveuse
Calcarea phosphorica	Problèmes de minéralisation osseuse Mauvaises défenses respiratoires Maux de tête Fatigue nerveuse
Calcarea sulfurica	Déminéralisations avec suppurations Infections de la peau Sécrétions ORL et respiratoires chroniques
Ferrum phosphoricum	Fatigue chronique Anémie et tendance aux saignements répétés (nez, règles abondantes, gencives) Fragilité respiratoire
Kalium muriaticum	Faiblesse hépatique Sécrétions ORL traînantes Peau fragile et allergique
Kalium phosphoricum	Épuisement nerveux Spasmophilie Migraines Terrain anxieux, trac

Tableau 4-7 : Les 12 sels de Schüssler (suite)

Kalium sulfuricum	Terrain rhumatismal Sécheresse de la peau Catarrhe bronchique ou ORL
Magnesia phosphorica	Douleurs névralgiques Spasmes, crampes Spasmophilie
Natrum muriaticum	Rétention d'eau Tendance à la déshydratation Terrain allergique Terrain dépressif et fragilité émotionnelle
Natrum phosphoricum	Troubles digestifs Tendance à l'acidité digestive
Natrum sulfuricum	Rétention d'eau Surpoids Troubles digestifs
Silicea	Déminéralisations importantes Tendance à la suppuration traînante Fragilité mentale et nerveuse

En guise de conclusion

À RETENIR

La consultation de l'homéopathe pluraliste est variée et il existe autant de pratiques que d'homéopathes, car la richesse de la pharmacopée permet à chacun d'exercer cette thérapeutique comme un art autant qu'une pharmacologie en action.

La consultation chez l'homéopathe uniciste cache également, sous une méthodologie plus univoque, une richesse de personnalités et de pratiques individuelles.

La consultation de l'homéopathe uniciste

Une première définition simple de l'homéopathie uniciste serait la prescription d'un seul médicament.

Le travail du thérapeute consiste donc à rechercher avec une extrême précision le médicament dont le tableau pathogénétique recouvre le plus totalement les symptômes du sujet à un moment donné.

Il ne s'agit pas seulement de trouver les mêmes symptômes, mais aussi les mêmes modalités. Pour l'uniciste encore plus que pour le pluraliste, un symptôme (douleur, fièvre, etc.) n'est rien sans ses modalités d'aggravation ou d'amélioration, par le chaud, le froid, le mouvement, la consolation, etc.

Contrairement à ce que l'on croit habituellement, le médicament le plus proche de tous les symptômes, que l'on appelle le similimum, n'est pas toujours le même. Il change selon les circonstances et au cours de la vie, selon la maladie.

Une image d'Épinal a laissé circuler l'idée que l'uniciste donnerait toujours le même médicament au même malade une fois déterminé. C'est bien sûr inexact.

La fidélité au maître

La méthode uniciste se réfère au fondateur de l'homéopathie, Samuel Hahnemann, qui, dans ses écrits, ne laisse aucun doute sur le fait qu'il faille n'utiliser qu'un seul médicament à la fois. À plusieurs reprises, il dénonce les mauvaises pratiques consistant à prescrire plusieurs médicaments en même temps.

Dans l'unicisme, il est essentiel de savoir :

- qu'il ne faut prendre que le médicament qui semble le plus approprié, le plus similaire à la situation ;
- qu'il faut attendre que l'effet de ce premier médicament soit épuisé pour réévaluer le tableau général et décider de la prise d'un autre médicament ;
- que l'on peut, si les symptômes sont identiques, réutiliser le même médicament (une autre prise) mais seulement quand l'effet de la première prise est épuisé ;
- qu'il faut surtout tenir compte des symptômes curieux, inattendus et typés (l'aggravation par la chaleur dans les varices est bien trop banale ; la peur de l'orage chez quelqu'un qui a eu une aventure traumatisante pendant un orage aussi).

Une consultation chez un uniciste ne tient pas, en général, compte des notions de terrain (diathèse) que nous avons vues plus haut.

Un uniciste a besoin de précisions, et l'interrogatoire lorsque l'on n'est pas habitué peut paraître étrange. Il aura énormément recours aux matières médicales (livres dans lesquels les médicaments sont rangés avec leurs symptômes), car même un homéopathe émérite ne peut tout connaître par cœur. Il vérifiera ainsi telle ou telle modalité, telle ou telle différence entre deux médicaments proches.

Le temps de consultation est globalement un peu plus long que chez le pluraliste (chez lequel, la consultation est déjà sensiblement plus longue qu'une consultation en médecine générale classique).

On pourrait en conclure, si l'on suit Hahnemann, que l'ensemble des homéopathes devraient être unicistes…

Précisons deux choses :

- Dans le pluralisme, lorsque l'on doit alterner deux médicaments, on ne prend qu'un seul médicament « à la fois ». Tout est affaire de point de vue.
- Si Hahnemann a été très clair sur l'unicisme, très tôt des disciples illustres ont opté pour une pratique pluraliste. L'homéopathie est une discipline évolutive ; doit-on rester obligatoirement sur les dogmes du créateur de la méthode ?

L'attitude la plus tolérante et la plus intelligente consiste à dire qu'uniciste ou pluraliste, il faut surtout être efficace et méticuleux dans son approche du malade. Certaines personnes apprécient l'approche précise de l'uniciste et se sentent vraiment comprises dans leur globalité. D'autres préfèrent l'approche de terrain et la notion de drainage.

Un bon pluraliste et un bon uniciste ont un point commun : ils sont efficaces sur les symptômes de leurs patients.

En dehors d'un nombre restreint d'unicistes qui cherchent une sorte d'idéal dans un super similimum qui correspondrait à un patient donné quelle que soit sa maladie, la plupart des unicistes ont une pratique pragmatique et raisonnable, ils suivent de très près leurs patients (contacts téléphoniques, e-mails, consultations rapprochées) afin d'accompagner l'évolution de la maladie avec un seul médicament et de pouvoir le cas échéant en changer.

Le recours au répertoire

Le répertoire est le deuxième outil majeur du médecin homéopathe uniciste pour choisir le similimum (le médicament le plus semblable).

Le premier outil est la matière médicale, qui regroupe comme nous l'avons fait de manière accessible et simplifiée dans le dictionnaire de la cinquième partie, tous les signes d'un médicament donné.

Le répertoire est le contraire : on y trouve tous les médicaments qui correspondent à un symptôme bien précis.

Prenons un exemple : si nous cherchons dans un répertoire, le répertoire de Kent le plus utilisé, les médicaments qui présentent dans leur signe une sensation de crampe dans la main, nous trouverons plus de 50 médicaments, ce qui est assez inutilisable. Mais si nous cherchons le même symptôme de crampe de la main, mais déclenché après un effort physique, nous trouvons trois médicaments (platina, secale cornutum et silicea). Cette information est très précise et oblige à ne prendre en compte que des symptômes dûment affublés d'une modalité (en l'occurrence, lors d'un effort physique).

Mais il est rare qu'une personne vienne consulter juste parce qu'elle souffre de crampes de la main après un effort. La plupart du temps, elle présente plusieurs symptômes.

Le praticien uniciste cherche à trouver le similimum de tous les symptômes du moment dans leurs modalités. Il va donc croiser les « rubriques » du répertoire afin de cibler le fameux similimum.

Si nous reprenons notre exemple de la crampe dans la main à l'effort et que nous considérons que la personne a aussi une transpiration excessive au moindre effort physique, nous allons croiser la rubrique « crampes des mains à l'effort » avec la rubrique « transpiration au moindre effort physique », nous obtenons alors un seul médicament résultant de ce croisement : silicea

Il s'agit là d'un cas simple, voire simpliste afin d'être clair. La plupart du temps, le praticien uniciste accorde également une grande importance aux symptômes mentaux et veille à croiser des rubriques qui touchent à la sensation, à la localisation, aux concomitances, afin d'approcher au plus près le similimum du moment.

Un répertoire ne se lit pas, il se consulte. Celui qui a la curiosité d'ouvrir un répertoire homéopathique verra rapidement que cela ressemble davantage à un annuaire téléphonique qu'à un roman captivant.

Pendant longtemps, les unicistes travaillaient en croisant les rubriques de façon manuelle, en écrivant les médicaments sur une feuille de papier. L'arrivée de l'informatique a considérablement amélioré les conditions de cette répertorisation.

Une fois le similimum trouvé ou approché, le praticien va se servir de la matière médicale pour vérifier et peaufiner le diagnostic de son médicament.

Dans notre exemple, il va aller vérifier dans la matière médicale du médicament « silicea » si le tableau général correspond bien à son patient. Cela lui permettra de confirmer, de comparer entre deux ou trois médicaments s'il y a lieu, voire de se rendre compte que cela ne « colle » pas et de revoir entièrement son raisonnement.

Les différents répertoires et les matières médicales

Le répertoire de Kent, mis au point par le célèbre Kent (voir chapitre 3), est le plus connu et le plus utilisé. Mais d'autres répertoires existent, comme celui de Boenninghausen, de Boericke, Boger, Knerr, Phatak.

Chaque homéopathe uniciste en possède la plupart du temps plusieurs, même s'il a son préféré. Certains logiciels homéopathiques intègrent plusieurs répertoires et permettent une recherche simultanée dans les différents répertoires et une vérification dans de multiples matières médicales.

Tout cela fait de l'homéopathe uniciste un vrai rat de bibliothèque dans le sens noble du terme. L'approximation et l'imprécision ne font pas partie du bagage mental d'un uniciste.

Parmi les matières médicales, on pourra citer celles de Voisin, de Boericke, de Farrington, de Vithoulkas et, bien entendu, celle de Hahnemann lui-même. Mais il en existe vraiment un grand nombre.

L'arrivée de l'informatique dans les répertoires

L'informatique a révolutionné l'utilisation des répertoires, facilitant grandement le long travail consistant à chercher les rubriques avec leurs modalités puis à les croiser.

En pratique, cela n'a pas forcément raccourci le temps de réflexion des unicistes mais plutôt enrichi leur technique d'une dimension nouvelle.

Certains logiciels intègrent plusieurs répertoires et même des matières médicales.

Les répertoires utilisés aussi par les pluralistes

Si le répertoire homéopathique est vraiment un outil de l'uniciste, beaucoup de pluralistes l'utilisent de manière plus occasionnelle ou pour vérifier tel ou tel symptôme. Les logiciels homéopathiques ont rendu plus aisée leur utilisation dans le cadre de ce genre de pratique.

Après deux siècles de controverses amicales entre unicistes et pluralistes, l'informatique va-t-elle réconcilier les deux approches ?

Le complexisme

Le complexisme nous éloigne un peu plus de l'unicisme. Non seulement, dans le complexisme, on ne donne pas qu'un seul médicament, mais en plus on les donne en même temps dans la même préparation !

En fait, il ne s'agit pas du tout d'un vrai système de pensée comme peuvent l'être les pratiques uniciste et pluraliste. Il s'agit plutôt d'une pharmacologie pratique, qui utilise des mélanges de médicaments dans un but thérapeutique bien précis.

Il n'est ici plus question d'une précision sur le malade et ses symptômes, mais d'une précision sur la maladie.

Cette méthode reste assez marginale en France et est utilisée soit au titre du drainage pour accompagner un traitement plus construit, soit comme dépannage par téléphone, par exemple, pour un conseil ponctuel. En Allemagne, en particulier, elle est en revanche très prisée.

Il y a deux sortes de « complexes homéopathiques », ainsi que l'on appelle les médicaments contenant plusieurs médicaments dilués et dynamisés homéopathiquement :

- Des préparations toutes faites par les laboratoires homéopathiques et qui correspondent à une indication thérapeutique ;
- Des préparations « créées » par le médecin lui-même pour un malade donné et que le laboratoire préparera à la demande.

Les préparations toutes faites

Parmi ces préparations, certaines sont des « formules de prescriptions courantes » et sont remboursées par la Sécurité sociale comme les médicaments unitaires. C'est notamment le cas de :

- **Passiflora composé :** un mélange de plusieurs médicaments homéopathiques (dont passiflora) et destiné à soigner les nervosités excessives, les accès d'angoisse et l'insomnie ;
- **Hamamélis composé :** un mélange (dont hamamélis) destiné aux troubles veineux et aux hémorroïdes.

D'autres de ces préparations sont des spécialités non remboursées. Chaque laboratoire a les siennes et il serait trop long de les citer toutes.

Certaines seront utiles pour la digestion, d'autres pour la peau, les rhumatismes, etc.

Les préparations magistrales du médecin

Certains médecins homéopathes adaptent eux-mêmes des formules magistrales en fonction du malade qu'ils ont à soigner. Le plus souvent, ces complexes sont destinés à servir de drainage.

Prenons l'exemple d'une personne très constipée qui souffre de multiples symptômes ayant en commun le ralentissement des organes d'élimination comme le foie, les reins, le colon.

On pourra imaginer une formule comme celle-ci :

- carduus marianus 8DH ;
- aloe 8DH ;
- taraxacum 8DH ;
- berberis 8DH ;
- ignatia 10DH ;
- aletris farinosa 8DH aa qsp 30 ml, 10 gouttes avant le repas de midi et du soir.

Dans cette formule magistrale, on trouve de quoi agir sur le foie, les reins, l'intestin, la sphère gynécologique même (aletris) et le psychisme parfois verrouillé des personnes constipées (ignatia).

La méthode anthroposophique

Cette méthode dépasse le cadre de l'homéopathie puisqu'elle repose sur la philosophie de Rudolf Steiner, philosophe autrichien mort en 1925.

Elle développe son raisonnement dans les sphères de la philosophie, l'éducation, l'alimentation, l'hygiène de vie et la thérapeutique. Les médicaments utilisent la méthode de dilution et de dynamisation homéopathique, mais le principe est vraiment différent.

Un des aspects de l'anthroposophie est par exemple de considérer que les végétaux ont un fonctionnement inverse du nôtre, dans le sens vertical. Pour soigner des problèmes très matériels du corps, on utilisera plutôt la fleur et les fruits alors que pour la polarité psychique, on utilisera les racines.

Les médicaments anthroposophiques sont fabriqués par des laboratoires spécialisés en la matière.

Le mouvement anthroposophique est également à l'origine de l'agriculture biodynamique.

Les autres écoles de pensée

En dehors des deux grands courants (unicisme et pluralisme) et des particularités du complexisme et de l'anthroposophie, il existe d'autres courants de pensée moins répandus.

Nous pouvons citer, parmi celles offrant le sérieux nécessaire, la méthode très phénoménologique de la « sensation vitale » du Dr Sankaran ou l'approche de l'énéagramme homéopathique du Dr Frédéric Schmitt.

Gardez tout de même en mémoire que l'homéopathie reste avant tout une pratique, et surtout l'action d'un médicament similaire au mal et apte à le guérir.

Chapitre 5

L'homéopathie dans la médecine

Dans ce chapitre :

- Une médecine et une philosophie
- Médecines alternatives et complémentaires, médecine chinoise : où se situe l'approche homéopathique ?
- Peut-on recourir à l'homéopathie en cas de maladie grave ?

Nous l'avons bien expliqué, l'homéopathie est une branche de la thérapeutique en même temps qu'une manière originale et spécifique de voir la maladie et le malade. Elle s'inscrit donc dans la médecine en général, qui est une et indivisible, dans le cadre d'une médecine scientifique.

La médecine scientifique n'est pas celle qui résume un individu à un objet vivant fait de réactions chimiques et analysable morceau par morceau. La médecine scientifique prend compte l'organisme humain dans sa dimension physique, métabolique, psychique, familiale et sociale. C'est une médecine capable d'intégrer tous ces éléments en un seul credo : le bien du patient.

On trouvera parmi les praticiens médecins aussi bien des homéopathes très exclusifs qui ne se consacrent qu'à l'homéopathie que des médecins généralistes ou spécialistes qui ont décidé d'intégrer l'outil homéopathique dans la stratégie vers la guérison.

Entre ces deux extrêmes, qui ne s'opposent pas mais se complètent, tous les intermédiaires sont possibles.

L'homéopathie et les autres médecines dites alternatives et complémentaires (phytothérapie, oligothérapie, aromathérapie)

À RETENIR

Il n'y a aucune opposition entre un traitement homéopathique et un autre traitement quel qu'il soit. Le point important est de veiller à ce que la prise du médicament homéopathique ait lieu loin des autres prises de médicaments (au moins 10 à 20 minutes).

Cela vaut également pour les autres thérapeutiques alternatives.

La phytothérapie et l'oligothérapie complètent très bien une prise en charge homéopathique et, bien souvent, les médecins qui pratiquent ces techniques sont aussi homéopathes.

ATTENTION !

Une précaution concerne l'aromathérapie. Homéopathie et huiles essentielles ne font pas bon ménage au même endroit et au même moment. Cela est lié au mode d'absorption de l'homéopathie qui est sublingual (sous la langue) et buccal pour les enfants, ce qui suppose que l'information subtile du médicament se fait par les petits capillaires de la bouche et les huiles essentielles ont très souvent un effet de constriction sur ces capillaires. L'exemple de la menthe dont nous avons parlé au chapitre 1 est évident avec son « effet fraîcheur » mais cela vaut aussi pour les autres.

On veillera donc à nettement séparer les prises et à ne pas avoir la sensation d'un arôme d'huile essentielle lors d'une prise de granules ou de doses.

Rappelons que, même si une huile essentielle est appliquée sur la peau ou dans un diffuseur, on peut en sentir l'arôme dans la bouche car ces huiles diffusent dans tout le corps.

L'homéopathie et la médecine chinoise

Elles se complètent merveilleusement et on peut constater que la plupart des médecins acupuncteurs prescrivent volontiers de l'homéopathie, et inversement.

Mais la médecine chinoise ne se résume pas à l'acupuncture. Elle comporte la gymnastique (tai qi chuan, qi gong) le massage (tui na), la diététique et la phytothérapie. En Chine, l'homéopathie est peu développée, ce qui s'explique par le fait que l'acupuncture est déjà un système de pensée médical qui se suffit à lui-même. Nul doute cependant que les choses vont changer dans les années à venir.

Il existe un pont qui n'a rien de traditionnel ni de millénaire entre l'homéopathie et l'acupuncture et qui fut mis en évidence par des médecins occidentaux. C'est le Dr allemand Auguste Weihe qui introduit cette correspondance, reprise ensuite par d'autres, dont le Dr Jean Daniaud et le Dr Henri Lernout.

Le principe est simple. Lorsqu'un médicament homéopathique vous correspond, il est possible de retrouver un point d'acupuncture douloureux à la pression. À l'inverse, le caractère douloureux d'un point d'acupuncture incite à aller voir à quel médicament homéopathique il renvoie, car il est alors fort possible que celui-ci vous corresponde.

Par exemple :

- **Nux vomica** correspond au point 13F (13e point du méridien du foie) du côté droit. Sur la ligne passant au milieu du creux axillaire, sous le bord de la dixième côte, du côté droit ;
- **Phosphorus** correspond au point 16VC (16e point du méridien vaisseau conception). Au bas du sternum, juste au niveau de la petite pointe xiphoïde ;
- **Lachesis** correspond au 11E (11e point du méridien estomac) du côté gauche. Au-dessus du bord de la clavicule gauche, du côté où elle rejoint le sternum et le muscle sterno-cléido-mastoïdien.

Ainsi, il existe une multitude de correspondances entre points d'acupuncture et médicaments homéopathiques.

L'homéopathie et les traitements classiques

L'homéopathie est une approche thérapeutique qui appartient aux fameuses MAC, ou médecines alternatives et complémentaires (en anglais : CAM, *complementary and alternative medicines*).

Cela signifie qu'elle peut être parfois alternative et parfois complémentaire.

- Elle sera alternative pour un eczéma, lorsqu'on jugulera la maladie sans avoir plus recours aux crèmes de corticoïdes. Elle le sera tout autant dans les rhino-pharyngites répétées qui, grâce à un traitement de fond, éviteront le recours régulier aux antibiotiques.

- Elle sera complémentaire dans le cancer, dans l'hypertension artérielle, le diabète et, d'une manière générale, toutes les maladies dans lesquelles elle est utile mais non suffisante.

Il n'y a, répétons-le, aucune incompatibilité entre un traitement classique et un traitement homéopathique. L'idée qu'il faudrait « tout arrêter » pour se soigner par l'homéopathie est une notion d'un autre âge, à passer aux oubliettes.

L'homéopathie et les maladies graves

Les gens qui sont entre les mains des médecins pour une pathologie sérieuse peuvent, on le comprend aisément, avoir quelques faiblesses au moral et tendance à vouloir trouver du réconfort, un espoir supplémentaire auprès de praticiens qui prétendent faire « autre chose », faire différemment, « laver plus blanc ».

La responsabilité des professionnels de santé qui ont choisi l'approche homéopathique (mais on pourrait en dire autant des acupuncteurs, des ostéopathes, etc.) est de tenir un discours clair en même temps que chaleureux.

Aucun miracle à attendre qui permettrait de se passer d'un traitement nécessaire. Juste des mini miracles, qui aideront à se sentir plus fort, avec de meilleures défenses, un meilleur moral, et des effets secondaires éventuels minorés et mieux supportés.

L'homéopathie pratiquée par les non médecins (kinés, sages-femmes, dentistes, naturopathes)

Nous n'avons fait intervenir depuis le début de cet ouvrage que deux personnes : le médecin et le patient. Le médecin prescrit et le patient a la possibilité de suivre la prescription mais aussi de pratiquer une automédication raisonnable (voir chapitre 8).

Il existe d'autres acteurs de la santé et ils peuvent intervenir dans le « circuit homéopathique ».

Les chirurgiens dentistes

Les chirurgiens dentistes sont souvent de très bons utilisateurs et prescripteurs d'homéopathie dans le domaine buccal qui est le leur. Ils manient très bien l'arnica dans les suites de soins, le gelsemium dans l'appréhension des soins et china pour lutter contre trop de saignements.

En sus de ces quelques recettes assez connues, un certain nombre d'entre eux se forment et sont à même de traiter en profondeur des caries à répétition, des gingivites ou autre problème lié aux dents.

À RETENIR

Légalement, un chirurgien dentiste est un prescripteur et il a parfaitement le droit de prescrire ce qui lui semble utile dans son domaine. Les médicaments homéopathiques remboursables seront alors remboursés par les caisses de sécurité sociale et d'assurance complémentaire.

Les sages-femmes

Les sages-femmes connaissent souvent très bien l'homéopathie et ses merveilleuses applications dans les domaines de la grossesse, de l'accouchement et pour les nouveau-nés.

L'homéopathie a toute sa place dans la salle de travail. Beaucoup de sages-femmes (hommes ou femmes, puisque désormais le terme de sage-femme s'applique aux deux) se sont formées et ont un haut niveau de compétence en matière d'homéopathie liée à la grossesse et à la naissance.

Actuellement et de manière fort curieuse, les sages-femmes rencontrent des difficultés légales et déontologiques pour prescrire de l'homéopathie, ce qui constitue une attitude discriminatoire car elles ont le droit de prescrire et on ne voit pas pourquoi toute une branche de la pharmacopée française serait ainsi ignorée, créant un préjudice pour les futures mamans. Une telle attitude ne semble pas très logique et nous ne doutons pas que les choses se normalisent dans le bon sens très bientôt.

Les kinésithérapeutes

Les kinésithérapeutes ne prescrivent pas au sens légal du terme mais ils peuvent délivrer des conseils. Certains sont très correctement formés à un conseil avisé en homéopathie. Ces confrères savent très bien leurs limites. Ils savent qu'ils ne sont pas habilités à faire des diagnostics et ils se contentent de donner des conseils homéopathiques fort utiles aux patients.

Les naturopathes

Les naturopathes ne sont ni médecins ni détenteurs d'un diplôme véritablement reconnu sur le territoire français. En revanche, au niveau européen, le diplôme de naturopathe est reconnu et correspond à certaines prérogatives, parmi lesquelles ne figure pas le diagnostic (propre au médecin) mais une capacité de conseil.

La législation devrait évoluer dans les années qui viennent. En pratique, les naturopathes sont très intéressés dans le domaine de l'homéopathie comme dans celui de la phytothérapie et une place devrait leur être donnée dans le respect des prérogatives de chacun et dans l'intérêt des malades.

L'homéopathie aujourd'hui

La France est leader mondial en la matière avec des laboratoires qui exportent partout dans le monde (voir annexes). Les laboratoires Boiron (leaders en termes de chiffre d'affaires) partagent le marché avec les laboratoires Lehning et Ferrier. Les laboratoires Weleda sont davantage orientés sur l'homéopathie anthroposophique.

Sur le plan mondial, le marché de l'homéopathie ne dépasse pas 1 % du marché mondial du médicament.

Les médicaments homéopathiques ne sont pas chers, et c'est leur principal inconvénient ! Les recherches qui permettraient de mieux asseoir la méthode et de développer le marché partout dans le monde nécessitent beaucoup d'argent.

Cela est fort dommage, surtout pour les pays en voie de développement, qui pourraient bénéficier facilement d'une pharmacopée fiable (même si elle ne soigne pas tout), à faible coût. Mais la tendance actuelle est de ne favoriser que la médecine classique, que l'individu moyen de ces pays ne peut s'offrir car elle se trouve bien au-dessus de ses moyens.

L'homéopathie dans la législation

Bien que la vieille Europe en soit le berceau historique, l'homéopathie s'est développée dans de nombreux pays, comme en témoignent les congrès, colloques et manifestations internationales sur le sujet.

En 2010, en dehors de l'Europe latine (France, Belgique, Italie, Espagne, Portugal), de l'Angleterre, de l'Allemagne, de la Suisse, du Danemark et de la Russie, la plupart des pays d'Europe, y compris les nouveaux venus de l'ancien bloc de l'Est, voient cette thérapeutique se développer avec des différences significatives d'un pays à l'autre quant aux barrages et verrouillages mentaux, aux remboursements, etc.

Au-delà de l'Europe, le Canada, Israël, le Kenya, le Pakistan, le Népal, l'Australie, l'Inde, la Nouvelle-Zélande, l'Égypte, le Bangladesh, le Japon, la Malaisie, l'Afrique du Sud et le Brésil sont des acteurs dynamiques d'un élan mondial. Les États-Unis, leaders en tout, ne le sont guère en homéopathie, même si après un creux de vague dans les années 1980 la tendance semble s'inverser.

En Europe, la législation, en recherche d'harmonie avec la législation française comme dans bien des domaines, donne lieu à des regroupements de sociétés savantes, d'associations de défense, de syndicats professionnels. Cette volonté de donner un cadre légal à la pratique homéopathique va de pair avec l'énergie sans relâche des médecins, des professionnels de la santé, mais aussi et surtout des patients. Sans eux et leur satisfaction, point d'essor !

Chapitre 6

L'homéopathie : la santé dans sa globalité

Dans ce chapitre :

- Une philosophie
- Un regard intelligent sur la santé dans sa globalité
- Une manière de travailler sur soi

Nous avons déjà évoqué le principe de globalité, qui veut que l'approche de la maladie et du malade se fasse au vu de l'ensemble des symptômes pris dans un contexte très large. Il s'agit de considérer, en association avec les symptômes locaux, les réactions générales du corps, mais aussi du psychisme, de l'aspect social, du système de croyance ou de valeurs, etc.

Les médicaments homéopathiques ont une caractéristique qui les différencie nettement des médicaments classiques : la notion de globalité. Cela suppose que si l'on a de la fièvre et que l'on est angoissé (aconit), ce n'est pas la même chose que lorsque l'on est abattu (belladonna).

Ainsi, au travers d'une automédication prudente et de bon aloi (voir chapitre 6), c'est un regard intelligent sur sa santé dans sa globalité que l'on pose.

Du physique au psychique, la globalité

JARGON

Depuis le début de cet ouvrage nous parlons de globalité et de totalité des symptômes physiques comme psychiques. Le moment est venu de définir avec précision ce que l'on entend par pathogénésie, hiérarchisation des symptômes, modalité et, d'une manière plus générale, ce que l'on entend par symptôme tout court au plan homéopathique.

Qu'est-ce qu'un symptôme ?

En médecine classique, le terme de « symptôme » est attribué à un signe qui peut être interprété, seul ou associé à d'autres symptômes pour le diagnostic d'une maladie.

En homéopathie, il est évident que le médecin commence comme tout médecin à analyser les symptômes au sens classique pour pouvoir établir le diagnostic de maladie au sens classique du terme.

Mais une fois ce travail achevé, il va falloir établir un deuxième diagnostic, celui du médicament (ou des médicaments) qui corresponde(nt) au cas présenté.

Pour cela, le médecin homéopathe va s'aider des symptômes pris cette fois dans leur sens strictement homéopathique.

Pour qu'un signe devienne un symptôme au sens homéopathique du terme, il faut qu'il soit le plus complet possible. Le symptôme idéal est celui qui associe le signe local dans un contexte régional puis général avec des signes psychiques et des modalités.

Prenons deux exemples :

- Un mal de tête avec crainte de la lumière survenant par intermittence et précédé de mouches volantes devant les yeux est, en médecine classique, un symptôme de migraine. Le médecin s'assurera par l'interrogatoire, éventuellement par un scanner, qu'il ne s'agit pas d'autre chose.
- Une douleur du côté gauche de la tête (local), donnant la sensation d'un élancement (sensation), depuis la région de la nuque jusqu'à l'œil gauche (régional), qui débute le matin et qui s'aggrave au fur et à mesure de la journée pour s'améliorer à partir de l'après-midi (modalité) ; qui est plus intense les jours de temps humide et orageux (modalité), chez quelqu'un qui est sujet aux palpitations (signe général) et qui redoute les piqûres et les objets pointus (signe psychique) constitue un symptôme homéopathique dans le plein sens du terme.

Bien sûr, un symptôme n'est pas toujours aussi riche, mais il conviendra chaque fois d'avoir une étendue maximale des caractéristiques de ce symptôme.

Pathogénésie et hiérarchisation des symptômes

Lorsqu'un médicament est expérimenté sur un sujet sain pour en lister les symptômes qui permettront de soigner, les personnes volontaires pour ce type d'investigation (cela est quasi impossible aujourd'hui mais se faisait couramment au XIXe siècle) vont déclarer une foule de symptômes dans le désordre.

Le travail de générations d'homéopathes, ceux qui ont établi les fameuses pathogénésies ou listes de symptômes pour un médicament donné, a été de ranger ces symptômes en les hiérarchisant :

- En premier et tout en haut, les symptômes de causalité (arnica est indiqué après un traumatisme) ;
- Ensuite les symptômes psychiques (aconit est agité et a peur de mourir) ;
- Puis les symptômes généraux (lachesis est congestionné par une dilatation artérielle générale) ;
- Enfin les symptômes locaux et régionaux (chelidonium a une douleur qui part du foie et irradie vers l'épaule droite).

Tout cela constitue la pathogénésie hiérarchisée.

Cela sera enrichi par les modalités (aggravations et améliorations) et par la latéralité préférentielle qu'ont certains médicaments.

En présence d'un malade, on va hiérarchiser les symptômes dans le même ordre et de la même manière. C'est ainsi que malade à soigner et médicament qui soigne pourront le mieux du monde coïncider aux yeux du médecin, pour le meilleur résultat possible.

La latéralité, toujours relative

Nous avons vu que lycopodium préfère le côté droit du corps et lachesis le côté gauche.

Cela n'a rien de mystérieux ni de magique, mais signifie que, lors de l'expérimentation, la plupart des personnes testées ont présenté des signes de tel ou tel côté. Cela n'a rien d'absolu mais constitue un élément pratique de plus pour cerner le similimum.

Tableau 6-1 : Quelques latéralités de grands médicaments

Gauche	Droite
Aconit	Apis
Argentum nitricum	Arsenicum album
Calcarea phosphorica	Calcarea carbonica
Colocynthis	Causticum
Lachesis	Chelidonium
Sepia	Kalium carbonicum
Spigelia anthelmia	Lycopodium
Staphysagria	Magnesia phosphorica
Thuya	Nux vomica

L'homéopathie, une manière de travailler sur soi ?

Se soigner par homéopathie est un choix qui dépasse le simple fait d'utiliser une pharmacopée fiable et sans danger. C'est aussi un état d'esprit particulier et un nouveau regard sur soi, différent. On n'appréhende plus la maladie en lui cherchant le remède immédiat, seul ou avec le médecin, on cherche à la comprendre, à lui trouver du sens et peut-être même à l'inscrire dans une trajectoire de vie.

À RETENIR

La prise en compte du principe de globalité, la nécessité de tenir compte des modalités psychiques obligent le médecin à interroger le patient mais amènent aussi le patient à s'interroger. Pourquoi m'a-t-il posé cette question ? Pourquoi m'a-t-il demandé si mes symptômes étaient aggravés ou améliorés par la sollicitude des autres ?

Le patient aura aussi peut-être la tentation d'en savoir plus sur son ordonnance. Pourquoi m'a-t-il dit que j'étais un tuberculinique idéaliste vite épuisé ? Pourquoi m'a-t-il donné phosphorus ?

L'approche homéopathique n'est pas une psychothérapie, loin s'en faut, et elle ne remplace pas celle-ci lorsqu'elle est utile ou nécessaire. Elle est en revanche une vraie thérapie de la personne, du plus organique et animal au plus comportemental et relationnel au monde et aux autres.

Alors, homéopathie, support de développement personnel ? Oui, c'est possible, et c'est souvent passionnant.

Le terrain, une manière de comprendre la société et ses maux

Les grands terrains homéopathiques que nous avons étudiés brièvement et qui sont repris au chapitre 7 ne s'appliquent pas uniquement à l'individu. Ce regard particulier d'un organisme vivant peut aussi aider à lire les organismes vivants que sont les familles, les groupes, les civilisations.

Cet ouvrage ne se veut pas un livre de sociologie et des auteurs bien plus compétents en la matière ont traité de beaucoup de choses intéressantes à ce sujet.

Considérons tout de même l'urbanisation de nos pays industrialisés depuis un siècle et amusons-nous à y repérer les diathèses homéopathiques.

Le XIXe siècle et le début du XXe ne nous rappellent-ils pas la déminéralisation tuberculinique des campagnes au profit de ces énormes ganglions urbains qu'ont constitué alors les grandes villes ?

Ces mêmes grandes villes, à force de s'hypertrophier et d'accumuler des industries, de la population (accumulation psorique), n'ont-elles pas fini par développer en elles-mêmes des poches de quartiers populaires et défavorisés, et même une cellulite de bâtiments construits à la hâte (néoformation de la sycose) ?

Notre époque actuelle, avec nos banlieues qui flambent parfois de violence et des communes entières qui souffrent de chômage et de désœuvrement (inflammation, destruction et nécrose de la luèse), n'a-t-elle pas quelque chose à nous dire avec ces symptômes ?

Nous cesserons là la métaphore, juste pour attirer l'attention sur cette vision des maladies chroniques en homéopathie, qui probablement n'est que le reflet d'une loi plus globale qui touche tous les systèmes vivants : processus d'expansion, de perte de substance, de néoformation et de désorganisation destructrice…

Un autre regard sur la santé

L'approche homéopathique permet un autre regard, plus aiguisé sur soi-même. Elle offre, en allant encore plus loin, une vision différente de la médecine et des soins.

À l'heure où la santé publique est en difficulté croissante dans son équilibre financier, avec une durée de la vie qui s'allonge, le développement des maladies dégénératives liées à cet allongement (depuis l'arthrose banale et son handicap jusqu'au terrible Alzheimer) et des moyens diagnostiques et thérapeutiques de plus en plus sophistiqués, donc coûteux, n'est-il pas possible de réfléchir autrement ?

L'homéopathie n'est pas la seule à faire pencher les neurones de ce côté de la réflexion :

À RETENIR

La santé ce n'est pas la médecine ! La santé ce n'est pas que la médecine.

La médecine est le recours lorsque les moyens traditionnels de maintenir sa santé ont été mis en échec. Penser que la médecine nous est nécessaire à tous moments est une mauvaise piste qui ne conduit qu'à la iatrogénie et à la dépendance.

La santé, c'est bien se nourrir ; bien se nourrir par son alimentation, mais aussi par ses lectures, ses fréquentations, ses amours et ses amitiés, ses passions.

La santé, c'est vivre pleinement, c'est la combinaison de l'exercice physique, du mental, de la joie de vivre, du goût de l'instant.

La santé, c'est une réflexion permanente, un esprit critique alerté en permanence sur sa relation à soi, au monde, aux autres.

La recherche du similimum homéopathique, l'étude de son terrain, l'approche globale de la totalité des manifestations qui nous gênent sont un support irremplaçable pour nous aider à acquérir ce nouveau regard.

Chapitre 7

Les grands terrains

Dans ce chapitre :

- Apprenez à détecter les grands terrains psychologiques pour mieux traiter les maux
- Êtes-vous plutôt psorique allergique, sycotique infiltré, luétique autodestructeur ou tuberculinique épuisé ?
- Quels sont ceux de votre entourage ?

Soigner le terrain au-delà des symptômes

L'homéopathie est connue pour son innocuité, mais aussi et peut-être surtout pour son efficacité « en profondeur » là où la médecine classique échoue, c'est-à-dire dans le domaine des maladies chroniques ou récidivantes.

Il n'y a pas mieux qu'une pommade à la cortisone pour faire s'effacer un eczéma et pas mieux qu'un antibiotique pour guérir une angine. C'est rapide, efficace, sans bavure, à condition de ne pas subir un effet secondaire malencontreux.

Oui, mais voilà, l'eczéma réapparaît après quelques jours, l'angine (ou une autre infection comme une bronchite ou une sinusite) refait son apparition un mois plus tard.

On sent bien que la médecine classique traite avec rapidité et efficacité mais que quelque chose lui échappe. Une dimension invisible du mal a perduré et ne demande que l'arrêt du traitement pour revenir.

Le terrain : une maladie chronique invisible

Cette maladie invisible qui ne fait que s'apaiser et rentrer sa tête à l'image de la tortue effrayée correspond à ce qu'intuitivement chacun appelle le terrain. Ce terrain personnel fait que l'on revit toujours les mêmes maladies à intervalles plus ou moins réguliers ou des maladies appartenant au même registre.

Ce fil rouge du terrain est connu en médecine classique mais assez peu exploité.

On parle du terrain allergique souvent familial, on parle aussi du terrain vasculaire dans les familles à cholestérol ou à diabète, mais la médecine classique s'intéresse globalement peu au terrain.

Elle préfère pour l'instant se tourner vers la génétique, ce qui est loin d'expliquer tout. En effet, le terrain est un mélange. La génétique se mêle aux aléas de l'environnement et du mode de vie, de même qu'à cette partie toute personnelle de chacun qui le rend unique, psychique, émotionnel, voire spirituel.

La deuxième intuition géniale de Samuel Hahnemann

Le fondateur du principe homéopathique a développé la notion de terrain, le baptisant du vieux nom un peu poussiéreux aujourd'hui mais encore très employé de « diathèse » (voir chapitre 4), par un deuxième trait de génie après la découverte de la loi de similitude. Chaque fois qu'ils avaient recours à cette nouvelle médecine découverte grâce à l'emploi des substances diluées qui « ressemblent » au malade, les patients semblaient guéris. Mais ils rechutaient immanquablement et revenaient consulter pour la même chose ou presque. Hahnemann aurait pu se contenter de represcrire et de multiplier ses actes, ce qui aurait probablement arrangé sa fortune personnelle mais nous aurait laissés orphelins d'une découverte d'importance.

Il se dit alors que, si le malade rechute, c'est qu'une maladie invisible et non soignée est restée dans l'ombre et qu'elle a ressurgi après l'action du traitement.

La notion de diathèse, de terrain homéopathique est née. Il ne reste qu'à connaître le terrain du patient et les médicaments qui permettront d'en venir à bout.

L'histoire de Kevin

Le petit Kevin a eu de l'eczéma dès l'âge de cinq mois, peu de temps après que sa maman a cessé de l'allaiter pour reprendre son travail. L'eczéma se localisait alors au front, aux joues et aux fesses. Un dermatologue, spécialiste de la peau, a soigné la peau, et ce impeccablement, car les applications de corticoïdes qu'il a prescrites ont eu raison en quelques semaines de cet eczéma. Malheureusement, Kevin s'est alors mis, saison et collectivité obligent, à faire des rhino-pharyngites et des otites, puis des bronchiolites. C'est à ce moment-là que l'homéopathie est entrée dans sa vie et l'a progressivement sorti d'affaire.

Elle aurait pu le faire plus tôt et repérer un conflit de séparation d'avec sa mère venant activer un terrain allergique familial. Le traitement homéopathique aurait également pu lui faire mieux tolérer ce passage au lait de vache maternisé. Mais elle aurait pu aussi le faire plus tard et l'histoire de Kevin aurait pu ressembler à de nombreuses autres, où, après l'eczéma et les infections respiratoires, viennent l'asthme, puis les migraines de l'adolescence, les troubles digestifs et la colite de l'adulte, des récidives de l'eczéma de l'enfant sous forme de psoriasis, d'urticaire ou de dermite séborrhéique. L'arthrose galopante et les rhumatismes douloureux survenant par crises auraient pu conclure le cycle implacable de ce terrain particulier qu'en homéopathie, nous appelons la psore.

Depuis le départ, c'est la même maladie chronique qui ne fait que déployer ses ailes et se sentir chez elle.

L'homéopathie soigne le terrain

Reconnaître qu'un terrain existe n'est pas très utile si nous n'avons pas le moyen de soigner cette maladie chronique invisible. Certains médicaments homéopathiques ont ce pouvoir d'être en similitude avec un tableau large et de constituer un médicament de terrain (médicament diathésique).

C'est la raison pour laquelle, très souvent, des personnes viennent frapper à la porte du médecin homéopathe pour des maladies qui les empoisonnent par leur répétition, leur côté chronique et leur allure incurable.

Des motifs de consultation variés

Parmi les motifs qui amènent les gens à suivre un traitement homéopathique de fond, on peut distinguer les autoroutes et les routes secondaires.

Les autoroutes

Parmi ces motifs « autoroutes », c'est-à-dire directs, se trouve celui de défenses immunitaires insuffisantes. Les infections respiratoires sont au premier plan et ce sont surtout les enfants qui sont amenés par leurs parents pour les otites, rhino-pharyngites, bronchiolites qui n'en finissent pas. Les enfants semblent parfois être nourris aux antibiotiques et les parents, même les moins portés à priori sur l'homéopathie, finissent par se remettre en question et se dire qu'autre chose doit être possible.

Mais les cystites et infections gynécologiques à répétition chez les femmes adultes sont aussi fréquemment un motif de consultation. Chez les adultes, les sinusites chroniques, les poussées d'herpès font également partie des grandes autoroutes.

On trouve également dans cette catégorie le domaine de l'allergie, vaste et pouvant toucher tous les appareils. L'eczéma, l'urticaire mais aussi l'asthme et le rhume des foins, de même que les conjonctivites à répétition ou les allergies alimentaires sont des motifs fréquents.

Enfin, le domaine du nerveux et du psychique. Ce domaine général de la « dystonie » est très mal pris en compte par la médecine classique qui ne répond souvent qu'avec des traitements trop lourds et mal adaptés à ces dysfonctionnements où le corps et la psyché sont un peu fâchés sans être brouillés de manière irréversible.

Ce sera toute la série des gastrites, colites en tout genre, dont les examens complémentaires nécessaires ont montré le caractère « fonctionnel » (donc nerveux). Ce seront aussi les insomnies, les maladies liées au stress, la spasmophilie, la fibromyalgie, les anxiétés, les dépressions et les attaques de panique. Les antidépresseurs et les tranquillisants ont leur intérêt et leur place, mais ils sont trop et mal consommés dans nos pays, particulièrement en France.

Rien n'est jamais totalement nerveux ni totalement physique

La distinction entre physique et nerveux n'a pas beaucoup de raisons d'être dès lors que l'on s'intéresse au terrain. Depuis Freud et la découverte de notre inconscient, nous avons tendance à tout mettre sur le dos du fameux « psychosomatique ». La colite avec spasme et diarrhée, par exemple, serait uniquement liée à l'angoisse inconsciente. Mais alors, pourquoi beaucoup d'anxieux n'ont-ils pas mal au ventre ?

Au XIXe et au début du XXe siècle, l'époque hygiéniste mettait au contraire tout sur le dos d'explications physiques plus ou moins farfelues. On était déprimé à cause d'une surcharge sur le foie ou d'un manque de calcium.

Ces deux points de vue semblent bien erronés car excessifs. La vérité, comme toujours, se cache au milieu. Le psychosomatique existe mais le somato-psychique (influence du corps sur le psychisme) existe aussi. Dans l'exemple de la colite, le rééquilibrage de la flore avec de bons probiotiques ramène la sérénité dans la tête. Le cerveau émotionnel du ventre gouvernerait le cerveau rationnel de la tête autant que l'inverse !

Le psorique allergique

La psore est caractérisée par deux mots clés que sont l'alternance et la périodicité des symptômes. Or, ces deux clés sont celles de tout processus vivant qui sans cesse s'adapte (alternance) et pulse (périodicité).

C'est pourquoi certains auteurs homéopathes ont considéré que cela n'était pas une diathèse, mais la vie elle-même. En réalité, nous pourrions appeler « psore » ce même mécanisme de la vie, mais dans sa version décompensée.

Il existerait ainsi la psore « vie », terrain de base et « maladie de terrain des gens en parfaite santé », et, à un stade plus décompensé, une psore décompensée en expansion, avec une tendance à la sortie à la peau des maladies et l'élimination régulière de toxines accumulées. Enfin, un stade de psore décompensée en rétention et en ralentissement sclérosé, avec épuisement des mécanismes qui toujours auront permis d'éliminer les toxines accumulées. Car ce qui caractérise avant tout la psore, c'est l'intoxication chronique et le refus de l'intoxication chronique.

Autrement dit, lorsqu'une personne a un terrain de psore, elle passe son temps à la fois à s'intoxiquer et à éliminer, surtout par la peau d'une part et par les différents organes d'élimination d'autre part.

Comment le terrain de psore se constitue-t-il ?

La psore fondamentale étant synonyme de vie, elle s'attrape à la naissance !

Nous parlons ici des causes de la psore décompensée.

- Toutes les causes d'accumulation de toxines et radicaux libres ;
- La sédentarité et le faible niveau d'activité physique ;
- Une alimentation déséquilibrée au profit des sucres ;
- Une alimentation trop grasse ;
- Une consommation excessive d'alcool ;
- Le tabagisme, l'utilisation de drogues ;
- La survenue de maladies de la peau liées à de mauvaises conditions d'hygiène ou une infection, une mycose, un parasite ;
- Des maladies de la peau régulièrement et artificiellement supprimées par des traitements qui ne traitent pas la cause (par exemple, la cortisone sur un eczéma) ;
- Des maladies prolongées qui ont au fur et à mesure épuisé la dynamique vitale ;
- Une constitution héréditaire carbonique ;
- Dans les antécédents familiaux, des allergies, des maladies de surcharge, cholestérol, acide urique.

À quoi reconnaît-on que l'on est psorique ?

- **La peau est toujours touchée**
  - maladies comme l'eczéma, l'urticaire ou le psoriasis ;
  - tendance à se gratter, démangeaisons avec ou sans maladie de la peau ;
  - aspect sale de la peau par défaut d'hygiène ou pas ;
  - mauvaise odeur du corps très facilement.

- **Mauvaise régulation des pôles chaud et froid**
  - tendance à ne pas du tout supporter la moindre chaleur ;

  ou • frilosité extrême.
- **Maladies respiratoires**
  - rhumes et rhumes des foins ;
  - asthme ;
  - bronchites répétées.
- **Intempérance alimentaire**
  - surtout le sucre et les sucreries ;
  - nourritures riches et grasses ;
  - alcool et café, excitants.
- **Troubles de la digestion**
  - brûlures d'estomac et lenteurs digestives ;
  - constipation ;
  - diarrhées ;
  - hémorroïdes.
- **Tendance à attraper des parasites**
  - oxyures ;
  - tænia ;
  - gale et teignes ;
  - poux.
- **Périodicité des troubles et durée tout au long de la vie**
  - syndromes prémenstruels ou toute maladie qui suit le cycle féminin tout au long de la vie de l'adolescence à la ménopause ;
  - allergies saisonnières qui reviennent à la même époque ;
  - cyclothymie, déprime de l'automne, de l'hiver, fatigue du printemps ;
  - migraine du week-end ;
  - syndrome « triste » du dimanche soir.
- **Alternance (lorsqu'une maladie va mieux, une autre s'aggrave, et inversement)**
  - asthme et eczéma ;

- bronchites rhinites et allergies de la peau ;
- rhumatismes et troubles de la digestion ;
- maux de gorge et maux de ventre ;
- maux de gorge et hémorroïdes ;
- mal de tête et diarrhée.

- **Ongles et cheveux**
  - chute des cheveux ;
  - ongles épais déformés, surtout le gros orteil.
- **Fatigue et dépression**
  - coups de pompe du matin, de l'après-midi, de la fin d'après-midi ;
  - fatigue chronique ;
  - dépression permanente et chronique mais jamais grave, tendance à la tristesse tout le long de la vie ;
  - dévalorisation et culpabilité chronique.
- **Maux de tête**
  - migraines cycliques, du week-end, liée au cycle féminin, après surcharge alimentaire (gueule de bois) ;
  - céphalées de tension des hyperactifs stressés du dos et des cervicales.

Les médicaments homéopathiques de la psore

Sulfur (médicament chef de file de la psore)
Psorinum (biothérapique de la psore)
Aconit
Aesculus
Allium ceppa
Aloe
Alumina
Antimonium crudum
Arsenicum album (polydiathésique, on le retrouve dans toutes les diathèses)
Bryonia
Calcarea carbonica
Graphites
Hepar sulfur
Lycopodium
Natrum muriaticum
Nux vomica
Phosphorus
Pulsatilla
Rhus toxicodendron
Sepia

Le sycotique infiltré

Un terrain ralenti

Le terrain de sycose est un terrain ralenti avant tout. Tous les échanges se font lentement et on retrouvera cette lenteur à la fois dans la difficulté à éliminer, la défense contre les infections, surtout ORL, génitales et urinaires, et même dans la lutte extrêmement difficile contre une prise de poids classique dans la majorité des cas.

On retrouvera aussi cette lenteur dans le psychisme avec une difficulté à « faire le ménage » dans sa tête, à lutter contre les ruminations et les « vieux dossiers » poussiéreux de la conscience.

Un terrain de rétention et de volume

La conséquence de ce ralentissement et de cette incapacité de l'énergie biologique à évacuer en temps utile est une tendance générale à la rétention. Le tableau le plus classique est celui de la personne en surpoids, cellulitique et faisant de la rétention d'eau.

Mais il existe aussi des cas où les gens sont minces et plutôt « secs ». Dans ce dernier cas, la rétention est de nature toxique et entraîne des phénomènes de sclérose, de durcissement des tissus et parfois de rétraction.

Les écoulements des muqueuses

La personne imprégnée par le terrain de sycose élimine mal et fonctionne lentement. L'élimination n'a jamais lieu de façon bruyante et par crise (comme dans la psore) mais de façon lente et désespérante. Elle n'a pas lieu au niveau de la peau (toujours la psore) mais au niveau des régions riches en muqueuses.

Il faut entendre par là la sphère ORL et les sphères génitales et urinaires. Ce seront alors les sinusites et rhinites traînantes, désespérantes (pas par crise, ce qui caractérise toujours et encore la psore), les infections urinaires à la répétition implacable et la tendance aux écoulements gynécologiques traînants eux aussi. Chez l'homme, les infections génitales bénéficient largement des antibiotiques et on ne voit guère d'infections traînantes. Mais cette tendance se manifestera par des gênes prostatiques chroniques ou un transfert vers le haut, par des sinusites.

La tendance à « fabriquer »

La dernière caractéristique générale du terrain de sycose est celle de fabriquer du « néotissu ». Rien à voir fort heureusement avec le cancer (qui nécessite plusieurs diathèses en même temps), mais cette tendance à « fabriquer » va se manifester sous la forme de kystes, de nodules en tout genre, de fibromes, dans la thyroïde, aux seins, dans l'utérus ou même sous la peau.

Au niveau de la peau, cette tendance se remarque par la présence répétée et lancinante de verrues, de molluscum contagiosum. On retrouvera aussi les condylomes dans les régions génitales.

Toute tumeur bénigne qui apparaît est toujours un signe de sycose.

Au plan psychologique, on pourrait rapprocher cette tendance du côté très obsessionnel de la sycose, avec des idées fixes répétitives et des ruminations qui forment de véritables « cathédrales mentales » dans la conscience, qui finit par s'épuiser de trop penser.

Comment le terrain de sycose se constitue-t-il ?

- Des infections répétées génitales, des IST (infections sexuellement transmissibles), des mycoses génitales, de l'herpès génital.
- La prise de médicaments trop prolongée, surtout les traitements corticoïdes (à base de cortisone) et les antibiotiques au long cours.
- Les traitements prolongés se traduisant par une rétention et une prise de poids, comme les traitements hormonaux et certains antidépresseurs, anxiolytiques, neuroleptiques.
- Les vaccinations accumulées et répétées. Toutes les vaccinations ont cet inconvénient qui peut être bien évité par une préparation homéopathique avant chaque injection. La question n'est pas de refuser les vaccinations, ce qui serait inconséquent, mais de connaître cet effet secondaire sur le terrain.
- Le stress et les situations de stress répétées, particulièrement celles dans lesquelles il n'y a pas d'issue (harcèlement, soucis financiers longs et pénibles, chagrins accumulés, suites ininterrompues de catastrophes existentielles et affectives).
- Une constitution carbonique le plus souvent, silicique parfois, fluorique éventuellement.

- Dans la famille, des antécédents de tumeurs bénignes, infections ORL ou génito-urinaires répétées, une tendance à l'anxiété et à l'obsession.

À quoi reconnaît-on que l'on est sycotique ?

- Sinusites répétées ou traînantes, rhumes interminables, avec écoulement vert épais ;
- Herpès génital récidivant ;
- Mycoses vaginales répétées, pertes vaginales fréquentes de couleur verte ;
- Prostatite chez l'homme jeune, adénome de la prostate gênant avant 60 ans ;
- Verrues plantaires ou de la peau qui récidivent même après avoir été enlevées ;
- Petits angiomes de la peau (taches rouges), naevi (grains de beauté, à faire surveiller par un dermatologue !) et lipomes (boules de graisse sous la peau) ;
- Fibromes de l'utérus, kystes bénins des ovaires, mastoses ;
- Nodules de la thyroïde, tumeurs bénignes des organes en général ;
- Polypes divers, en particulier intestinaux découverts (et enlevés) par coloscopie ;
- Peur obsessionnelle du cancer ;
- Tendance marquée à la rumination d'idées fixes, que l'on ne parvient pas à chasser de son esprit, aux angoisses qui tournent dans la tête comme une « verrue mentale » ;
- Peau qui transpire beaucoup d'une sueur visqueuse, surtout aux plis et dans les régions génitales, de mauvaise odeur (odeur de soupe de poireaux !) ;
- Diarrhée chronique verdâtre chaque matin et colon irritable avec ballonnement intestinal permanent ;
- Tendance à la cellulite, au surpoids chronique et à la rétention d'eau ;
- Attirance pour le thé, et d'une manière plus générale obsession de maigrir en consommant des légumes, en buvant des tisanes ;
- Très grande sensibilité à l'humidité, la plupart du temps dans le sens de l'aggravation, parfois dans le sens de l'amélioration.

Les médicaments homéopathiques de la sycose

Thuya (chef de file de la sycose)
Medorrhinum (biothérapique de la sycose)
Aloe
Aranea diadema
Arsenicum album (on le retrouve dans toutes les diathèses)
Calcarea carbonica
Causticum
Colchicum
Colocynthis
Dulcamara
Natrum carbonicum
Natrum sulfuricum
Nitricum acidum
Rhododendron
Rhus toxicodendron
Selenium
Silicea
Staphysagria
Thuya lobi
Vaccinotoxinum

Le luétique autodestructeur

La luèse est un terrain plus dégradé que la paisible psore qui accumule et s'encrasse, que la sycose qui se ralentit et retient. La luèse est dominée par un mot clé qui peut faire peur et qui doit être pris au sens d'une métaphore et avec beaucoup de bémols : « autodestruction ».

Les trois éléments marquants de ce terrain dominé par la violence biologique sont l'inflammation, la destruction et la sclérose.

La syphilis a longtemps été un exemple de comparaison pratique avec la luèse. Le tréponème, rapporté des lointaines Amériques lors de la découverte du Nouveau Monde, donne lieu localement à une réaction d'inflammation et de défense. C'est le stade du chancre. Puis, cette inflammation de défense dépasse son but, elle se diffuse à tout l'organisme et cette inflammation se manifeste par une éruption rouge qui passe parfois inaperçue. Malheureusement, cette inflammation se fait alors par destruction des propres tissus du corps, car certains antigènes (cardiolipides) du parasite ressemblent à s'y méprendre à nos propres structures, au niveau du cœur, au niveau du cerveau. Ce processus de destruction atteint les valves cardiaques, les os, le système nerveux. Dans le même temps, l'organisme cherche à cicatriser les dégâts, chaque dégât, et cela se fait au prix d'une sorte de cicatrice générale et intérieure : la sclérose des tissus.

Si cette comparaison avec la syphilis n'est plus d'actualité, elle permet de comprendre tout le domaine des maladies auto-immunes qui sont de plus en plus nombreuses.

Le phénomène est toujours le même. D'abord, il y a inflammation et réaction de défense. Puis il y a dépassement et exagération du but de ces défenses et atteinte des propres structures du corps. Enfin viennent les processus de réparation et la sclérose.

Des maladies fréquentes

Dans cette série des atteintes auto-immunes, on peut citer le lupus érythémateux, mais aussi la thyroïdite d'Hashimoto, le syndrome de Gougerot-Sjogren (syndrome sec) ou encore le psoriasis, la maladie cœliaque et bien d'autres encore.

Le terrain de luèse ne correspond pas obligatoirement, fort heureusement, à toutes ces maladies. Il s'agit de décrire un processus et une logique du vivant qui s'affole et fait n'importe quoi.

La plupart du temps, il s'agit de manifestations diverses qui, si on les associe les unes avec les autres, laissent penser que le terrain est luétique et que ce terrain mérite d'être soigné.

Les cibles de la luèse

La logique du terrain de luèse touche au cœur… du vivant. Ce terme signifie que, dans la luèse, c'est toujours la partie centrale, intime, névralgique qui est concernée.

Le système cardio-vasculaire (cœur et vaisseaux) sera une cible privilégiée (artérites, infarctus sont des exemples d'inflammation et de destruction des tissus cibles). Le système nerveux central et le psychisme seront toujours atteints. C'est le « cœur » de l'être, son humanitude qui souffrira. Les os seront eux aussi souvent atteints, ce qui correspond au plus central et au plus intime de notre « carcasse » biologique.

Comment le terrain de luèse se constitue-t-il ?

- Angines répétées, surtout à streptocoques, scarlatine, oreillons ;
- Usage très intempérant des boissons alcoolisées ;
- Tabagisme intense ou prolongé ;
- Usage de drogues et substances illicites ayant une action sur le système nerveux (cannabis, héroïne, cocaïne, etc.) ;
- Sous-alimentation dans l'enfance ;
- Maltraitance prolongée et manque d'amour irrattrapable ;
- Constitution en général fluorique ;
- Antécédents familiaux de syphilis ;
- Antécédents familiaux d'alcoolisme, de souffrance et de maltraitance qui se transmettent de grands-parents à parents, puis à enfants.

À quoi reconnaît-on que l'on est luétique ?

- Insomnie plus ou moins fluctuante tout au long de la vie ;
- Aggravation la nuit de toutes les maladies (douleurs, angoisses, problèmes divers) ;
- Caractère versatile et changeant, grande instabilité ;

- Caractère excitable et violent, coléreux, agité, capable du meilleur comme du pire ;
- Nombreuses phobies très précises, surtout les microbes et la transmission des infections, tendance à se laver sans cesse les mains, à utiliser les gels hydro-alcooliques ;
- Salivation abondante ;
- Tendance aux aphtes ;
- Angines et maux de gorge très fréquents ;
- Dents de mauvaise qualité avec de nombreuses caries ;
- Déformations des os, exostoses, becs-de-perroquet volumineux et douleurs des os la nuit, sensation de tiraillement ;
- Hyperlaxité ligamentaire et entorses à répétition ;
- Ulcères de l'estomac ou du duodénum ;
- Varices et/ou ulcères variqueux ;
- Maladies inflammatoires de l'intestin avec saignements et diarrhées (rectocolite hémorragique, maladie de Crohn) ;
- Hypertension artérielle ;
- Artériosclérose (atteinte héréditaire) et athérosclérose (atteinte acquise) avec accidents vasculaires, artérites, accidents vasculaires cérébraux, infarctus ;
- Amélioration à la montagne de tous les symptômes (surtout nerveux et psychiques).

Les médicaments homéopathiques de la luèse

Mercurius solubilis (chef de file de la luèse)
Luesinum (biothérapique de la luèse)
Argentum nitricum
Aurum metallicum
Baryta carbonica
Calcarea fluorica
Cinnabaris
Fluoric acidum
Hekla lava
Kalium bichromicum
Lachesis
Lapis albus
Mercures homéopathiques autres que solubilis (corrosivus, cyanatus, dulcis, bi et proto-iodatus)
Nitricum acidum
Phytolacca
Platina
Plumbum
Streptococcinum
Sulfuricum acidum
Venins homéopathiques (bothrops, naja, crotalus, vipera)

Le tuberculinique épuisé

Le terrain tuberculinique est un paradoxe. Il correspond à un organisme jeune le plus souvent et pourtant, il indique toujours un organisme épuisé. C'est parce que ce terrain est un terrain dominé par l'énergie biologique bien plus que par la matière vivante elle-même.

Le terrain tuberculinique est celui des réactions de défenses vives, très énergiques et des épuisements les plus profonds. On peut le comparer au fonctionnement de certains de nos chers ados qui sont capables de soulever des montagnes, de veiller des nuits entières à faire la fête et qui sont aussi parfois la proie d'un épuisement qui les rend inaptes à soulever la moindre petite cuillère.

Le mot de tuberculinisme ne peut pas camoufler (ou alors il faudrait qu'il change de nom) son lien avec la tuberculose. Le Dr Nebel qui a introduit cette quatrième diathèse avait fait le lien entre un certain nombre de maladies, qui, tout comme la tuberculose, étaient capables de susciter un état de défense extrême, avec épuisement progressif et amaigrissement. Un exemple actuel de ces maladies épuisantes et dans lesquelles tout l'organisme lutte de manière vitale est la recrudescence depuis une vingtaine d'années des bronchiolites chez les nourrissons. Si, bien souvent, la pollution est la cause de la propagation, les bronchiolites vont rendre plus fragiles au plan respiratoire nos tout-petits, particulièrement s'ils ont subi le BCG, bien que ce vaccin ne soit plus obligatoire depuis un certain temps.

Comment le terrain de tuberculinisme se constitue-t-il ?

- Antécédent personnel de tuberculose ;
- Vaccination par le BCG précoce ou répétée et/ou test tuberculiniques fréquents et accumulés ;
- Maladies infantiles fatiguant l'immunité pulmonaire : coqueluche, rougeole et bronchiolites ;
- Pneumonies, bronchopneumonies et bronchites répétées ;
- Vie citadine avec pollution atmosphérique associée à une hypersensibilité aux pollens, aux acariens ;
- Vie dans un habitat insalubre (quart-monde, réfugiés…, comme la tuberculose, le tuberculinisme peut être le terrain de la misère) ;
- Constitution phosphorique, plus rarement carbonique ;
- Antécédents familiaux de tuberculose.

À quoi reconnaît-on que l'on est tuberculinique ?

- Grande fragilité respiratoire et tendance aux rhino-pharyngites, bronchites, bronchiolites, pneumonies ;
- Asthme avec allergie aux pollens et aux acariens ;
- Sensibilité au froid et propension à s'enrhumer très facilement, avec petite toux traînante ;
- Poussée de fièvre sans explications ;
- Troubles circulatoires des extrémités, mains et pieds gelés au moindre froid ;
- Tendance générale à la déminéralisation sous toutes ses formes (ostéoporose, spasmophilie, carences en sels minéraux) ;
- Palpitations à la moindre émotion ;
- Diarrhées fréquentes qui épuisent ;
- Cystites à répétition ;
- Tendance générale à l'amaigrissement malgré un très bon appétit ;
- Désir de sel et d'aliments riches en sels minéraux ;
- Fatigue physique au moindre effort et mal de dos, surtout chez les jeunes ;
- Maux de tête fréquents après un effort physique ou intellectuel ;
- Épuisement nerveux malgré un caractère exalté et souvent romantique, idéaliste ;
- Alternance de dépression et d'euphorie ;
- Physiquement comme psychiquement, mobilise très vite son énergie mais s'épuise vite et ne va pas au bout des choses ;
- Sexualité occupant une place importante dans la vie.

Les médicaments homéopathiques du tuberculinisme

Phosphorus (chef de file du tuberculinisme)
Tuberculinum (biothérapique du tuberculinisme)
Allium ceppa
Apis
Arsenicum album
Arsenicum iodatum
Aviaire
Calcarea phosphorica
Colibacillinum
Cyclamen
Drosera
Ferrum phosphoricum
Ignatia
Kalium phosphoricum
Natrum muriaticum
Pertussinum
Phosphoricum acidum
Pulsatilla
Sulfur iodatum
Tuberculinum residuum

Un test rapide pour s'évaluer et connaître sa diathèse

Répondez rapidement aux questions sans trop y réfléchir afin de ne pas intellectualiser et de laisser votre intuition aller. Êtes-vous « psorique » (P), « sycotique » (S), « luétique » (L) ou « tuberculinique » (T) ? Prenez soin de cacher avec une feuille la partie droite du tableau pour ne pas être influencé(e).

Une fois le questionnaire rempli, comptez les réponses de chaque colonne. Vous aurez ainsi le « poids » relatif de chaque diathèse pour vous. Il y a toujours une diathèse dominante, mais on n'est jamais « dispensé » de chacune d'elles.

Tableau 7-1 : Quelle est votre diathèse dominante ?

Aggravation la nuit de toutes les maladies			L	
Alimentation trop grasse	P			
Allergie familiale	P			
Alternance d'une maladie de la peau avec une autre maladie	P			
Alternance de dépression et d'euphorie				T
Amaigrissement malgré un très bon appétit				T
Amélioration à la montagne de tous les symptômes			L	
Angines répétées, maux de gorge fréquents			L	
Antécédent de coqueluche, rougeole ou bronchiolites, pneumonies				T
Antécédent de tuberculose personnel ou familial				T
Asthme	P			
Attirance pour le sucre et les sucreries	P			
Attirance pour le thé		S		
Au moins trois fois dans sa vie une de ces maladies : oxyures, tænia, gale, teignes	P			
Ballonnement intestinal chronique, gaz		S		
Caractère exalté, romantique, idéaliste				T

Tableau 7-1 Quelle est votre diathèse dominante ? (suite)

Caractère versatile et changeant, instabilité			L	
Caractère violent, coléreux, agité			L	
Consommation excessive d'alcool	P		L	
Constitution fluorique			L	
Constitution héréditaire carbonique	P	S		
Constitution phosphorique				T
Cystites à répétition				T
Déformations des os, douleurs des os la nuit, sensation de tiraillement			L	
Démangeaisons, tendance à se gratter	P			
Déminéralisation, ostéoporose				T
Dents de mauvaise qualité avec de nombreuses caries			L	
Déprime de l'automne, ou de l'hiver, ou fatigue du printemps	P			
Désir de sel et d'aliments riches en sels minéraux				T
Diarrhées fréquentes qui épuisent				T
Eczéma ou psoriasis	P			
Fibromes de l'utérus, mastoses des seins		S		
Frilosité extrême	P			
Grains de beauté multiples		S		
Hémorroïdes	P			
Herpès génital récidivant		S		
Hyperlaxité ligamentaire et entorses à répétition			L	
Hypersensibilité aux pollens, aux acariens avec asthme				T
Hypertension artérielle avec artérites, accidents vasculaires cérébraux, infarctus			L	
Infections génitales, IST mycoses génitales, herpès génital		S		
Insomnie chronique			L	
Intolérance marquée à la chaleur et tendance à sortir les pieds du lit	P			

Tableau 7-1 Quelle est votre diathèse dominante ? (suite)

Mal de dos, douleurs de croissance				T
Maltraitance prolongée et manque d'amour irrattrapable			L	
Maux de tête après un effort physique ou intellectuel				T
Migraine du week-end	P			
Mycoses vaginales répétées, prostatite, adénome de la prostate		S		
Nodules de la thyroïde, polypes intestinaux		S		
Obsession pour maigrir		S		
Odeurs corporelles fortes		S		
Palpitations à la moindre émotion				T
Peau d'aspect irrégulier, rugueuse, avec squames	P			
Peur obsessionnelle du cancer		S		
Phobies des microbes, tendance à se laver sans cesse les mains			L	
Poussée de fièvre sans explications				T
Prise de poids après un traitement, une intervention chirurgicale		S		
Prise prolongée de cortisone et/ou d'antibiotiques		S		
Rectocolite hémorragique, maladie de Crohn			L	
Rhumes des foins	P			
Rumination d'idées fixes		S		
Salivation abondante			L	
Sédentarité, faible niveau d'activité physique	P			
Sensibilité au froid et rhumes faciles				T
Sexualité très importante dans la vie				T
Sinusites répétées, rhumes interminables, avec écoulement vert épais		S		
Sous-alimentation dans l'enfance			L	
Spasmophilie, tétanie				T
Stress chronique, situations psychologiques inextricables, chagrins accumulés		S		

Tableau 7-1 Quelle est votre diathèse dominante ? (suite)

Tabagisme intense ou prolongé			L	
Tempérament vif mais épuisement rapide et ne va pas au bout des choses				T
Tendance à la cellulite, et à la rétention d'eau		S		
Tendance aux aphtes			L	
Transpiration visqueuse et de mauvaise odeur		S		
Très grande sensibilité à l'humidité (aggravation ou amélioration)		S		
Tristesse chronique, remords, dévalorisation	P			
Troubles circulatoires des extrémités				T
Ulcères de l'estomac ou ulcères variqueux			L	
Usage de drogues			L	
Vaccinations nombreuses dans un temps très court		S		
Verrues plantaires ou de la peau récidivantes		S		

Troisième partie

L'homéopathie en pratique

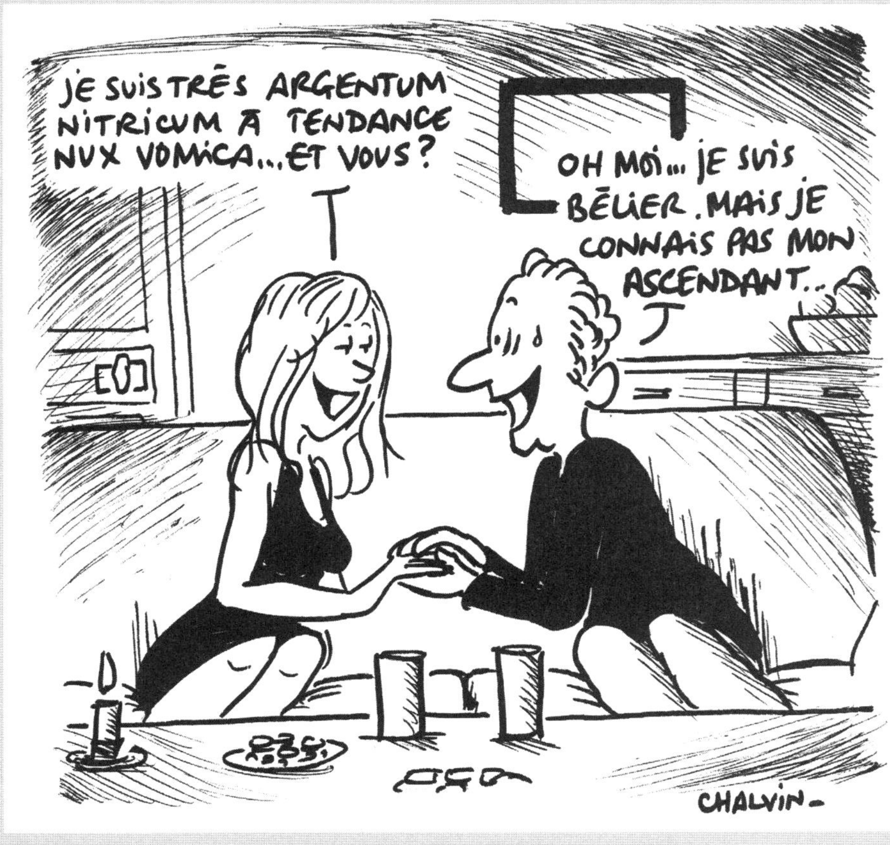
JE SUIS TRÈS ARGENTUM NITRICUM À TENDANCE NUX VOMICA... ET VOUS?
OH MOI... JE SUIS BÉLIER. MAIS JE CONNAIS PAS MON ASCENDANT...
CHALVIN

Dans cette partie…

Comment faire en pratique si on souhaite aborder pour soi ou sa famille ces petits globules sucrés ? Dans cette partie, vous comprendrez comment vous pouvez intégrer l'homéopathie dans les habitudes de la maison. Automédication ou pas, jusqu'où aller dans le fait de se soigner soi-même et qui consulter ? Comment, concrètement, avoir accès à des soins avisés et quels médicaments faut-il avoir chez soi ? Comment intégrer tout cela dans le parcours de soin et les remboursements ?

Chapitre 8

Homéopathie familiale : consultation ou automédication ?

Dans ce chapitre :

- Pourquoi en vient-on à l'homéopathie aujourd'hui ?
- Comment intégrer l'homéopathie dans sa vie de famille ?
- Faut-il se soigner seul ou consulter ?

L'homéopathie évolue tout en restant fidèle à sa vocation première. Soigner sans effet secondaire, dans le respect de chacun, dans une vision globale de la maladie et de la personne, en agissant aussi bien sur les symptômes apparents que sur le terrain plus profond.

Le patient évolue tout autant, mais au fond il reste le même. Son profil est immuablement celui de quelqu'un qui se prend en charge, ou au moins qui tente de le faire, et qui prend en charge sa maladie comme les petits maux les plus banals. Qu'il s'agisse du patient qui consulte régulièrement un homéopathe ou de celui qui se soigne seul avec une connaissance assez correcte de la méthode, ou encore de celui qui est à cheval entre son médecin homéopathe et les guides d'homéopathie, le point commun est un côté un peu « inspiré » face à la souffrance et à la maladie.

À RETENIR

Celui qui a recours à l'homéopathie se soigne mieux car il se prend mieux en charge, consulte globalement moins, absorbe peu de médicaments iatrogènes (entraînant des effets secondaires), consomme les médicaments (homéopathiques) les moins chers du marché, et finalement coûte bien moins cher à la société.

Le patient évolue en nombre surtout, car on évalue, sondages des instituts officiels à l'appui, à près de 60 % les Français qui ont recours régulièrement à l'homéopathie pour se soigner. Cette proportion est plus importante en Allemagne et encore plus en Suisse.

Mais comment concilier suivi médical et automédication, homéopathie et médicaments classiques, comment finalement placer un certain intérêt pour la chose homéopathique dans sa vie, sa maison, sa famille ?

La plupart des guides d'homéopathie qui existent ou ont existé utilisent cette expression d'homéopathie familiale. Quand un membre de la famille se « met » à l'homéopathie, c'est souvent une tendance contagieuse !

Placer l'homéopathie dans son foyer

Il existe autant de profils différents face à l'homéopathie que de foyers, mais on peut distinguer trois sortes de familles « homéopathisantes » :

- **La famille homéopathie de M. Jourdain**

  Elle se soigne avec des médicaments homéopathiques mais ne le sait pas vraiment. Une dose d'oscillococcinum® par-ci, quelques gouttes de L52® par-là, ou encore quelques gouttes de digestodoron®, une dose d'arnica parce que le petit est tombé et s'est fait un « bleu » au genou ; les habitudes sont prises pour une simple raison : ça marche, les produits sont efficaces.

- **La famille venue récemment à l'homéopathie**

  Sur le conseil d'amis, de collègues, ou parce qu'un membre de la famille est régulièrement malade et mal pris en charge par le médecin classique, on pousse la porte d'un homéopathe. On suit scrupuleusement les traitements et on commence à s'informer et à réfléchir, car on sait bien que l'homéopathie autorise une certaine automédication.

- **La famille de tradition homéopathique**

  Elle s'est toujours soignée ainsi, sauf impossibilité, et entend bien continuer. Elle a une vraie habitude et manie l'automédication en sachant parfaitement à quel moment il faut « lâcher l'affaire » et aller consulter. Lorsqu'elle consulte, elle le fait de manière éclairée car elle connaît bien l'importance des petits détails, des sensations « comme si », les modalités d'amélioration et d'aggravation des symptômes.

Il y a mal de gorge et mal de gorge

Face au même mal de gorge, que dit à son médecin un patient non familiarisé à l'homéopathie et que dit un patient qui y est habitué ?

Le premier précise qu'il vient pour une angine ou une pharyngite et que cela dure depuis trois jours et que, probablement, les pastilles à sucer que son pharmacien lui a vendues ne suffisent plus et qu'un antibiotique est nécessaire. Il parle de maladie, d'une certaine idée qu'il en a, mais il ne parle pas de lui ! C'est pourtant lui qui vient consulter.

Le second dira plutôt qu'il a une sensation de brûlure dans la gorge depuis trois jours, que cela a commencé en sortant de voiture alors qu'il pleuvait et qu'il avait oublié son parapluie. Il précisera que cela s'aggrave vers le soir et que les boissons chaudes l'améliorent. Il ne parlera pas de la maladie mais de lui-même, le malade !

Homéopathie : mode d'emploi ?

L'homéopathie est une méthode thérapeutique moderne, performante et fiable, mais comment l'utiliser ? L'automédication semble de mise (et cet ouvrage en est une preuve de plus) mais certains médecins se sont spécialisés dans cette approche spécifique. On trouve aussi des pharmaciens très compétents pour conseiller, des sages-femmes qui connaissent bien les immenses possibilités de l'homéopathie avant, pendant et après l'accouchement, des dentistes qui utilisent largement l'homéopathie pour la bouche et les dents et, enfin, beaucoup de non-médecins, naturopathes, ostéopathes, qui conseillent l'homéopathie à leurs clients.

Savoir comment placer l'homéopathie dans sa manière de se soigner, de se prendre en charge et de se faire aider est une question importante.

Si la question se pose de façon aussi nette, c'est d'abord et avant tout du fait de la totale innocuité des médicaments homéopathiques.

On ne se poserait pas la question de l'automédication ou du conseil par des non-médecins s'il s'agissait d'antidépresseurs ou d'antibiotiques.

Les trois grandes raisons de venir à l'homéopathie

Chaque histoire est unique, mais avec le temps, on s'aperçoit que les familles et les patients « entrent en homéopathie » par trois grandes portes de motivation :

- Les abus de la médecine classique et de ses échecs face aux rechutes.
- La guérison de problèmes non pris en compte par la médecine classique, le mal-être et l'inconfort.
- La recherche d'une certaine écologie personnelle.

Les abus et échecs de la médecine classique

Beaucoup de familles franchissent la porte d'un médecin homéopathe puisque leur enfant présente une maladie récidivante. Il peut s'agir de rhinopharyngites répétées ou de bronchiolites, d'otites qui n'en finissent jamais, ne guérissent pas complètement. Les traitements antibiotiques se suivent et l'enfant ne va jamais mieux. Bien sûr, il faut que l'immunité se fasse, mais nourrir un enfant avec 10 jours d'antibiotiques tous les 15 jours ne fait plaisir à personne. Parfois, c'est à l'occasion d'un eczéma ou d'une maladie allergique que l'on vient consulter un médecin homéopathe. Les pommades à base de corticoïdes sont très efficaces, de même que les médicaments antiallergiques, mais leur efficacité disparaît dès que l'on cesse de les utiliser. Cela n'est pas toujours satisfaisant non plus.

Parfois encore, les rhumatismes, les troubles digestifs sont bien calmés par les médicaments classiques, mais les effets secondaires finissent par obliger à limiter l'usage de ces derniers. Choisir entre ses douleurs d'arthrose et les douleurs d'estomac liées aux anti-inflammatoires peut à la longue lasser.

À RETENIR

Pour toutes ces raisons, on peut avoir le sentiment que les médicaments classiques sont performants mais qu'ils n'agissent la plupart du temps que sur des symptômes et pas sur des causes profondes. En dehors de cas assez limités, ils sont inopérants pour modifier les choses en profondeur et recouvrer une vraie santé. Ils soignent des maladies mais ils oublient de soigner des malades.

La guérison du mal-être et de l'inconfort, les maladies émergentes

La spasmophilie a très longtemps été mal considérée par la médecine classique. Avant que l'on commence à y voir un vrai déséquilibre des minéraux dans le corps avec les conséquences neurovégétatives sur la vie des gens, beaucoup de patients se voyaient mal pris en compte, traités comme des anxieux un peu centrés sur leur nombril.

Plus récemment, les gens souffrant de fibromyalgie ont souvent du mal à être pris au sérieux. Pourtant, ceux-là mêmes ou leur entourage proche et bienveillant savent très bien qu'avoir mal en permanence et se sentir épuisé n'est vraiment pas drôle et ne peut être mis sous la simple étiquette de « nervosité excessive ».

Que dire aussi de toutes les maladies sans nom qui empoisonnent la vie ? « Vous n'avez rien » est souvent la conclusion d'un parcours médical par trop décevant. « Je n'ai rien, oui, d'accord, mais j'ai mal ! »

Le chapitre de la gastro-entérologie est un exemple particulièrement probant. Dans notre monde moderne de rationalité et d'imagerie médicale perfectionné, aller consulter pour des troubles digestifs aussi divers que variés amène à avoir dans l'ordre ou dans le désordre : un scanner du ventre, une coloscopie, une fibroscopie. Ces examens sont majeurs et incontournables pour déceler les mauvaises surprises et permettre un traitement rapide et efficace, le plus souvent chirurgical. Mais dans le cas où ces examens sont normaux, le patient se retrouve seul avec son mal-être et obligé de sourire et d'être content… puisqu'il n'a rien !

La recherche d'une écologie personnelle

Respecter la vie sous toutes ses formes, la sienne comme celle de tous les êtres vivants de la planète, est plus que d'actualité.

De plus en plus de gens sentent bien qu'ils doivent cesser de colmater leurs maux, leur mal-être pour traiter en profondeur, afin de mettre de la vie dans leur vie. Ils préfèrent utiliser chaque fois que cela est possible des médecines respectant leur équilibre personnel et la vie qu'ils sentent au cœur de leurs cellules et de leurs tissus.

On entre en homéopathie comme on traverse la rue !

Avez-vous déjà observé une famille traverser une rue, avec prudence bien sûr ? La maman est devant et dirige la poussette. Puis suivent les autres enfants et peut-être la mamie. Loin derrière, le nez au vent et songeant à autre chose, le père. Ce cliché se veut évidemment humoristique et correspond à une image d'Épinal. Quoique…

Nous aurons donc, dans l'ordre d'apparition au milieu de la chaussée : bébé, maman, les enfants, mamie, puis enfin papa.

C'est statistiquement et le plus souvent dans cet ordre que la famille entre chez le médecin homéopathe. On y amène bébé pour son eczéma ou ses rhino-pharyngites. Cela marche, on est content et maman parlera de ses problèmes, sa fatigue, ses migraines. Viendront ensuite les autres enfants qui ont du mal à se concentrer à l'école et mamie qui souffre tellement de ses rhumatismes. Bien plus tard, six mois à un an en moyenne, débarquera papa épuisé par son chef de service et sur le point de craquer.

N'oublions pas tout de même la collègue de bureau, admirative des migraines disparues chez maman.

Se soigner tout seul ou voir un spécialiste ?

La question se pose de savoir si on peut se soigner tout seul ou pas et quelle est la pertinence d'un ouvrage tel que celui-ci avec des conseils et une matière médicale destinée au grand public.

La réponse est qu'il y a deux manières d'utiliser l'homéopathie. Résoudre ponctuellement un petit problème ou suivre un conseil en attendant le médecin peut très bien se faire dans une automédication raisonnable.

S'il s'agit de soigner en profondeur un mal-être global, dans lequel le psychisme a une part importante, alors il est impossible d'avoir ce regard global sur soi-même, y compris si l'on est médecin.

À RETENIR

Il faut savoir qu'un médecin homéopathe, lorsqu'il est malade d'autre chose que d'une affection bénigne et ponctuelle, et qu'il souhaite vraiment prendre un traitement qui agira en profondeur, va voir un de ses confrères ! Tout est dit.

Mais une fois ce regard distancé posé sur vous-même, une fois un traitement établi avec l'œil d'autrui, du professionnel, il est très intéressant de comprendre le génie des médicaments qui auront été choisis. Cela s'appelle une compréhension participative à sa propre guérison, ce que seule l'homéopathie permet à ce degré aussi élaboré.

Tous les guides d'homéopathie, et celui-ci n'échappe pas à la règle, tiennent un double discours, puisqu'ils comportent la plupart du temps une partie « guide » pour soigner soi-même ses petits maux par automédication et qu'ils insistent tous aussi sur la nécessité d'avoir recours à un vrai professionnel de l'art pour un traitement personnalisé.

À RETENIR

Les deux approches sont également vraies et ne sont d'ailleurs absolument pas incompatibles.

Les raisons de se soigner tout seul

- **Le premier argument est celui de l'innocuité totale des médicaments homéopathiques.** Le principe de dilution et dynamisation (voir chapitre 1) rend ces médicaments très actifs dans le bon sens s'ils sont indiqués et totalement inactifs et sans risques s'ils sont « à côté de la plaque ». Le seul danger serait de méconnaître et de ne pas soigner efficacement une maladie grave, et nous insistons encore une fois sur l'utilité de consulter en cas de trouble inhabituel, bizarre ou persistant.

  On pourra donc sans soucis prendre de l'arnica en cas de courbatures ou d'ecchymoses après un choc. On pourra tout autant prendre de la noix vomique (nux vomica) en cas d'indisposition digestive passagère. On pourra aussi prendre un peu de fève de Saint-Ignace (ignatia) en cas de poussée de stress momentanée.

- **Le deuxième argument est celui d'une meilleure prise en charge de sa santé et de son équilibre personnel.** Rechercher dans un guide quel médicament on pourrait prendre pour un début de rhume ou une insomnie passagère oblige à se poser des questions sur son propre fonctionnement et cesser de traiter son corps comme on le ferait pour sa voiture, en objet à réparer.

À RETENIR

On a constaté que les personnes se soignant très régulièrement ou soignant leur famille par homéopathie, dans la limite du raisonnable bien sûr, se prennent davantage en charge et finalement sont moins malades que les autres ! Cesser d'être assisté pour les petits bobos et se prendre en main est une démarche de bonne santé et d'hygiène de vie, à n'en pas douter. La recherche des modalités, des horaires, si importante pour le choix du bon médicament amène à observer, réfléchir et réformer son mode de vie dans un sens plus positif.

- **Le troisième argument se situe du point de vue du médecin.** Quel plaisir de soigner des gens attentifs (et non pas nombrilistes et anxieux) à leur fonctionnement ! C'est alors une vraie relation d'alliance thérapeutique et un rôle pédagogique pour le médecin plutôt qu'un rôle toujours infantilisant et palliatif.

L'automédication, jusqu'où ?

S'il est un mot qui fâche et qui ne le devrait pas, c'est bien le mot « automédication ». Faut-il y voir son côté négatif et catastrophique ? Ou son côté positif et logique ?

Débarrassons-nous du côté négatif. S'automédiquer ne consiste ni à prendre des médicaments dangereux réservés à la prescription, ni à retarder le moment de consulter alors que des symptômes inquiétants sont là. Cela ne consiste pas non plus à finir les fonds d'antibiotiques ou d'anti-inflammatoires sous prétexte que l'on pense que « c'est pareil que la dernière fois ».

L'automédication ne consiste pas à se priver du diagnostic et du traitement adapté. Elle ne doit jamais être un « moins », une perte de chance, mais doit s'inscrire dans un « plus ».

Le côté positif est de tenter d'être un patient éclairé et soucieux de se prendre en charge, et d'éviter d'être un consommateur passif de médecine, de soins, de médicaments.

L'évolution des dépenses de santé publique et la diminution des capacités de prise en charge vont d'ailleurs dans ce sens de rendre les gens plus responsables de leur santé.

Ne pas se soigner sans savoir !

Ce qui compte avant tout est de savoir ce que l'on fait. Une maman qui donne un peu de paracétamol (ou belladonna, ferrum phos, c'est encore mieux) à un enfant qui mouche et qui a 38 °C est-elle déraisonnable ? Bien sûr que non. Si elle continue alors que la fièvre monte, que l'enfant se touche l'oreille ou que cela traîne depuis quelques jours, est-elle toujours raisonnable ? Bien sûr que non.

Quelqu'un qui connaît sa maladie (un diabétique depuis plusieurs années, quelqu'un qui fait régulièrement des cystites, des sinusites) et quelqu'un qui présente les symptômes pour la première fois ne se comporteront pas de la même manière.

Le « plus » de l'homéopathie

Les médicaments homéopathiques sont particulièrement adaptés à une automédication éclairée, sans mettre en danger la personne, devant des symptômes répétés, traînants ou inquiétants.

Ils sont sans dangers iatrogènes. La iatrogénie (capacité d'engendrer une maladie à cause du médecin (*iatros* en grec) ou d'un médicament) est responsable d'un nombre significatif de problèmes de santé, sans parler des maladies nosocomiales.

À RETENIR

Avec un médicament homéopathique, on ne craindra jamais de faire une erreur dangereuse en prenant le mauvais médicament. Tout ce que l'on risque en prenant gelsemium alors qu'il aurait fallu ignatia, c'est que cela soit inefficace.

Les conseils de la quatrième partie de ce livre sont destinés à la fois à une certaine automédication, mais aussi à attirer l'attention sur les possibilités très larges de l'homéopathie dans beaucoup de maladies.

C'est en forgeant qu'on devient forgeron

C'est en utilisant l'homéopathie qu'on accroît ses connaissances et que l'on maîtrise de mieux en mieux. Le praticien homéopathe est aussi là pour aider le patient à mieux s'y retrouver. Un bon homéopathe est celui qui apprend à ses patients à s'autonomiser, à mieux se prendre en charge, à ne pas consommer de granule passivement et sans discernement.

TÉMOIGNAGE

Arnica ou radio ?

Tatiana a 5 ans et est tombée en jouant avec ses copines. Elle se plaint d'avoir mal au genou et a un bel hématome. Elle marche sans difficulté, mais boitille un peu. Sa mère lui donne tout de suite une dose d'arnica 9CH qui calme la douleur assez vite et qui fait dégonfler le genou. Elle continue à lui donner de l'arnica mais en 5CH et en granules, toutes les demi-heures. En début d'après-midi, Tatiana boitille toujours malgré tout et sa mère décide d'aller consulter, avant que les cabinets médicaux ne soient fermés. La radio ne révélera rien et Tatiana verra son hématome s'estomper très vite grâce à l'action de l'arnica.

Jason a 12 ans et est tombé sur le poignet en rollers. Le gonflement est immédiat et la douleur très importante. Une dose d'arnica 12CH permet de patienter le temps d'aller aux urgences et d'y être vu. Le verdict tombe : fracture et plâtre en résine. On continuera arnica en 5CH alterné avec symphytum en 4CH pour diminuer l'œdème, la douleur et hâter la cicatrisation.

Les raisons de consulter un professionnel homéopathe

Ce sera la plupart du temps un médecin généraliste ayant fait une formation complète pour maîtriser la méthode homéopathique. Mais il s'agira parfois, malheureusement trop rarement d'un spécialiste, pédiatre, cardiologue, rhumatologue, etc. ayant fait la même démarche en plus de sa spécialisation d'âge ou d'organe. Parfois aussi, il s'agira d'un ou d'une sage-femme. Dans le cadre de la fin de la grossesse, de l'accouchement et de l'allaitement, les sages-femmes homéopathes, bien trop peu nombreuses, sont d'une efficacité et d'une compétence très appréciables. Il pourra s'agir d'un dentiste s'étant lui aussi formé, car les applications de l'homéopathie dans l'art dentaire sont nombreuses. Il pourra s'agir d'un kinésithérapeute, qui sera en mesure de conseiller dans le domaine qui est le sien et sous couvert toujours de l'accord du médecin traitant. N'oublions pas nos amis à quatre pattes (ou à deux), car les vétérinaires homéopathes sont nombreux et compétents (voir chapitre 16).

À RETENIR

Le terme de « consultation » s'applique à la médecine et aux professions médicales. Cela ne préjuge pas de la bonne connaissance qu'ont un certain nombre de naturopathes non médecins dans les possibilités de l'homéopathie.

Dans les professions médicales, les kinésithérapeutes, qui n'ont pas le droit de « prescrire » au sens strict peuvent souvent être de bon conseil en homéopathie, dans le domaine qui est le leur bien entendu.

Les sages-femmes qui se forment à l'homéopathie sont une aide majeure en obstétrique et en postnatal, et leurs conseils seront toujours très avisés.

Les chirurgiens dentaires sont tout à fait habilités à prescrire, dans le domaine qui est le leur. Si, la plupart du temps, leurs prescriptions se résument aux antidouleurs, anti-inflammatoires, bains de bouche et antibiotiques, ils sont, lorsqu'ils se sont formés à l'homéopathie, très efficaces sur bon nombre de problèmes liés aux dents. Cela va de l'infection en elle-même à la gestion de la douleur, en passant par la cicatrisation, les problèmes de gencives et même le trac de passer sur le fauteuil !

Avec le chirurgien dentiste dans son domaine réservé, c'est le médecin qui sera le plus à même de donner un traitement répondant à un diagnostic qu'il aura posé.

Une bonne connaissance

À RETENIR

Le médecin, dentiste ou autre correctement formé à l'homéopathie a une connaissance des médicaments homéopathiques bien plus grande et bien plus approfondie que celle qui figure dans les guides, même les meilleurs.

Il sait débusquer le traitement le plus adapté et ce traitement sera efficace très rapidement, contrairement à l'idée reçue qui veut qu'un traitement homéopathique mette 2 000 ans à agir.

Il saura poser les bonnes questions, que l'on n'aura pas pensé à se poser à soi-même, et mettre au jour les modalités si importantes pour le choix du bon médicament. Parmi ces modalités, l'horaire d'aggravation ou d'amélioration, l'amélioration par le chaud, le froid, par le mouvement et le repos, etc. sont des choses essentielles pour bien choisir le médicament. Il saura aussi vous guider dans la manière de rythmer les prises de médicaments et sur les hauteurs de dilution qui peuvent avoir une grande importance.

Ça gratouille ou ça chatouille ?

Dans la manière de déterminer le bon médicament, il est un élément toujours surprenant pour la personne qui aborde l'homéopathie pour la première fois : la sensation.

Le médecin homéopathe vous obligera à parler en symptômes et non pas en syndromes. Notre monde rationnel moderne nous a habitués à nous plaindre de maux d'estomac et de migraines ou de troubles de la circulation dans les jambes. Le médecin homéopathe refusera que vous vous cachiez derrière ces mots. Que ressentez-vous exactement ? Cela brûle-t-il ou cela serre-t-il à l'estomac ? C'est comme un poids ou comme un coup de poignard ? Cela irradie ou non ? Et votre tête, à droite ou à gauche ? Cela tape ou c'est muet ? Les jambes sont-elles lourdes ou brûlent-elles ? Ressentez-vous une sensation de démangeaison ou de brûlure ? de picotement ou d'éclatement ?

Au fur et à mesure, il vous guidera et vous vous habituerez à revenir à un vocabulaire très « près du corps » dans lequel la sensation exacte ressentie se dévoile pour le choix du bon médicament.

Un traitement de fond

La principale raison qui pousse à aller consulter un professionnel homéopathe reste malgré tout le désir de ressortir avec une ordonnance de traitement de fond. Traiter le fond, le terrain, la tendance à la récidive est le travail principal de celui qui s'est formé correctement à la méthode homéopathique. L'ordonnance pour un, deux, trois mois ou même davantage aura cette caractéristique de poursuivre la prise des médicaments même si les symptômes ont disparu, de manière à soigner et éradiquer cette maladie invisible qu'est le terrain (voir chapitre 7).

TÉMOIGNAGE

L'ordonnance de Nadège

Nadège a 35 ans et est acheteuse dans une société qui travaille pour la grande distribution. Son métier n'a rien de reposant et possède son lot de stress permanent. Elle a consulté pour un dermographisme survenu depuis quelques années et qui s'est aggravé dans les périodes de tension au travail. Ce dermographisme fait que sa peau marque de manière très anormale au moindre frottement et que si, par malheur, elle est même légèrement griffée par le coin d'un meuble ou le frottement du moindre objet, la peau garde la marque rouge de ce frottement. Brûlures et picotements, envies de se gratter (aggravantes) sont la sanction quasi immédiate.

Son traitement comporte une dose de tuberculinum 7CH, à prendre toutes les semaines et les autres jours de la semaine, trois granules d'urtica urens (l'ortie) tous les matins et trois granules d'agaricus (l'amanite tue-mouche) le soir. Avec cela lui a été prescrite une plante de drainage pour aider à éliminer les toxines dont l'élimination est freinée par son mode de vie et son stress. Il s'agit de la bardane (arctium lappa), dont Nadège prend 50 gouttes de teinture mère tous les soirs avant le dîner.

Il s'agit là d'une ordonnance d'un homéopathe appartenant à l'école pluraliste (voir chapitre 4). Nadège prendra son traitement quoi qu'il arrive et refera le point avec le médecin d'ici six semaines.

Plusieurs sortes de médecins homéopathes

Le Conseil national de l'ordre des médecins n'autorise un praticien à faire figurer sur sa plaque et sur ses ordonnances la mention « orientation homéopathie » en complément de sa spécialité (médecine générale ou autre) que si celui-ci a suivi une formation valable de trois années dans une école assurant un nombre d'heures suffisant.

À RETENIR

Mais n'oublions pas que l'on peut prescrire de la pommade sans être diplômé en dermatologie, soigner les rhumatismes sans être rhumatologue. Ainsi, bon nombre de médecins généralistes prescrivent assez régulièrement et de manière éclairée des médicaments homéopathiques dans certains cas précis qu'ils maîtrisent sans être homéopathes pour autant et sans le marquer sur leur plaque et leurs ordonnances. Ce genre de pratique est tout à fait valable et ne saurait être critiqué. Ce peut être le cas d'un médecin qui « s'intéresse » à la méthode ou qui prévoit une formation plus complète sans l'avoir encore effectuée.

Notre pays compte beaucoup de ces prescripteurs occasionnels ou réguliers d'homéopathie et tous les intermédiaires existent entre celui qui prescrit de l'arnica et du nux vomica de temps à autre et le médecin homéopathe qui a totalement orienté sa pratique sur les traitements homéopathiques.

En fonction de votre lieu de résidence, vous pourrez choisir telle ou telle sorte de médecin homéopathe.

Comment trouver son médecin homéopathe ?

Les médecins homéopathes reconnus comme tels et valablement formés sont libres d'informer les patients par le biais des pages jaunes de l'annuaire téléphonique. La rubrique « orientation homéopathie » est destinée à cela, même si certains homéopathes diplômés ont choisi de ne pas y figurer.

Une autre manière d'informer les patients est bien sûr la plaque et les ordonnances. Rappelons que le conseil de l'ordre a pour mission de veiller à l'information correcte des patients en ce qui concerne les orientations, spécialités et capacités de tous les médecins.

Enfin, un bon moyen de connaître les médecins homéopathes de sa région est de consulter les listes mises à disposition par les syndicats de médecins homéopathes. Il en existe deux qui possèdent leur site internet (voir chapitre 27). Il faut préciser que le fait de figurer sur la liste de l'un ou l'autre de ces syndicats est un critère fiable de qualité du médecin ; cependant, un médecin tout à fait valable peut choisir de ne pas être syndiqué ni à l'un ni à l'autre !

Pour choisir votre médecin homéopathe, posez-vous ces questions :

- Préférez-vous un médecin spécialisé en homéopathie loin de chez vous ou votre généraliste habituel qui prescrit un peu d'homéopathie ?
- Souhaitez-vous que votre médecin homéopathe soit votre médecin traitant ou préférez-vous le consulter ponctuellement tout en gardant comme médecin traitant un généraliste classique ?
- Souhaitez-vous avoir affaire à un uniciste ou à un pluraliste (voir chapitre 4) ?
- La question financière est-elle cruciale pour vous et le tarif, le mode de conventionnement sont-ils des éléments incontournables ? N'hésitez pas à poser la question au téléphone, c'est parfaitement légitime. Un médecin ayant confiance en lui-même, ayant fixé ses honoraires en fonction de l'effort et du temps passé vous répondra sans problème même s'il est un peu cher.
- Souhaitez-vous privilégier la proximité de votre domicile et la disponibilité des rendez-vous ou plutôt la notoriété et l'expertise ?

Ce sont vos critères qui doivent s'appliquer et vous ferez ainsi votre choix (ou vos choix) en toute connaissance de cause.

Paris, Tulle, Cannes, Argenton-sur-Creuse… les inégalités territoriales

On trouve plus facilement un médecin homéopathe en étant francilien ou en habitant dans les Alpes-Maritimes que dans le Limousin ou en Champagne. Cette inégalité n'est pas propre à l'homéopathie, elle touche toutes les spécialités médicales.

Cette disparité se retrouve dans le nombre de praticiens et dans le tarif, le plus souvent moins élevé lorsqu'on s'éloigne des grandes villes.

Une idée reçue mérite d'être écartée. De grands noms de l'homéopathie exercent en zone rurale ou semi-rurale, simplement parce que c'est leur choix de mode de vie. L'idée que le « grand homéopathe » est forcément à la ville ne repose sur rien.

Chapitre 9

Remboursement et parcours de soins

Dans ce chapitre :

- L'homéopathie, oui, mais à quel prix ?
- Les modes de remboursement des consultations et des médicaments
- *Quid* du médecin homéopathe dans mon parcours de soins ?

Les consultations et médicaments homéopathiques sont remboursés, mais pas toujours aux mêmes conditions. Aujourd'hui, il faut également tenir compte d'un critère supplémentaire : le parcours de soins.

La loi sur le médecin traitant a changé les choses. Auparavant, on pouvait parfaitement voir son généraliste classique et aller consulter ponctuellement un médecin homéopathe ou un acupuncteur. Le seul critère retenu pour le remboursement était de savoir s'il était conventionné ou non, en secteur 1 ou 2.

Depuis la loi sur le médecin traitant, il n'en est pas de même.

Remboursé ou pas remboursé ?

Les caisses de sécurité sociale et les assurances complémentaires remboursent les médicaments homéopathiques et les consultations homéopathiques sous certaines conditions.

Ces conditions sont fixes et universelles pour la Sécurité sociale mais varient selon les assurances complémentaires.

Le remboursement des médicaments : 35 %

À RETENIR

La plupart des médicaments homéopathiques sont remboursables par la Sécurité sociale. Les assureurs complémentaires remboursent la différence à des degrés divers selon les contrats.

- Le taux de remboursement des médicaments homéopathiques est unique : 35 % depuis le 19 janvier 2004.
- Pour qu'un médicament homéopathique soit remboursable à 35 % (dans le cas contraire c'est 0 %), il doit figurer sur une liste qui est différente selon qu'il s'agit d'un médicament unitaire ou d'une préparation magistrale.
- Ils seront alors remboursables quelle que soit la présentation galénique (granules, doses globules, gouttes, poudres orales, suppositoires, pommades, doses ampoules buvables et ampoules buvables, comprimés).
- Pour qu'un médicament soit remboursable, il faut également qu'il soit en dilution hahnemannienne (DH ou CH). Les dilutions korsakoviennes (K) ne sont jamais remboursables (voir chapitre 1).

NOTE TECHNIQUE

Médicament unitaire ou préparation magistrale complexe

Les médicaments unitaires sont les plus connus. Comme leur nom l'indique, il s'agit d'un médicament contenant une seule substance diluée et dynamisée. Nux vomica 5CH est un médicament unitaire. Belladonna 15CH aussi. Ces unitaires pourront être délivrés en granules, tubes doses, pommades, gouttes, suppositoires, etc. comme nous le verrons plus loin. Ils sont pour la plupart remboursables.

Les préparations magistrales complexes sont des médicaments préparés spécialement pour un patient donné. C'est le « magister » du médecin qui définit la formule et les différents médicaments qui seront ainsi mélangés dans le même médicament.

Berberis - solidago - taraxacum - carduus marianus aa 4CH est une préparation magistrale qui contient quatre médicaments unitaires (le berberis, la verge d'or, le pissenlit et le chardon-marie) dilués et dynamisés en 4CH et mis en proportion égale (c'est ce que signifie « aa »).

Ces préparations magistrales sont remboursées si l'ensemble des constituants est inscrit sur une liste de 306 souches (les plus courantes bien heureusement) et que le prescripteur a noté sur l'ordonnance la mention « prescription à but thérapeutique en l'absence de spécialités équivalentes disponibles ».

Le cas particulier des formules de prescription courante (FPC)

Certains médicaments sont composés de plusieurs unitaires mais ne sont pas considérés comme des préparations magistrales car leur formule « courante » n'a pas été prescrite pour un malade précis mais plutôt pour une indication thérapeutique.

Passiflora composé, par exemple, contient en plus de la passiflore plusieurs autres plantes, dont ignatia et coffea, et constitue un médicament antiangoisse apaisant.

Ces formules composées de prescription courante (FPC) sont remboursables à 35 %

Tableau 9-1 : Les remboursements des médicaments

Présentation	*Mode de dilution*	*Appartenance à une liste*	*Remboursement*
Unitaires	DH ou CH	Figurant sur la liste (les plus usités)	35 %
Unitaires	DH ou CH	Hors liste	NON
Unitaires	K		NON
FPC			35 %
Préparations magistrales	DH ou CH	Liste des 306 et mention du médecin	35 %
Préparations magistrales	DH ou CH	Un seul constituant hors liste ou pas de mention	NON
Préparations magistrales	K		NON

Des prix de médicaments modérés

Il y a deux poids, deux mesures. Du côté des médicaments remboursables, le prix est resté bloqué depuis 1988 ! Avec un prix ne dépassant pas 1,80 euros par tube pour les formes granules et doses les plus courantes, le médicament homéopathique est le médicament le moins cher de France pour un rapport bénéfice/prix défiant toute concurrence. Nous verrons plus loin que ce blocage des prix n'encourage pas la recherche scientifique toujours coûteuse qui serait nécessaire pour asseoir la méthode vis-à-vis de toutes les instances.

Du côté des médicaments non remboursables, les prix restent bas, mais sont sensiblement plus élevés, tout en étant nettement moins chers que les plus basiques des médicaments classiques.

La franchise médicale et le médicament homéopathique

La loi prévoit une franchise de 50 centimes par boîte, quel que soit le médicament, avec un maximum de 50 euros par an et par personne. Le médicament homéopathique n'échappe malheureusement pas à cette règle malgré son prix déjà dérisoire. Cela constitue certainement une grave injustice car cela pénalise les patients utilisant les médicaments les moins chers. En outre, le fait que cela décourage ces patients et qu'ils se reportent sur des médicaments classiques nettement plus chers signifie une augmentation des dépenses de santé ! L'inverse du but recherché...

Le remboursement des consultations

Il faut bien distinguer le prix et le remboursement de la consultation, et le prix de la consultation des médicaments homéopathiques.

Le remboursement de la consultation dépend uniquement du type de médecin que l'on est amené à consulter et pas du tout du fait qu'il pratique l'homéopathie ou non.

La première chose à dire est que la personne consultée doit être un médecin officiellement installé. Les naturopathes et autres professions n'ayant aucun lien avec la Sécurité sociale ne voient pas leurs consultations remboursées. Cela ne préjuge pas du bien-fondé de leurs conseils homéopathiques, mais signifie simplement qu'à l'heure actuelle, seules les professions bénéficiant d'une convention avec les caisses de sécurité sociale peuvent être remboursées. Cela n'est pas toujours le cas dans les autres pays de la Communauté européenne et cela indique que la situation n'est pas forcément figée en France.

Les trois secteurs conventionnels

On distingue trois sortes de médecins au regard de la Sécurité sociale et des remboursements :

- **les médecins conventionnés avec tarifs opposables** (médecins conventionnés de secteur 1) ;

- **les médecins conventionnés à honoraires libres** (médecins conventionnés de secteur 2) ;
- **les médecins hors convention** (on les appelle aussi de secteur 3 ou de secteur 0).

Actuellement, le tarif opposable d'une consultation de généraliste est de 22 euros (23 euros à partir du 1er janvier 2011) et celle d'un spécialiste de 23 euros.

Lorsque vous consultez votre médecin homéopathe, ce qui déterminera le remboursement est donc le fait qu'il soit spécialiste ou généraliste et son secteur d'activité (1, 2 ou hors convention).

Si le médecin de secteur 1 doit respecter le tarif opposable (sauf cas particulier comme une exigence particulière du patient), le médecin de secteur 2 est libre de fixer librement ses honoraires, à condition que ceux-ci soient affichés dans la salle d'attente. Le médecin hors convention est libre bien entendu lui aussi de fixer ses honoraires avec affichage obligatoire également.

Dans tous les cas, la loi prévoit que, lorsque le tarif dépasse 70 euros pour une consultation, le patient doit se voir proposer un devis avant le début de la consultation.

Quels sont les tarifs ?

Ils varient beaucoup selon les médecins. Des 22 euros du généraliste de secteur 1 qui ne pratique pas de dépassement pour exigence particulière jusqu'au médecin hors convention très réputé qui dépasse parfois beaucoup plus, la grille est large et il est prudent, pour éviter malentendu et déception, de s'enquérir du tarif au moment de la prise du rendez-vous.

À RETENIR

Le tarif dépasse très rarement 80 euros et le pic de fréquence se situe entre les 22 euros du secteur 1 et 50 euros environ.

Sur quoi repose le tarif ?

Il dépend du domaine d'activité, de la notoriété du médecin et du secteur géographique.

- Paris et l'Île-de-France seront toujours plus chers que la province et les grandes villes plus chères que les villages.
- Les médecins de secteur 1 prennent 22 euros, mais considèrent parfois que le temps consacré et le caractère « homéopathique » de la consultation constituent une exigence particulière du patient. Ils opèrent dans ce cas un dépassement qui n'est jamais très haut.

- Les médecins du secteur 2 et hors convention peuvent fixer librement leurs tarifs et sont par conséquent plus chers que ceux du secteur 1.

Enfin, la notoriété est une affaire subjective. Seul le patient peut juger en la matière.

Et la CMU ?

Tout médecin est tenu d'accepter les patients qui bénéficient de la couverture médicale universelle ou CMU. La loi prévoit que, dans certains cas bien limités et en dehors de toute urgence, le médecin peut, au même titre que le médecin de secteur 1 demander au patient ayant la CMU un léger dépassement pour le temps plus long qui lui est consacré.

La Suisse en avance !

La Suisse est la plus avant-gardiste puisqu'elle a opté pour le remboursement depuis peu des médecines alternatives, dont l'homéopathie quel que soit le praticien, même si celui-ci n'est pas médecin. La médecine chinoise, la médecine ayurvédique, la phytothérapie seront remboursées de la même manière. Cela est la conséquence d'une consultation populaire (les Suisses disent une « votation ») du 17 mai 2009.

Tableau 9-2 : Les remboursements chez le généraliste

	Tarif	*Base de remboursement*	*Remboursement*
Secteur 1	22 euros*	22 euros*	70 %
Secteur 1 (exigence particulière)	22 euros* + léger dépassement	22 euros*	70 %
Secteur 2	Libre	22 euros*	70 %
Hors convention	Libre	Très faible	Autour de 1 euro

* 23 euros à partir du 1er janvier 2011.

Médecin homéopathe et médecin traitant

Si le médecin homéopathe est conventionné (en secteur 1 ou 2, cela n'a pas d'importance), il peut être choisi comme médecin traitant, à condition qu'il accepte bien entendu.

Dans ce cas, il sera le centre du parcours et pourra vous adresser à un spécialiste (dermatologue, cardiologue, etc.). La plupart des médecins homéopathes acceptent de devenir le médecin traitant des patients qui le souhaitent.

Comment faire pour être dans le parcours de soins ?

À RETENIR

Pour être remboursé au mieux par la Sécurité sociale et par l'assurance complémentaire, il faut être dans le fameux parcours de soins. On y est soit parce que l'on consulte son propre médecin traitant, soit parce que l'on est envoyé par celui-ci à un confrère spécialiste ou généraliste.

Lorsque l'on a choisi de garder comme médecin traitant son généraliste classique, on peut parfaitement lui demander une lettre pour aller consulter un médecin homéopathe. Ce dernier établira alors la feuille de soins (papier ou électronique), en précisant que le patient est « orienté par le médecin traitant ». Le remboursement sera optimal, comme s'il s'agissait du médecin traitant.

Et le hors-piste du hors-parcours ?

À RETENIR

Il faut savoir que vous restez totalement libre d'aller consulter qui vous voulez, même sans être orienté(e) par le médecin traitant. Le médecin homéopathe, s'il est généraliste (la plupart du temps) ne changera pas son tarif, mais votre remboursement sera moindre. Cela peut arriver lorsque quelqu'un ne souhaite ni changer de médecin traitant, ni risquer de froisser ce dernier en lui demandant à voir un confrère homéopathe.

Médecin traitant ne veut pas dire médecin de l'urgence

Le médecin traitant est celui qui centralise tout le dossier médical et qui est censé coordonner les soins des différents spécialistes. C'est également lui qui fait les demandes de 100 % (affections de longue durée). Ce n'est pas obligatoirement celui qui viendra vous voir à votre chevet lorsque vous aurez 39 °C de fièvre ou serez immobilisé(e) avec une sciatique. Le médecin consulté en urgence est par définition « dans le parcours » puisqu'il intervient en urgence. Un médecin homéopathe peut parfaitement être choisi comme médecin traitant même s'il ne réside pas juste à côté de chez vous, ou que son activité ne lui permet pas de faire des visites.

Chapitre 10

S'organiser à la maison

Dans ce chapitre :

- Que faire des médicaments à la maison ? Où les stocker ?
- Attention aux dates de péremption !
- Se constituer une trousse d'urgence homéopathique

Une maison où l'on se soigne à l'homéopathie est une maison dans laquelle les tubes de granules et les flacons de gouttes ont tendance à s'accumuler. Que l'on soit adepte de l'automédication ou que l'on consulte régulièrement, les tubes entamés ou non utilisés prennent de la place. Que doit-on en faire, que doit-on jeter et que peut-on garder ?

Stocker les médicaments

Il est tout à fait intéressant de garder les tubes, entamés ou non, de granules homéopathiques, car ils peuvent servir à un autre moment. Les flacons de gouttes ont souvent moins d'intérêt car ils se périment plus vite une fois débouchés et ne correspondent pas toujours aux conseils que l'on peut trouver dans un guide (on traite plus souvent des granules et des doses que des gouttes).

L'idéal est de ne pas les conserver en l'état, en vrac, ou attachés avec des élastiques, car on est alors à peu près certain qu'ils ne resserviront jamais, et qu'on finira par les jeter une fois périmés.

Il existe de mini tiroirs de rangement tout à fait adaptés aux tubes homéopathiques ; les pharmaciens seront en ce domaine de bon conseil. On pourra aussi utiliser de petites boîtes et adopter le rangement alphabétique. L'idée est de pouvoir retrouver facilement un tube de granules ou une dose lorsqu'on la cherche. Les étiquettes doivent être lisibles sans difficulté (les tubes sont ronds et tournent, comme la tartine beurrée, souvent du mauvais côté !).

Médicaments en double !

De traitement en traitement, votre homéopathe sera amené à revenir de façon cyclique sur les mêmes médicaments. Ce n'est pas par paresse intellectuelle ou par manque d'imagination, mais simplement parce qu'il s'agit de vous et donc des médicaments qui vous ressemblent !

À RETENIR

Avant d'aller à la pharmacie, pensez à économiser l'argent public en vérifiant si vous ne possédez pas déjà les médicaments (même si vous êtes déjà économe en vous soignant avec les médicaments les moins chers).

Attention aux dates de péremption !

ATTENTION !

Les médicaments homéopathiques ont, comme tous les autres médicaments, une date de péremption. C'est indiqué de façon visible sur l'étiquette ou la vignette. Faites régulièrement du ménage dans votre stock.

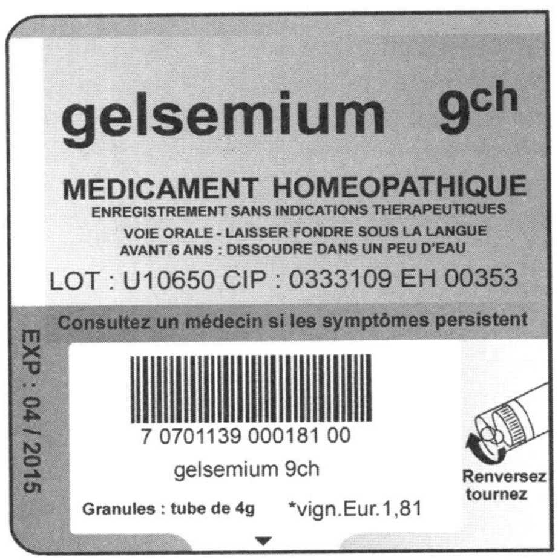

Figure 10-1 : Vignette d'un tube de granules de Gelsemium 9CH.

Chercher le tube après avoir fait son choix

C'est seulement après avoir décidé que l'on prendrait tel ou tel médicament que l'on cherchera si on le possède déjà. Dans le cas contraire, on va l'acheter chez son pharmacien sans hésiter.

Le plus mauvais moyen de se soigner à l'homéopathie est de fouiller dans ce que l'on a pour voir ce qui pourrait convenir. Échec assuré !

La trousse d'urgence homéopathique

Pratique et utile, un stock minimal de médicaments à posséder à la maison permet de faire face à toutes les petites situations d'automédication. Le terme de trousse d'urgence est un peu excessif car il s'agira de pouvoir remédier à de petites choses.

La trousse en bref

Les 20 médicaments qui suivent correspondent aux situations les plus courantes. Vous enrichirez votre trousse en fonction de vos propres habitudes et des situations les plus fréquemment rencontrées pour vous ou votre famille.

- AESCULUS 5CH, 1 tube granule
- ALLIUM CEPPA 5CH, 1 tube granule
- APIS 9CH, 2 tubes granules
- ARNICA 5CH, 2 tubes granules et 3 doses globules en 9CH
- BELLADONNA 5CH, 1 tube granule
- CANTHARIS 5CH, 1 tube granule
- CHINA 5CH, 1 tube granule
- COLOCYNTHIS 9CH, 1 tube granule
- CUPRUM METAL 7CH, 1 tube granule
- FERRUM PHOSPHORICUM 5CH, 1 tube granule
- GELSEMIUM 9CH, 1 tube granule
- HYPERICUM 15CH, 1 tube granule
- IGNATIA 9CH, 1 tube granule
- IPECA 7CH, 1 tube granule
- NUX VOMICA, 5CH et 9CH, 1 tube granule de chaque
- OSCILLOCOCCINUM®, 6 doses globules
- PODOPHYLLUM 5CH, 1 tube granule
- RHUS TOX 5CH, 1 tube granule
- SÉRUM DE YERSIN 9CH, 6 doses globules
- URTICA URENS 5CH, 1 tube granule

AESCULUS 5CH (hémorroïdes)

Le marron d'Inde est très actif dans la crise d'hémorroïdes, surtout si celle-ci est peu douloureuse mais s'accompagne d'une sensation de piqûre à l'anus et de démangeaisons. Il y a aggravation à la chaleur et amélioration par le froid.

Posologie : trois granules toutes les heures jusqu'à amélioration de la crise.

ALLIUM CEPPA 5CH (rhume allergique ou nez qui coule comme de l'eau)

Si vous épluchez un oignon et le coupez en fines lamelles, vous aurez les yeux qui piquent et un écoulement du nez « comme de l'eau ». Le larmoiement ne brûle pas le bord des paupières mais l'écoulement irrite le bord des narines. Vous éternuerez certainement. Vous utiliserez donc cet oignon (allium ceppa) dilué et dynamisé pour les rhumes infectieux au début ou les crises de rhume des foins lorsque ces symptômes sont là.

Posologie : trois ou quatre fois par jour.

APIS MELLIFICA 9CH (piqûres d'insectes, allergies)

L'action du venin de l'abeille qui sert à la préparation du médicament en fait un grand antiallergique (urticaire, piqûres d'insectes en tout genre ou piqûres de végétaux urticants, allergies alimentaires) dès lors qu'il y a œdème (gonflement) de la peau avec sensation de piqûre et de meurtrissure, avec surtout amélioration très nette par le froid.

Posologie : il est régulièrement efficace mais doit être répété souvent, toutes les demi-heures, voire quarts d'heure. Espacer dès amélioration.

ARNICA 5CH (coups, hématomes, courbatures)

Le médicament des coups, bleus, hématomes, traumatismes en tout genre. Utile aussi en cas de courbatures après avoir fait du sport, un effort physique inhabituel. On peut même le prendre juste avant l'effort, en prévention.

Posologie : trois granules toutes les heures ou toutes les demi-heures en cas de chute ou de contusion.

ARNICA 9CH (choc)

À prendre plutôt en cas de « coups » durs pour lesquels le traumatisme est à la fois physique (coup, hématome) et psychique. Après un accident en voiture ou en moto, un accident domestique un peu choquant, une bagarre, une dispute qui tourne mal. Cette prise ne doit pas empêcher de consulter et de faire les radios nécessaires.

Posologie : une dose.

BELLADONNA 5CH (fièvre, insolation, migraines, insomnie)

Le médicament qui sert presque à tout ! Dans les fièvres à début un peu brutal et au-delà de 38,5 °C, il pourra être alterné avec ferrum phosphoricum dès que la fièvre tombe un peu. C'est aussi le médicament du coup de chaleur l'été avec début d'insolation et mal de tête. La crise de migraines avec besoin d'être dans l'obscurité relève aussi de belladonna, de même que les insomnies du début de la nuit (avant minuit).

Posologie : trois granules toutes les heures ou toutes les deux heures.

CANTHARIS 5CH (crise de cystite)

La cantharide est le médicament des crises de cystite avec douleurs avant, pendant et après la miction, et envies fréquentes d'uriner.

Posologie : trois granules toutes les heures, accompagnés de boissons très abondantes (tisanes de bruyère).

CHINA 5CH (saignements de nez, soins dentaires, diarrhée)

Le quinquina est un bon médicament contre les hémorragies non graves de la vie courante.

Posologie : trois granules immédiatement pour les saignements de nez ou avant des soins dentaires si on saigne facilement. Trois granules toutes les heures pour les gastros avec selles liquides et épuisantes à odeur particulièrement fétide.

COLOCYNTHIS 9CH (douleurs du ventre diminuées en se pliant en deux)

La coloquinte agit favorablement sur toutes les douleurs abdominales (gastros, colites, règles douloureuses), crampes très aiguës et qui sont améliorées en se pliant en deux (sinon, c'est dioscorea 5CH qui conviendra).

Posologie : on prendra trois granules toutes les heures et même toutes les demi-heures si besoin.

CUPRUM METALLICUM 7CH (crampes)

Le cuivre est le grand médicament des crampes quelle qu'en soit la cause. Surtout si elles surviennent la nuit, sont aggravées par le froid et siègent aux mollets, aux plantes de pieds et orteils. Elles démarrent brusquement et se terminent tout aussi brusquement.

Posologie : trois granules à renouveler plusieurs fois par jour si besoin.

FERRUM PHOSPHORICUM 5CH (fièvres modérées et otites)

Il correspond aux fièvres molles, avec fatigue, en dessous de 38 °C. À alterner avec belladone si la fièvre est entre les deux. Utile aussi si la fièvre est peu élevée mais que l'enfant se touche les oreilles (début d'otite).

Posologie : trois granules toutes les heures.

GELSEMIUM 9CH (angoisse et trac)

Ce jasmin est le médicament de l'anxiété liée au trac d'anticipation ou à l'anxiété qui fige sur place et qui fait trembler.

Posologie : avant un examen, un oral, un entretien, trois granules à renouveler si nécessaire. On pourra le prendre aussi après le choc d'une mauvaise nouvelle.

HYPERICUM 15CH (douleurs névralgiques)

Le millepertuis agit sur les douleurs névralgiques des régions où ce sont les petites terminaisons nerveuses qui sont touchées. La douleur peut être liée à une névralgie cervico-brachiale (la sciatique du bras) ou à une sciatique, une douleur névralgique du coccyx ou du sacrum. La douleur suit le trajet du nerf. Très efficace et non incompatible avec des médicaments classiques.

Posologie : trois granules toutes les heures jusqu'à amélioration.

IGNATIA 9CH (stress et spasmes)

Cette fève de Saint-Ignace est le médicament de l'anxiété qui réagit sur le corps avec des douleurs et des spasmes. Il est recommandé en cas de sensation de stress ou d'angoisse, avec nœuds à la gorge, à l'estomac, au ventre et besoin de soupirer.

Posologie : trois granules une à quatre fois par jour selon le besoin.

IPECA 7CH (vomissements)

Correspond aux vomissements par spasmes, en jet, avec une langue qui reste propre.

Posologie : trois granules toutes les heures.

NUX VOMICA 5CH (indigestion, constipation occasionnelle)

La noix vomique est le médicament des embarras de l'estomac et des lenteurs de digestion après un excès alimentaire (trop riche, trop alcoolisé), du mal de tête après des excès avec insomnie. C'est le médicament des lendemains de fête. Utile pour la constipation passagère avec impression de ne pas se vider complètement à la selle.

Posologie : trois granules trois à quatre fois à une heure d'intervalle.

NUX VOMICA 9CH (insomnie avec soucis liés au travail)

Recommandé lorsque le travail envahit la nuit, avec incapacité à penser à autre chose qu'à ses soucis. Mauvaise humeur avec mal de tête le matin.

Posologie : trois granules au coucher et éventuellement deux autres fois au cours de la nuit.

OSCILLOCOCCINUM® (infections saisonnières)

Il complétera sérum de Yersin dès les premiers symptômes.

Posologie : une dose trois jours de suite à un autre moment que sérum de Yersin, mais il devra être pris même une fois les symptômes installés (une dose toutes les six heures, trois fois).

PODOPHYLLUM 5CH (diarrhée)

Il est efficace pour les diarrhées des gastros avec selles en jet, sans douleurs, mais avec ventre ballonné, aggravées le matin de bonne heure.

Posologie : trois granules toutes les heures (à alterner avec china si besoin).

RHUS TOXICODENDRON 5CH (raideur douloureuse aggravée à l'humidité)

Ce sumac vénéneux est le médicament des accès douloureux des articulations, qui ont besoin d'un dérouillage et qui s'améliorent ensuite, mais qui présentent une grande sensibilité à l'humidité.

Posologie : trois granules trois fois par jour les jours de pluie ou de douleur !

SÉRUM DE YERSIN 9CH (débuts de grippe et de rhino)

Ce médicament permet très souvent de faire « avorter » les débuts de grippe et de refroidissement. Il sera complété par oscillococcinum®.

Posologie : une dose dès les premiers symptômes, à renouveler le lendemain et le surlendemain.

URTICA URENS 5CH (urticaire améliorée à la chaleur)

Cette ortie améliore très bien toutes les urticaires qui (au contraire d'apis) sont améliorées par la chaleur ou une application chaude.

Posologie : trois granules une à six fois par jour.

Quatrième partie

Guide familial de l'homéopathie

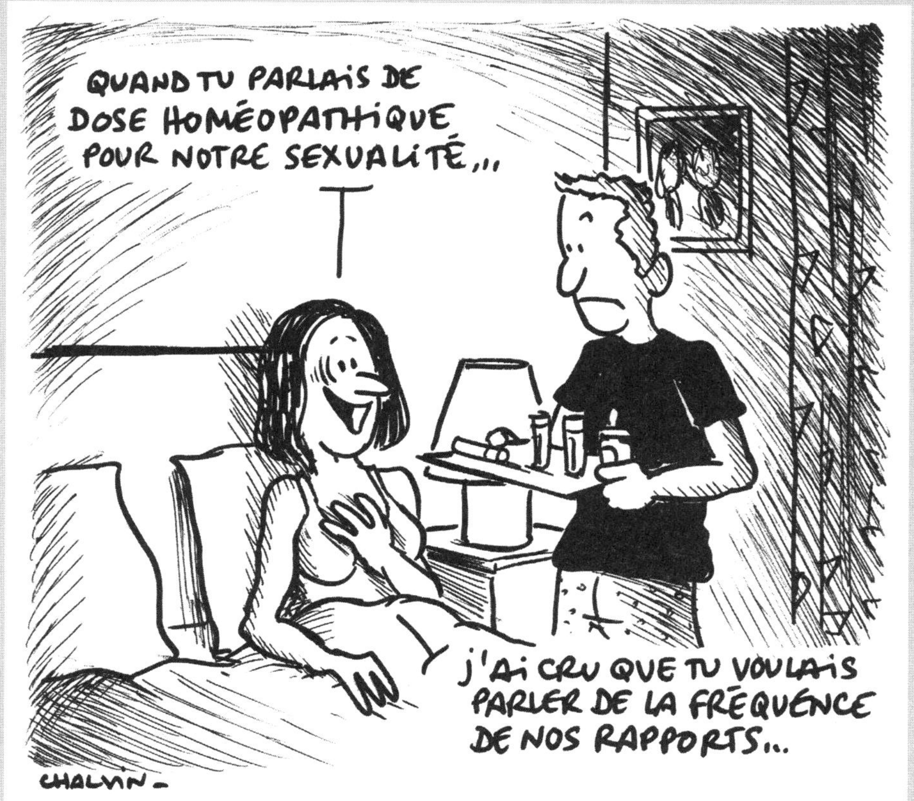
QUAND TU PARLAIS DE DOSE HOMÉOPATHIQUE POUR NOTRE SEXUALITÉ,,,
J'AI CRU QUE TU VOULAIS PARLER DE LA FRÉQUENCE DE NOS RAPPORTS...
CHALVIN

Dans cette partie...

Voici un guide familial de l'homéopathie pour une automédication raisonnable et pour comprendre les grandes lignes des traitements de maladies plus sérieuses qui nécessitent de consulter. Ce guide reprend en premier lieu les grands portraits psychologiques, puis offre un classement des traitements selon les grands tableaux et âges de la vie. Il parcourt ensuite les principaux domaines de maladies, comme les troubles de la digestion ou les rhumatismes.

Même nos amis à quatre pattes ne seront pas oubliés à la fin de cette partie.

Chapitre 11

Les grands portraits psychologiques

Dans ce chapitre :

- Êtes-vous plutôt Ignatia le spasmé, Lycopodium le parano, Natrum le solitaire ou Argentum le pressé ?
- Repérer les grands portraits psychologiques et comportementaux
- À chaque personnalité, un diagnostic homéopathique adapté

À chaque âge ses charmes mais aussi ses petits maux, ses problèmes, parfois ses drames. Si l'on parle volontiers de « tranches d'âge » dans les statistiques un peu arides qui transforment l'homme en objet d'étude, il serait plus judicieux et plus respectueux de notre nature de parler de tranches… de vie.

Utiliser des médicaments sans danger comme le sont les médicaments homéopathiques constitue un moyen de développer un regard sur soi et une prise en charge responsable de sa propre santé. Il faudra aussi reconnaître les moments de « lâcher prise » où le recours au médecin est indispensable et ne pas jouer aux apprentis sorciers, pour soi ou ses proches.

Un des grands principes de l'homéopathie est celui de globalité (voir chapitre 6). Chaque médicament est un tableau qui regroupe à la fois des signes très physiques mais aussi des traits psychologiques ou de comportement. Ainsi, on finit par confondre le nom du médicament avec le portrait de la personne.

Il est fréquent qu'entre homéopathes, on parle d'un Sulfur, d'un Nux ou d'une Pulsatilla pour signifier respectivement que telle personne est sûre d'elle, irritable ou bien soumise et pleurnicharde.

Les portraits qui suivent sont des exemples de personnalités bien frappées.

La prise du médicament ne transformera pas (et heureusement) la personnalité des gens, mais permettra de réguler et d'adoucir des traits de caractère trop marqués et gênant la vie quotidienne.

Une Pulsatilla timorée ne deviendra pas une « tueuse » mais saura un peu mieux s'affirmer et s'apaiser. Un Nux stressé et irritable ne deviendra pas un sage ermite mais adoucira sa relation au travail et aux autres !

Argentum nitricum le pressé

Vertigineux, c'est le mot clé de cette personnalité rapide comme l'éclair et qui voudrait que tout soit achevé avant même d'être commencé. L'impatience est sa marque et il ne sera pas étonnant de le voir s'agacer à 15 h 03 pour un rendez-vous qu'on lui avait fixé à 15 heures.

Il n'est pas pour autant sûr de lui dans cette fuite en avant toujours plus rapide. Il a de nombreuses peurs, et particulièrement celle des endroits élevés. En avion, c'est le vide en dessous de lui qui le panique mais pas forcément l'idée que l'avion puisse s'écraser. Son anxiété sera encore plus forte si de l'eau coule en dessous comme une rivière sous un pont. Il est même sujet aux vertiges en voyant l'eau d'un robinet s'écouler.

Son transit intestinal lui-même est plus rapide que prévu. D'autant qu'il a une gourmandise permanente pour les sucres… rapides (eux aussi), comme les bonbons ou sucreries de toutes sortes.

À RETENIR

Les enfants argentum sont des enfants anxieux et stressés qui ont énormément de trac au moment des examens. Comme les adultes, ils ne sont jamais dans le présent mais toujours dans le futur angoissant.

Entre autres peurs également, on retrouvera la crainte de la folie et la peur des écroulements, des éboulements qui pourraient l'ensevelir.

ATTENTION !

Ce tempérament « vif argent » toujours pressé et stressé car le temps passe trop vite pour arriver à tout faire est très répandu dans nos sociétés de vitesse. N'essayez pas de l'arrêter un moment pour l'apaiser, vous l'angoisserez encore davantage.

Pulsatilla la timorée

L'habitude « machiste » des ouvrages d'homéopathie a depuis toujours été de parler au féminin pour désigner cette personnalité douce et tranquille, assez effacée. Pourtant, il existe à peu près autant de messieurs que de dames pulsatilla.

En réalité, il s'agit de personnes bienveillantes et qui n'aiment pas le conflit. Leur timidité est assez marquée et leur pudeur aussi physique que morale, puisqu'elles rougissent en enlevant le moindre vêtement et se sentent aussi très mal à l'aise si elles sont au centre d'une discussion.

Elles ont à la fois un grand besoin de sollicitude, d'affection, d'amour, de bienveillance et de consolation et une réserve soumise.

Ce seront de parfaits partenaires professionnels pour des personnalités très affirmés (Nux vomica, Sulfur) et elles serviront de souffre-douleur tout en pleurnichant, vite consolées par le moindre présent après un comportement odieux de l'entourage. Car cette personne est résignée, profondément acceptante et c'est la raison pour laquelle on y a vu une personnalité plutôt féminine.

Les Pulsatilla pleurent très facilement, d'une réelle affliction et pas du tout de façon théâtrale. Elles passeront des larmes au rire très facilement avec un peu de consolation et inversement à la contrariété suivante, hypersensibles qu'elles sont. Elles peuvent aisément se vexer à la moindre impatience, de leur interlocuteur par exemple. Si on leur fait remarquer tel ou tel aspect de leur personnalité, elles se mettront tout autant et immanquablement à pleurer ; vouloir les « secouer » s'avérera toujours malhabile et contre-productif.

Elles peuvent parfois réellement déprimer et envisager même le pire (en général, la noyade).

Un autre aspect de cet effacement et de cette timidité est la crainte du sexe opposé. Ce sont des personnes qui s'habillent de manière élégante mais discrète, sans couleurs tapageuses. Le pastel y tient une grande place. Pour les filles, les perles seront un bijou très prisé.

Un autre trait essentiel de cette personnalité est la grande variabilité de tous les signes. Passage du rire aux larmes mais aussi changement dans la susceptibilité, dans l'humeur.

Nux vomica le stressé

À l'inverse de Pulsatilla, dont il est l'image en miroir, on parle toujours « d'un » Nux pour décrire cette personnalité volontaire et dirigiste. Il existe pourtant une fois encore autant d'hommes que de femmes Nux.

Ce sont des hyperactifs qui ne s'éclatent que dans le travail et une fuite en avant de responsabilités en tout genre. On a besoin d'eux et si ce n'est pas complètement le cas, ils s'arrangent pour que cela le devienne, quitte à inventer un problème pour montrer son habileté à le résoudre.

Les Nux vomica veulent être « califes à la place du calife » selon le personnage bien connu et seront très souvent des cadres de haut grade qui regardent avec envie le poste de leur supérieur.

Le faux besoin est dans la nature même de Nux, qui croit avoir envie d'aller aux toilettes, mais qui sera déçu en situation, constipé chronique qu'il est.

Il est frileux, aussi bien physiquement que moralement dans le sens où il ambitionne sans vrai courage.

La nuit, il voit ses préoccupations professionnelles l'envahir et l'empêcher de dormir, ce qui entraînera mauvaise humeur au réveil et souvent mal de tête.

Le coup de pompe classique d'après-repas vers 14 heures est particulièrement marqué chez lui et c'est à grand renfort de café, tabac, alcool qu'il tient le coup toute la journée pour assouvir sa soif de travail.

Deux choses le déstabilisent totalement : les choses qui ne vont pas assez vite et la contradiction. Il est pressé mais pas précipité comme Argentum. En revanche, il est prudent de ne pas se mettre sur sa route pour contrarier ses projets.

D'ailleurs, il choisit très volontiers ses collaborateurs et collaboratrices dans le cheptel pulsatilla.

Ignatia le spasmé

La personnalité d'Ignatia est haute en couleurs, car il s'agit d'un personnage très extraverti. Il ou elle (encore une fois, méfions-nous des clichés sexistes) n'est pas du tout quelqu'un qui simule ou exagère mais quelqu'un qui souffre d'une hypersensibilité émotionnelle en même temps que d'une propension à terriblement exprimer ses émotions. Ainsi, on verra cette personne manifester tout ce qu'il se passe dans son corps, comme des spasmes, par des bâillements et des soupirs qui ont pour but de détendre et d'apaiser. C'est une personnalité tellement directement liée à ses émotions sans passer par la raison que ses symptômes apparaissent le plus souvent à la fois paradoxaux et contradictoires.

Elle a du mal à avaler les liquides alors que les choses solides passent très bien, mais cela est lié aux spasmes de la gorge et de l'œsophage. Cette personnalité aura aussi une vraie difficulté pour digérer un repas léger alors qu'un festin lourd et gras passera sans problème. La raison en est simple, l'émotion positive apaise et libère.

Si Ignatia est si sensible et même hypersensible à tout, c'est que son histoire est émaillée de chagrins multiples accumulés. Loin d'être une personne capricieuse, c'est une personne blessée, et si elle fait un peu de théâtre en attirant l'attention sur elle, c'est par détresse et besoin de réconfort compassionnel.

Ignatia n'est pas sensible aux seules émotions. La moindre odeur l'indispose, une eau de toilette l'incommode et elle est en proie à une véritable nausée, voire une migraine !

Son humeur est changeante. Ignatia passe du rire aux larmes sans la moindre pause, mais a surtout une vraie tendance à fondre en larmes.

On les détestera si on s'en tient aux aspects extérieurs et on les aimera si on perçoit la souffrance et le besoin d'amour.

Lycopodium le parano

Lycopodium est une personnalité extrêmement fréquente dans nos pays, dans lesquels le rang social, la relation aux autres et la hiérarchie comptent beaucoup.

On pourrait dire qu'il est bilieux et aigri, ce qui permettrait de décrire à la fois ses symptômes physiques et son penchant psychologique. Personne très longtemps respectée, il a eu un travers de carrière, de bonheur familial et il a subi ce qu'il conviendrait d'appeler une chute existentielle.

Son ego en a pris un coup et il est devenu franchement paranoïde en rejetant perpétuellement la faute sur tout et tous, mais bien conscient dans le secret de lui-même que lui seul est dévalorisé.

Il râle et se confie dans des rancœurs amères, à l'instar de sa digestion dominée par les gaz, spasmes et un mauvais fonctionnement de la vésicule… biliaire, justement !

Cette personne parlera volontiers à la télé ou à la radio, commentant et critiquant tout. Quel dommage que les grands de ce monde ne lui demandent pas son avis car lui seul sait ce qui sauverait le monde, l'économie, l'éducation…

Il est orgueilleux et persuadé d'avoir toujours raison. Cela entraîne une grande intolérance à la contradiction. Mais cela ne doit pas cacher un profond sentiment de doute vis-à-vis de lui-même, et même un manque très clair de courage. À un moment de sa vie peut-être aurait-il fallu davantage ruer dans les brancards et Lycopodium ne l'a pas fait. Il ne pardonne à personne cette carence de lui-même.

C'est donc un ventre mou physiquement (avec alternance de constipation et de diarrhée) et psychiquement (toujours à râler, mais du mal à faire).

Le tableau n'est bien heureusement pas toujours aussi tranché et peut se voir en filigrane chez un grand nombre de contemporains qui ont autant d'indigestions de l'existence que de mauvaises digestions tout court.

Aurum metallicum, le coléreux suicidaire

Voilà encore une personnalité dominante ou en tout cas qui semble l'être. Aurum est avant tout un dépressif profond qui a toujours su le cacher et ne jamais le laisser même apercevoir tellement il est orgueilleux. Mais cette personnalité rumine en secret sans jamais se confier. L'idée du suicide est très souvent présente et si, hélas, il y a passage à l'acte un jour, ce sera souvent réussi et personne ne l'aura vu venir, y compris les proches.

Comme Lycopodium, ce peut être un ancien Nux vomica ou Sulfur à la position sociale dominante. Puis les aléas de la vie ont voulu qu'il en soit autrement. Licenciement, revers de fortune, chagrin sentimental et la blessure de l'ego est indélébile.

Physiquement, cela se marque souvent par le passage à une extrême frilosité. Surtout, le caractère se durcit et de violentes colères apparaissent. Corporellement, cela va se manifester au plan cardio-vasculaire par de l'hypertension (la colère des artères) et sur le plan digestif par un besoin de manger sans cesse, du sucre en particulier.

Au niveau du comportement, Aurum est un lent, méthodique mais autoritaire et qui déteste la contradiction.

Il présente un visage rouge et congestionné et le reflet du bouillonnement intérieur, du caractère plutôt sanguin et hypertendu mais aussi parfois d'une consommation d'alcool exagérée.

Il souffre d'une insomnie rebelle faites de longues nuits blanches durant lesquelles il est pris de remords quant à ses colères et ses agressions de la journée. Car il est, et cela ne se voit pas, sujet aux scrupules et très anxieux de la mort et de la destinée, du salut de son âme, ou du sens de sa vie s'il est athée.

Silicea le fragile

Silicea est une personnalité déconstruite et fragile mais dense et dure au milieu de sa fragilité. On pourrait développer la métaphore avec le grain de sable (composé de silice !) à la fois petit, résultat d'une lente érosion, sur lequel on ne peut rien bâtir, et possédant la dureté de l'infiniment petit.

Il est déminéralisé et amaigri, ce qui lui donne une impression de faiblesse, surtout nerveuse, et une certaine inaptitude à l'effort. Il est ainsi craintif, parfois même pleurnicheur et facilement découragé face aux luttes importantes.

Fatigué intellectuellement, il fixe difficilement son attention et a du mal à penser.

Physiquement, il se défend mal contre les agressions et suppure facilement. On retrouve ce manque de défenses au plan psychologique et c'est probablement pour cela qu'il est timide, qu'il craint le monde et qu'il a une phobie toute particulière pour les objets pointus (aiguilles, ciseaux, etc.).

S'il est timide, il n'en reste pas moins très ferme sur ses positions, qui sont des positions de protection plus que de défense. Il sera donc têtu et tenace, car il ne lutte pas mais évite…

Il a une mauvaise mémoire et se décourage facilement de ne pouvoir absorber. Cette déficience en énergie de vie se manifestera aussi dans sa frilosité et par le fait que l'hiver sera pour lui une épreuve. La chaleur de l'été redonnera un peu de vigueur en même temps que le soleil apportera sa dose de vitamine D pour un squelette déminéralisé qui en a chroniquement besoin.

Phosphorus l'exalté

La personnalité de Phosphorus rappelle étrangement le mythe de Prométhée, parti voler le feu du ciel pour le donner aux hommes et puni par Zeus : il devait rester éternellement lié à un rocher, soumis à un aigle vorace qui lui dévorait le foie qui toujours repoussait.

Phosphorus est un exalté idéaliste qui rêve du feu du ciel, même s'il a très peur de l'orage. Le foie est certainement son organe le plus fragile et phosphorus sera le médicament qui aidera le foie à se régénérer lors des hépatites. Enfin, Phosphorus redescend très vite après être monté très haut. Il est capable après des prouesses d'être décevant et de se retrouver limité par une fatigue qui le terrasse.

Son énergie est très vite mobilisable et il s'enflamme pour la moindre cause qu'il juge juste, mais c'est tout sauf un endurant. Il brûle la vie, mais c'est parfois la vie qui le brûle. Les grands tuberculeux de jadis étaient souvent de grands Phosphorus que la vie consumait prématurément. Comme l'étincelle de l'allumette, comme le dernier rayon du soleil couchant, il dégage beaucoup de lumière mais il n'a pas de réserve et s'éteint très vite. Il a d'ailleurs une angoisse très particulière au crépuscule, la brèche entre deux mondes qui lui rappelle que ce monde-là n'est pas le sien. Il rêve perpétuellement d'un ailleurs où l'herbe serait plus verte et les hommes meilleurs. Au bord de la dépression, qui le guette aussi souvent que l'exaltation, il peut chercher à fuir… dans l'autre monde.

C'est une personnalité jeune, qui consume bien vite des cartouches bien maigres. Il s'épuisera alors et se sclérosera pour évoluer progressivement vers un autre type de personnalité.

Natrum muriaticum, le solitaire

Le sel de mer qui sert de souche à ce médicament marque cette personnalité des caractéristiques de ce grand liquide originel pour la vie. Le sel conserve ; et on peut en dire autant de Natrum muriaticum, qui a une mémoire d'éléphant rancunier. Il restera dans la nostalgie des bonnes comme des mauvaises choses et se souviendra de vous que vous lui ayez fait du bien ou du mal.

La métaphore du coup de pied de l'âne lui correspond bien, avec le même côté intelligent et têtu.

Il est physiquement et psychologiquement fragile et se sentira bien mieux à la montagne, et pas vraiment bien au bord de la mer. Le bord de mer l'aggrave tout autant que le soleil, qu'il redoute du fait de sa tendance à se déshydrater et à se déminéraliser. Il a soif d'eau et faim de sel et de choses salées comme s'il voulait recréer cette mer intérieure qu'il craint tant à l'extérieur.

Il aime la solitude et ne s'ennuie jamais avec lui-même. Rêveur et toujours dans ses pensées, ce sera un enfant puis un adulte brillant mais craignant le contact des autres et la foule. Il n'est pas mondain pour un sou et natrum mur sera un grand médicament de phobie sociale. Il sera juste accompagné de ses rêveries et souvent d'un animal de compagnie.

Il est surtout profondément triste et a accumulé des chagrins que sa mémoire et sa rancune contre le sort ne savent pas résilier.

C'est un poète contemplatif affublé d'un boudeur à ne pas déranger sans pincettes ! Il déteste les familiarités physiques telles qu'une main sur l'épaule et pourra, le cas échéant, le manifester par une brusque colère.

Thuya, l'anxieux ruminant

La personnalité de Thuya est dominée par une tendance franchement obsessionnelle. Cette tendance se manifestera par des idées fixes, sur le plan professionnel (il ne renoncera jamais à une idée même si la conversation est passée à autre chose) et sur le plan anxieux. Cet anxieux ruminant remet dans sa conscience toujours les mêmes peurs comme un corps étranger, une verrue de la psyché, à l'instar de sa tendance physique à développer des verrues et des tumeurs bénignes.

Tristesse et pessimisme viennent aggraver cette anxiété obsédante. Thuya pourra, dans les meilleurs cas, renoncer déjà à la vie physique en se sentant détaché de son corps ou être dans l'angoisse de la maladie, particulièrement le cancer. La crainte du cancer est omniprésente et reflète sa certitude d'être « habité ». Il a la sensation que quelque chose bouge dans son ventre. Les femmes pourront croire sans cesse être enceintes.

Thuya est le grand médicament des kystes et des fibromes, il existe cette correspondance mentale de corps étranger mais aussi de fragilité. La personne thuya pense pouvoir facilement se casser quelque chose, comme si elle était en verre. Dans les moments de panique, elle pourra se croire suivie dans la rue et, le soir, avoir la sensation que quelqu'un dort à côté d'elle.

D'un point de vue plus positif, cette tendance obsessionnelle en fera un employé apprécié qui ne laisse rien au hasard même s'il est parfois lent. Mais la nuit sera hantée par les vérifications de choses non faites dans la journée avec un réveil fréquent vers 4 heures.

Chapitre 12

La femme éternelle

Dans ce chapitre :

- Règles douloureuses, migraines, nausées et fatigue dues à la grossesse, ménopause…
- Retrouvez tous les petits et grands maux de la femme que l'homéopathie peut soulager
- Les tableaux féminins, les médicaments auxquels les associer et les schémas de traitement

Les femmes sont éternelles ! La petite fille de 6 ans est toujours vivante dans la grande dame de 70 ans (mais, fort heureusement, l'inverse n'est pas vrai !).

À RETENIR

L'homéopathie répond avec succès à un grand nombre de problèmes strictement féminins. Il faut dire que les traitements classiques reposent très souvent, depuis l'adolescence jusqu'à la ménopause confirmée, sur l'utilisation des hormones, qui ont leur avantage et leur travers et qui, on peut le dire, font débat. L'homéopathie, par son action régulatrice et douce sur ces équilibres subtils des flux hormonaux, est très souvent une solution appréciable.

Les hormones qui libèrent et celles qui entravent

L'arrivée de la pilule œstroprogestative dans la seconde moitié du XXe siècle a changé le monde ! Elle a libéré la femme de la fatalité de la grossesse (car c'est bien sûr elle et sur personne d'autre que ce fardeau reposait). On « tombait » enceinte et cette chute est restée, hélas, dans le langage. Sans la pilule, sans ces fameuses hormones, il n'y aurait jamais eu (ou en tout cas plus tard et différemment) de libération féminine. Mais pourquoi les hormones ont-elles alors si mauvaise presse ? C'est probablement que nous sommes passés de cette utilisation libératrice à des abus aliénants. La pilule est l'arme de liberté de la jeune femme. Les hormones utilisées à tort et à travers à d'autres âges de la vie et dans d'autres buts sont parfois lourdes d'effets secondaires, qui vont de la simple prise de poids à des complications plus ennuyeuses. Gardons les hormones pour la bonne cause et choisissons l'homéopathie pour le reste !

Les règles douloureuses

Cela commence parfois dès la première année, mais peut concerner toutes les femmes. La pilule régularise (en général) tout, mais elle doit être utilisée avant tout comme contraceptif et il est dommage qu'elle soit prise uniquement pour des règles irrégulières et/ou douloureuses.

À RETENIR

Préparé à partir d'une des deux grandes hormones féminines (la folliculine ou œstrogène), le médicament folliculinum a une action remarquable de régulation des flux d'hormones.

Un schéma simple de traitement peut être essayé sur plusieurs cycles :

- Folliculinum 9CH, 1 dose le matin du 7e jour du cycle ;
- Folliculinum 15CH, 1 dose le matin du 14e jour ;
- Folliculinum 30CH, 1 dose le matin du 21e jour.

Trois grands tableaux féminins peuvent se présenter :

- **Pulsatilla** (une variété d'anémone) correspond aux jeunes filles ou femmes dont les règles ne sont jamais identiques. Il existe de fréquentes pertes blanches et les règles sont assez peu abondantes. Pulsatilla convient bien aux jeunes femmes plutôt timides, sensibles et qui souffrent de problèmes veineux.
- **Sepia** correspond aux femmes facilement tristes et dépressives en fonction des troubles hormonaux. Les règles sont plutôt foncées et il existe une sensation de pesanteur du bas du ventre. Spontanément, on a tendance à s'asseoir les jambes croisées, comme pour empêcher les organes de peser vers le bas.
- **Lachesis**, au contraire des deux autres, est une femme volubile et plutôt communicante, voire très bavarde. Les règles sont très douloureuses le premier jour mais la douleur se calme dès que l'écoulement se fait franchement.

À ces trois grands tableaux, on pourra associer des médicaments en fonction de modalités particulières :

- **Actea racemosa** convient aux femmes un peu spasmophiles ou en tout cas qui souffrent volontiers de contractures musculaires un peu partout, à la nuque, et dont les douleurs de règles sont proportionnelles à l'importance du flux. Le premier jour, la douleur provoque même un mal de tête et une sensation de brouillard dans la tête.
- **Chamomilla** convient aux femmes plutôt irritables qui ne supportent pas leurs douleurs de règles, qui sont comme des crampes, entraînant mauvaise humeur et agressivité.

- **Sabina** correspond aux douleurs de règles abondantes et prolongées.
- **Caulophylum** correspond aux douleurs de règles insuffisantes ou peu abondantes.
- **Colocynthis** correspond aux douleurs crampoïdes qui diminuent lorsqu'on se plie en deux en comprimant le bas-ventre.
- **Dioscorea** correspond aux douleurs qui, au contraire, diminuent lorsque l'on s'étire vers l'arrière.

Tableau 12-1 : Soigner des règles douloureuses

Particularités des règles	*Personnalité ou modalités particulières*	*Médicament*	*Posologie*
Règles variables	Timidité	Pulsatilla 9CH	3 granules matin et soir les trois jours qui précèdent et pendant les règles
Règles noires, pesanteur du bas-ventre	Repli, tristesse	Sepia 9CH	3 granules matin et soir les trois jours qui précèdent et pendant les règles
Douleurs diminuées si le flux est bon	Caractère bavard et volubile	Lachesis 9CH	3 granules matin et soir les trois jours qui précèdent et pendant les règles
Douleurs proportionnelles au flux	Spasmophilie, mal de tête à la nuque	Actea Racemosa 9CH	3 granules matin et soir les trois jours qui précèdent et pendant les règles
Douleurs crampoïdes, sang noir	Irritabilité, douleur insupportable	Chamomilla 9CH	3 granules matin et soir les trois jours qui précèdent, puis éventuellement toutes les heures
Douleurs avec règles très abondantes	Abondance aggravée en bougeant	Sabina 5CH	3 granules toutes les heures en fonction du flux et des douleurs

Particularités des règles	*Personnalité ou modalités particulières*	*Médicament*	*Posologie*
Douleurs avec règles peu abondantes	Douleurs comme si on accouchait	Caulophylum 5CH	3 granules toutes les heures ou les demi-heures
Douleur crampoïde	Diminuée pliée en deux	Colocynthis 9CH	3 granules toutes les heures durant les douleurs
Douleur crampoïde	Diminuée en position droite ou en s'étirant vers l'arrière	Dioscorea 9CH	3 granules toutes les heures durant les douleurs

Le syndrome prémenstruel (SPM)

On l'appelle « pré » menstruel mais il peut perturber les femmes du début du mois à la fin, sans discontinuer. La plupart du temps, tout de même, ce sont les deux semaines précédant les règles qui sont perturbées, ce qui laisse seulement une petite semaine de vrai répit.

Il prend de multiples formes, avec un dénominateur commun : des signes évoquant un déséquilibre hormonal. Tout se passe comme s'il existait un manque de progestérone et donc, par effet de contraste, un excès d'œstrogènes.

NOTE TECHNIQUE

Dans la réalité scientifique, aucune cause n'a véritablement été identifiée. Mais le traitement classique repose sur la prise de progestérone durant la deuxième partie du cycle et confirme bien que les œstrogènes semblent en excès et la progestérone en baisse.

Il a été mis en évidence un rôle de la sérotonine (l'hormone cérébrale du bonheur) qui serait particulièrement bas chez les femmes présentant un SPM.

Chaque femme a son syndrome et les symptômes peuvent varier à l'infini, mais quatre grands axes de perturbations peuvent être décrits :

- **Les troubles de l'humeur et du comportement :** tristesse, agressivité, fragilité aux émotions, insomnie, appétit perturbé et prise de poids, maux de tête, fatigue.

- **Les troubles de la digestion :** constipation, diarrhées, douleurs de colite, gaz, nausées, sensations extrêmes de gonflement.
- **Les douleurs des seins :** ils sont tendus, gonflés, sensibles au toucher, à la pression.
- **Les problèmes de peau :** acné aggravée avant les règles et herpès.

À RETENIR

L'homéopathie est très efficace sur le SPM et évite la prise de progestérone ou de la pilule. La progestérone n'est pas dénuée d'effets secondaires ; la pilule est une chose merveilleuse comme contraceptif, mais il est dommage d'y avoir recours pour autre chose.

Le schéma de traitement déjà évoqué à base de folliculine (œstrogènes) diluée est d'une grande fiabilité et devra toujours être essayé :

- Folliculinum 9CH, 1 dose le matin du 7e jour du cycle ;
- Folliculinum 15CH, 1 dose le matin du 14e jour ;
- Folliculinum 30CH, 1 dose le matin du 21e jour.

À faire sur plusieurs cycles pour évaluer l'efficacité.

Si les cycles sont perturbés et courts et que le 21e jour n'existe pas, on ne prendra pas la dose en 30CH et on recommencera le 7e jour avec la 9CH.

En plus de cela, trois grands médicaments pourront venir à bout de ce syndrome prémenstruel :

- **Lachesis (le serpent à sonnette sans sonnette)**

  La femme lachesis possède tous les symptômes du SPM. Elle est irritable avant les règles, très facilement jalouse et le manifeste par une loquacité qui en fait une vraie pipelette, particulièrement le soir. Les seins sont gonflés tendus, le mal de tête, le plus souvent à gauche, lui donne l'impression d'être serrée. Elle ne supporte d'ailleurs aucun vêtement serré, particulièrement au cou et à la taille. Le ventre est gonflé et douloureux. Des bouffées de chaleur peuvent survenir et le tout est aggravé par la chaleur et la consommation d'alcool.

  Ce qui caractérise le mieux lachesis est que tous les troubles sont très nettement améliorés dès que les règles arrivent et que le flux est suffisant.

  Le plus simple est de prendre lachesis en 9CH, trois granules par jour, du 14e au 28e jour.

- **Sepia (l'encre de seiche)**

  La femme sepia est une femme plutôt triste et qui se renferme. Son SPM est particulièrement intense une semaine avant les règles et même durant les règles. En revanche, elle a souvent, la veille des règles, un sursaut de forme qui la pousse à faire les courses ou à tout nettoyer dans sa maison !

Ce qui domine chez la femme sepia, c'est le poids du bas-ventre. Tout se passe comme si les organes étaient lourds, pesants et congestionnés. Les règles sont souvent peu abondantes et il y a des pertes blanches assez irritantes. Avant les règles, se manifestent souvent de l'herpès aux lèvres et de l'acné ; les jambes sont lourdes et pesantes et on peut même voir apparaître des hémorroïdes.

Surtout, tout au long du cycle, la femme sepia est de tendance dépressive avec une paradoxale aggravation dès qu'on cherche à la consoler.

On pourra prendre sepia 9CH, trois granules par jour du 14e jour jusqu'à la fin des règles.

- **Pulsatilla (l'anémone pulsatile)**

  La femme pulsatilla, toujours pas sûre d'elle et volontiers timide, semble ne jamais être sortie de l'adolescence. Ce qui la caractérise, c'est la très grande variabilité des signes. Rien n'est jamais identique. Les cycles sont courts ou longs, les règles en avance ou en retard, abondantes ou pauvres ; cela change tout le temps. Les jambes sont douloureuses et lourdes et les seins sont douloureux. Sa fragilité nerveuse ne se traduit pas par de l'agressivité mais au contraire aggrave sa timidité (surtout pour l'autre sexe) et la fait pleurer très facilement. Si l'on sait s'y prendre, tout au contraire de sepia, elle aime être consolée et comprise.

  On pourra prendre pulsatilla 9CH, trois granules par jour du 10e au 25e jour.

À ces trois « grands », on pourra associer selon les symptômes du SPM, en 7CH, trois granules le soir du 14e jour aux règles :

- **Ignatia (la fève de Saint-Ignace)**

  C'est la grande nerveuse ultrasensible. L'anxiété s'aggrave avant les règles et donne des symptômes souvent contradictoires et paradoxaux (elle digère mieux ce qui est lourd et gras que ce qui est léger, par exemple). Elle a tendance à pousser de grands soupirs qui l'aident à lever ses sensations de spasmes à la gorge, au ventre.

- **Nux vomica (la noix vomique)**

  Elle est très irritable avant les règles. Femme à responsabilités le plus souvent, elle se venge sur le petit personnel et est d'une humeur exécrable. Elle culpabilise tout de suite après ! Insomnie, brûlures d'estomac, constipation complètent le tableau de cette femme stressée et hyperactive. Le sommeil est régulièrement perturbé.

- **Lycopodium (les spores de lycopode)**

  La femme lycopodium a une tendance aux kystes des ovaires et les multiples troubles digestifs sont aggravés avant les règles. Gonflement, ballonnements, gaz, alternance de constipation surtout et de diarrhées n'améliorent pas un caractère bougon. Les règles sont souvent en retard et hémorragiques avec des caillots.

- **Phytolacca (le raisin d'Amérique)**

  Ce sont les tensions douloureuses des seins qui dominent le tableau de ce SPM avec des règles abondantes et douloureuses. Il y a fréquemment une tendance aux adénomes et fibroadénomes qui nécessitent bien sûr un suivi médical.

- **Lac caninum (le lait de chienne)**

  Les seins sont douloureux et les migraines aussi ! Une même modalité accompagne les deux symptômes. Le passage d'un côté à l'autre de la douleur durant la même période. De droite à gauche ou de gauche à droite, les douleurs varient et un mal de gorge s'y associe avant les règles.

- **Cyclamen (le cyclamen)**

  Il s'agit d'une migraineuse. La douleur est frontale ou au contraire occupe la moitié de la tête. La douleur survient durant les règles mais est précédée de troubles visuels avant les règles et de vertiges. Tempérament triste et scrupuleux à l'extrême, très marqué avant les règles.

- **Hamamélis (le noisetier des sorcières)**

  C'est le médicament des veines douloureuses avant les règles, avec une nette aggravation à la chaleur.

- **Natrum muriaticum (le sel de mer)**

  Un immanquable herpès, le plus souvent à la lèvre inférieure, vient annoncer les règles chez une femme assez triste et dont les muqueuses sont chroniquement sèches. Une acné peut aussi s'aggraver nettement avant les règles, plutôt au bord du cuir chevelu. Sepia est assez proche et peut compléter son action.

- **Kalium bromatum (le bromure des armées)**

  Acné du visage et du dos aggravée avant les règles. Sepia le complète bien.

Tableau 12-2 : Soigner les symptômes du syndrome prémenstruel	
Acné	Kalium bromatum Natrum muriaticum Sepia
Herpès	Natrum muriaticum Sepia
Humeur changeante	Ignatia Pulsatilla
Insomnie	Lachesis Nux vomica
Irritabilité	Lachesis Lycopodium Nux vomica
Maux de tête	Cyclamen Lac caninum Lachesis
Règles abondantes	Lac caninum Lycopodium Phytolacca
Règles variables	Ignatia Pulsatilla
Sécheresse vaginale	Natrum muriaticum
Seins douloureux	Lac caninum Lachesis Phytolacca Pulsatilla
Tristesse	Natrum muriaticum Pulsatilla (améliorée consolation) Sepia (aggravée consolation)

Troubles digestifs	Cyclamen Ignatia Lycopodium Nux vomica
Troubles veineux	Hamamélis Lachesis Pulsatilla Sepia

Tableau 12-3 : Soigner les symptômes du syndrome prémenstruel au cours du cycle

Aggravation des symptômes avant les règles	Ignatia Lachesis Lycopodium Natrum muriaticum Nux vomica Pulsatilla Sepia
Aggravation des symptômes durant les règles	Ignatia Lycopodium Natrum muriaticum Nux vomica Pulsatilla Sepia
Amélioration des symptômes par les règles	Cyclamen Lac caninum Lachesis
Amélioration des symptômes la veille des règles	Sepia

Les seins

Les problèmes posés par les seins sont dominés par l'angoissante question du cancer. Même s'il s'agit d'un des cancers les plus guérissables, au prix tout de même de traitements souvent lourds, son annonce reste vécue comme une catastrophe.

L'homéopathie n'a pas sa place en tant que traitement, mais peut apporter son aide « autour » du traitement, par la diminution des effets secondaires des traitements et par son action de drainage général du corps, suite à ces traitements. Par ailleurs, soigner le cancer est une épreuve longue qui use les meilleurs tempéraments. Sur le plan de l'accompagnement psychique, l'homéopathie sera d'une aide précieuse. Enfin, l'homéopathie est une thérapeutique du terrain et il est toujours bon d'optimiser les défenses de l'organisme en pareil cas.

Cancer du sein et sphère émotionnelle

Les fortes émotions et les traumatismes affectifs ont été fortement suspectés, non pas pour être la cause, mais plutôt le déclencheur des cancers du sein. Beaucoup de femmes voient se développer une tumeur quelque temps après avoir été profondément blessées sur le plan affectif. Malheureusement, si cela marche dans un sens, il ne suffit pas de réparer son émotionnel pour que le cancer disparaisse. Cependant, il est toujours préférable d'être en paix avec sa propre image et ses propres affects. Réapprendre à s'aimer est une des clés de la guérison.

Une fois le diagnostic de cancer écarté, les problèmes du sein se résument le plus souvent à deux situations : le syndrome prémenstruel (évoqué plus haut) et les mastoses.

Les mastoses sont des exagérations très localisées du SPM qui entraînent une modification de la consistance du sein et donc la perception d'une « boule » lorsque l'on palpe le sein.

Souvent des deux côtés, mais le plus souvent perçue par la femme elle-même en faisant sa toilette d'un seul côté, la mastose ou mastopathie bénigne est liée à un déséquilibre devenu chronique entre les œstrogènes et la progestérone. Comme pour le SPM, il y a une pénurie relative en progestérone ; le traitement classique est d'ailleurs fondé sur la progestérone par comprimés ou en gel à appliquer localement.

ATTENTION !

L'homéopathie est particulièrement efficace sur ces mastoses, mais cela devra se faire en harmonie avec le gynécologue ou le médecin traitant afin de ne pas méconnaître une autre maladie et bien sûr le cancer.

Le schéma déjà vu avec folliculinum sera systématiquement essayé. Rappelons-le :

- Folliculinum 9CH, 1 dose le matin du 7e jour du cycle ;
- Folliculinum 15CH, 1 dose le matin du 14e jour ;
- Folliculinum 30CH, 1 dose le matin du 21e jour.

Mais trois autres médicaments peuvent être indiqués ; les dilutions seront choisies par le médecin homéopathe :

- **Conium maculatum (la ciguë) :** les mastoses sont bien palpables car les seins sont plutôt petits et flasques.
- **Phytolacca (le raisin d'Amérique) :** les boules perçues sont dures et sur des seins assez gros et douloureux avant et durant les règles.
- **Lac caninum (le lait de chienne) :** les mastoses siègent des deux côtés et les douleurs alternent d'un côté à l'autre. Les seins sont très sensibles au toucher et à la moindre secousse.

L'annonce du diagnostic : un traumatisme

Pour soi-même ou une de ses amies, à l'annonce du diagnostic de cancer, pour diminuer les effets du choc et être décidée à se battre : prendre systématiquement une dose de gelsemium 30CH, que l'on pourra réitérer huit jours plus tard.

Les ovaires

L'homéopathie a une action efficace sur les kystes fonctionnels qui relèvent du même mécanisme que le SPM.

ATTENTION !

Là encore, la prudence la plus totale est de mise et il est important de se faire correctement surveiller.

Le schéma folliculinum déjà vu est souvent indiqué et le médecin homéopathe l'associera à un traitement plus global.

Les migraines

Nous verrons le problème des maux de tête en général au chapitre 14.

Les migraines peuvent être liées et déclenchées par les déséquilibres hormonaux. On utilise de moins en moins la vieille expression de « migraine cataméniale » pour désigner ce mal de tête périodique. Selon qu'il survient avant, pendant ou après les règles, le médicament ne sera pas le même. Au moment de la crise, les médicaments sont ceux vus au chapitre 14.

En prévention, on pourra essayer (à raison de trois granules tous les soirs durant un mois) :

- **Bovista 7CH (la vesse-de-loup, un champignon) :** migraines apparaissant en milieu de cycle, au moment de l'ovulation, pouvant durer jusqu'aux règles, avec sensation de tête trop grosse.
- **Lachesis 7CH (le venin du serpent lachesis) :** migraines plutôt du côté gauche, survenant avant les règles et immédiatement améliorées par le début de l'écoulement. Sensation de tête congestionnée et parfois bouffée de chaleur.
- **Actea racemosa 7CH (l'actée à grappe, une plante) :** maux de tête ou migraines en casque depuis les cervicales jusqu'aux yeux, pires le premier jour des règles puis la douleur est proportionnelle au flux.
- **Cyclamen 7CH (le cyclamen) :** maux de tête avec trouble de la vue au début des règles.
- **Lilium tigrinum 5CH (le lis tigré) :** migraines pendant les règles, sur fond de libido augmentée.
- **Pulsatilla 9CH (l'anémone pulsatile) :** migraines après les règles sur cycles irréguliers et grande variabilité de la durée, de l'abondance. Aggravation par la chaleur. Personnalité affective et sensible.
- **Sepia 9CH (l'encre de seiche) :** migraines après les règles avec sang noir et sensation de pesanteur du bas-ventre. Personnalité plutôt renfermée et isolée.

Tableau 12-4 : Soigner les migraines au cours du cycle

Avant les règles	Bovista Lachesis
Au début des règles	Actea racemosa Cyclamen
Durant les règles	Lilium tigrinum
Après les règles	Pulsatilla Sepia

Les difficultés de la procréation

Le miracle de la procréation ne tient pas aux médicaments homéopathiques. Il procède de la vie elle-même et de sa part de mystère impénétrable. Les médecins homéopathes sont très souvent sollicités lorsque la grossesse tarde à venir.

Avant tout, il faut avoir fait toutes les démarches visant à élucider les causes. Une fois la cause trouvée, il faut la traiter ou, lorsque cela est incurable, avoir recours à toute la panoplie des possibilités de procréation assistée.

Mais, parfois, la grossesse ne vient pas alors que tous les examens sont normaux. Les spermatozoïdes sont en quantité suffisante, de mobilité normale, il y a bien ovulation, les trompes ne sont pas bouchées et la glaire cervicale est de bonne qualité. Tout va bien, sauf que… le miracle n'a pas lieu.

L'homéopathie a alors sa place dans tous ces blocages invisibles (car il y a finalement toujours une cause à tout). Un traitement de fond est indispensable pour tenir compte de tous les aspects de la future maman (et du futur papa).

Voici quelques exemples de médicaments indiqués :

- **Sepia (l'encre de seiche) :** correspond à une femme peu féconde, avec des troubles des règles anciens. Il y a une sensation chronique de pesanteur du bas-ventre qui rend les rapports douloureux et d'ailleurs il n'y a pas beaucoup de désir. La puberté a été souvent tardive et les règles sont peu abondantes.

- **Aurum metallicum (l'or) :** stérilité survenue après une profonde dépression. Parfois les règles ont disparu. Tempérament secret et triste, avec des accès de colère souvent violents. Grande frilosité.
- **Borax (le borate de sodium) :** stérilité sans cause apparente chez une femme ayant beaucoup de pertes blanches et même des ulcérations ou aphtes génitaux. Tendance très anxieuse, tendance aux vertiges.
- **Natrum carbonicum (le carbonate de sodium) :** stérilité chez une femme en proie à la fatigue chronique et aux maux de tête aggravés par le moindre effort mental. L'utérus est souvent pesant, voir même descendu (ptose). Femme semblant accablée par l'existence.
- **Natrum muriaticum (le chlorure de sodium, le sel de mer) :** stérilité avec des règles très abondantes qui empêchent une bonne nidation de l'œuf. Tendance triste et repliée. Pas trop de désir sexuel du fait de muqueuses très sèches et donc douloureuses lors des rapports.

Se préparer seule, mais se faire aider pour le fond

Les médicaments précèdents sont des exemples, mais seul le médecin saura comment ordonnancer un vrai traitement et une vraie stratégie.

Cependant, pour optimiser les chances de survenue d'une grossesse et nettoyer le terrain du père comme de la mère, voici une formule pratique à suivre durant trois semaines.

Elle est particulièrement utile pour les futurs papas fumeurs ou les futures mamans ayant récemment stoppé la pilule :

- Ribes nigrum (le cassis) en bourgeons (macérat glycérine 1D) : 50 gouttes dans un grand verre d'eau le soir.

On y ajoutera pour les futurs papas :

- Sequoia gigantea (le séquoia) en bourgeons (macérat glycérine 1D) : 50 gouttes également et en même temps.

Pour les futures mamans :

- Rubus idaeus (le framboisier) en bourgeons (macérat glycérine 1D) : 50 gouttes aussi.

La grossesse et ses petits maux

À RETENIR

Prendre de l'homéopathie durant la grossesse n'est pas seulement possible, c'est aussi la seule manière de ne vraiment prendre aucun risque. L'innocuité est totale.

La plupart des petits maux de la grossesse trouveront leur solution avec quelques granules bien choisis.

Les nausées et vomissements du début de la grossesse

Trois granules toutes les heures ou toutes les deux heures selon le besoin.

- **Symphoricarpus racemosus 9CH (l'arbousier d'Amérique) :** vomissements du matin au soir durant le début de grossesse avec dégoût des aliments et aggravation au moindre mouvement.
- **Cocculus indicus 9CH (la coque du Levant) :** nausées à la moindre odeur d'aliment et vomissements au moindre mouvement, particulièrement dans les transports.
- **Ipeca 9CH (la racine d'ipeca) :** nausées et vomissements par spasmes, malgré une langue propre ; les vomissements ne soulagent pas la nausée.

Des nausées du début à la fin

Les nausées peuvent empoisonner la vie au début de la grossesse (durant le premier trimestre) et à la fin (les deux derniers mois), mais le mécanisme n'est pas le même. Au début, c'est une affaire d'hormones et de système nerveux ; à la fin, c'est tout simplement mécanique car le bébé prend toute la place... de l'estomac. Dans ce dernier cas, surtout avec l'impression d'étouffer après avoir mangé et besoin de respirer de l'air frais, on peut prendre carbo vegetabilis (le charbon végétal) 9CH, trois granules avant ou après le repas.

La fatigue extrême

En particulier au cours du premier trimestre. À raison de trois granules matin et soir en 9CH :

- **Helonias (la fausse unicorne) :** fatigue mentale autant que physique avec tendance à dormir toute la journée. Irritabilité et surtout tristesse avec désir de rester seule. Sensation d'utérus pesant.
- **Gelsemium (le jasmin jaune) :** abattement avec tremblement et anxiété ; émotions à fleur de peau.
- **Phosphoric acidum (l'acide phosphorique) :** fatigue avec découragement. Même faire la conversation épuise. Tendance à l'anémie.

Les brûlures d'estomac

Elles seront bien améliorées par trois granules avant chaque repas de **sulfuric acidum (l'acide sulfurique)** 5CH.

Le hoquet incoercible peut être calmé par **cuprum metallicum (le cuivre)** 9CH.

La constipation

Les laxatifs sont dangereux pour tout le monde, à fortiori pour la future maman. Préférez quelques granules en 5CH :

- **Alumina (l'aluminium)**, trois granules le matin, associé à colon (un extrait de l'organe colon), trois granules le soir ;
- Si la constipation s'accompagne de brûlures d'estomac et de l'irritabilité qui va avec, on préférera : **nux vomica (la noix vomique)**, trois granules matin et soir ;
- Si la constipation pèse comme un deuxième bébé : **sepia (l'encre de seiche)**, trois granules tous les soirs.

De la déprime à la simple fragilité psychologique

Cela nécessite le recours au spécialiste pour un traitement en profondeur. On peut essayer cette recette en attendant :

- **Gelsemium (le jasmin jaune)** 9CH, trois granules tous les matins ;
- **Sepia (l'encre de seiche)** 9CH, trois granules tous les soirs.

S'il y a une tendance à être « parano » et vexation à la moindre occasion, ajouter à ceux-ci, une fois par semaine le matin, une dose de **staphysagria (l'herbe aux poux)** 15CH.

Le fer qui fiche le camp

Rien n'y fait, malgré le fer avalé, les taux restent bas et la fatigue est là. Prenez, en plus des compléments en fer, une mesure sous la langue tous les soirs au coucher du mélange suivant :

- **Calcarea phosphorica** ;

- **Silicea** ;
- **Ferrum phosphoricum** AA6D (cela signifie que les trois sels minéraux sont « à partie égale » en dilution 6DH).

Les jambes lourdes et la mauvaise circulation

Un mélange convient particulièrement :

- **Hamamélis composé** : trois granules ou 20 gouttes trois fois par jour.

On pourra y adjoindre, trois granules matin et soir de :

- **Bellis perennis (la pâquerette)** 5CH, si des bleus apparaissent sans que la personne se soit cognée ;
- **Apis mellifica (l'abeille)** 5CH, si l'on constate une nette amélioration par des applications froides avec gonflement important.

Le masque de grossesse

Pour l'atténuer ou le prévenir, prendre trois fois par semaine le matin : **sepia (l'encre de seiche)** 4CH, trois granules chaque fois.

La prévention des vergetures

Une trituration sera efficace, surtout préventivement : **calcarea fluorica** 6DH, une mesure sous la langue le soir au coucher.

Les cystites

Elles doivent amener à consulter le médecin, qui jugera de l'utilité d'une analyse d'urine et d'un traitement antibiotique. En attendant, on pourra prendre : **sérum anticolibacillaire** 4CH, une ampoule buvable matin et soir durant sept jours.

Et pour atténuer les symptômes : **cantharis (la mouche cantharide)** 5CH et **formica rufa (la fourmi rouge)** 5CH, trois granules toutes les heures en alternance (une fois l'un, une fois l'autre). Espacer puis arrêter en fonction de l'amélioration.

Le mal de dos

Pensez à l'ostéopathie, qui, entre de bonnes mains, n'a aucun inconvénient durant la grossesse.

Trois médicaments peuvent être très utiles, en 5CH, trois granules trois fois par jour :

- **Arnica**, mal de dos avec sensation d'avoir été battue et impossibilité de trouver une bonne place dans le lit.
- **Rhus toxicodendron (le sumac vénéneux)**, douleurs avec dérouillage au début et amélioration en marchant un peu.
- **Ammonium muriaticum (le chlorure d'ammonium)**, douleurs du coccyx ou du sacrum, pires en position assise.

La fameuse amniosynthèse

Les femmes font des bébés de plus en plus tard et les médecins prescrivent donc de plus en plus cette amniosynthèse lorsqu'il y a un doute sur le code génétique de l'enfant.

Dans tous les cas, pour atténuer le traumatisme de cette « intrusion », on prendra : **ledum palustre (le lédon des marais)** 30CH, une dose l'avant-veille et une autre la veille.

La préparation à l'accouchement

L'accouchement, comme la grossesse, n'est pas une maladie mais un acte naturel qui se passe de traitement. On peut accompagner ce passage d'une petite préparation qui visera à la fois le physique et le mental.

Le dernier mois pour diminuer l'appréhension et préparer physiquement le corps à cet événement, deux médicaments sont recommandés :

- **Sepia (l'encre de seiche)** 9CH, trois granules le matin ;
- **Gelsemium (le jasmin jaune)** 9CH, trois granules le soir.

L'homéopathie dans la salle de travail

ATTENTION !

Il ne s'agit pas de faire n'importe quoi toute seule ; cependant, avec l'accord de l'équipe on pourra avoir avec soi dans la salle de travail :

- **Gelsemium (le jasmin jaune)** 9CH : trois granules sous sa langue en cas de stress, d'appréhension et de besoin de se recentrer sur soi, de quitter tout sentiment de panique. Toutes les demi-heures au maximum.
- **Caulophylum (le cohosh bleu)** 7CH, c'est le médicament des cols à spasmes et douloureux : trois granules une ou deux fois à une heure d'intervalle pour que le travail se fasse plus facilement.

À RETENIR

Parler avec l'équipe

Un grand nombre de sages-femmes sont ouvertes et même très favorables à l'homéopathie du fait de son efficacité et de son innocuité chez la femme enceinte. Ne prenez pas vos granules en cachette, parlez-en. Vous aurez sans doute la surprise d'être encouragée, aidée et conseillée.

L'allaitement

On ne dira jamais assez que l'allaitement maternel est le mode d'alimentation le plus adapté à l'enfant durant les cinq premiers mois.

Au moment de la montée de lait :

- Pour diminuer la lactation si la montée est trop forte (attention, très efficace) : **phytolacca (le raisin d'Amérique)** 4CH, trois granules une à trois fois par jour, à stopper très vite pour éviter de tarir le lait.
- Pour augmenter en cas de lait insuffisant : **phytolacca** toujours mais en 9CH, trois granules une à trois fois par jour. On pourra lui associer **ricinus (le ricin)** 4CH, trois granules matin et soir.

Au moment du sevrage, on pourra préférer le mélange suivant aux médicaments classiques agissant sur la prolactine (et non dénués d'effets secondaires) :

- **Ricinus (le ricin)** 30CH, 1 dose trois jours de suite ;
- **Conium (la ciguë)** 9CH, 3 granules matin et soir ;
- **Pulsatilla (l'anémone pulsatile)** 9CH, 1 dose tous les 2 jours.

Le baby-blues

Cette petite « dépression du postpartum » peut être légère, passagère ou plus profonde et révéler une fragilité qui était déjà là avant la grossesse.

Quelques médicaments simples peuvent vous aider à passer le cap difficile de la vie qui bascule. Un de plus à la maison, tout à faire et le sentiment d'être noyée et perdue dans cette nouvelle vie qui semble insurmontable.

- **Sepia (l'encre de seiche)** 9CH : trois granules tous les jours lorsque la tristesse s'associe à l'isolement et au refus de voir du monde, y compris bienveillant. Un corps lourd, des seins pesants et une tendance à tout voir en noir seront améliorés par cette encre de seiche.
- **Kalium phosphoricum (le phosphate de potassium)** 9CH : trois granules matin et soir si on ressent l'épuisement nerveux et la fatigue comme insurmontables, avec sensibilité au bruit et aggravation de son état au moindre effort physique.
- **Natrum muriaticum (le sel de mer)** 9CH : trois granules par jour si c'est la tristesse qui domine avec la nostalgie d'avant la grossesse, lorsque la vie était plus simple. Souvent, une soif très marquée et un désir de sel s'observent chez les femmes qui ont saigné abondement.

La préménopause

Il s'agit de la période durant laquelle le taux d'œstrogènes s'effondre, seule la progestérone reste en quantité insuffisante. Cela revient à un syndrome prémenstruel qui dure.

À ce moment-là, il y a peu ou pas de bouffées de chaleur. Les médicaments indiqués sont ceux déjà vus pour le SPM. Surtout, aucun traitement substitutif (même phyto tel que le soja) n'est indiqué.

La ménopause

On considère que la ménopause est établie lorsque les règles sont absentes (hors traitement) depuis au moins huit mois. Mais ce n'est qu'une statistique et on a parfois des surprises !

À RETENIR

La ménopause ne doit plus être vue comme une maladie, comme la fin de quelque chose, mais plutôt comme un vrai départ sur une deuxième partie de la vie. La résignation morose des grands-mères n'est plus de mise aujourd'hui et les ménopauses « réussies » sont les plus nombreuses.

Les bouffées de chaleur, la prise de poids, les troubles de l'humeur sont les problèmes les plus immédiats. Mais l'ostéoporose ne s'installe pas en quelques semaines !

Un traitement personnalisé est vraiment nécessaire pour une efficacité optimale et profonde. On pourra essayer en attendant :

- **Pour les bouffées de chaleur :** une dose de lachesis 7CH toutes les semaines associée à radix angelica sinensis 4CH (l'angélique de Chine), trois granules le matin, et cenchris condortrix 5CH (le serpent à tête cuivrée), trois granules le soir.
- **Pour la prise de poids :** une hygiène de vie, exercice physique et réforme alimentaire seront aidés par une dose de thuya 7CH, une fois par semaine.
- **Pour l'irritabilité :** une dose par semaine de nux vomica 9CH (la noix vomique) et la tendance à la tristesse, à une certaine dépression sera aidée par une dose hebdomadaire de conium 9CH (la cigüe).

L'ostéoporose

La ménopause a de multiples conséquences sur le système des os et des articulations. L'ostéoporose est la complication la plus connue mais ce n'est pas la seule.

L'aggravation d'une arthrose qui existait déjà, associée à une prise de poids qui augmente du fait du manque d'hormones, le tout combiné au simple fait que les années passent, aboutissent à des tableaux très variés du point de vue des rhumatismes.

À RETENIR

Lachesis, **sulfur**, **thuya** ou **calcarea carbonica** seront le plus souvent les grands médicaments de fond de cette période. Un traitement personnalisé s'impose pour une vraie efficacité en profondeur.

L'ostéoporose est la plus médiatique des complications, mais l'influence de la ménopause sur les os a été beaucoup exagérée dans le débat sur l'utilité du traitement hormonal substitutif. Ce traitement a été présenté comme la panacée à ce grave problème. En réalité, les études sont mitigées et il semble bien que l'hérédité (« Parle-moi des os de ta mère ! ») y soit pour beaucoup.

ATTENTION !

La gravité de l'ostéoporose ne doit pas être ignorée car c'est un élément vital après 70 ans. Les fractures du col du fémur et les tassements vertébraux sont un fléau qui propulse les seniors dans la dépendance.

En dehors du traitement hormonal substitutif, qui resterait seulement préventif, des médicaments existent mais sont assez souvent chargés d'effets secondaires qui les rendent difficiles à supporter.

L'homéopathie est un traitement fiable et efficace sur ces problèmes d'ostéoporose.

La notion de constitution minérale, si chère aux homéopathes, trouve avec ce problème tout son sens. En effet, selon que l'on soit carbonique, phosphorique, silicique, fluorique ou sulfurique (voir chapitre 2) le traitement sera différent.

En attendant un traitement personnalisé qui aura un effet optimal, un traitement simple consiste à prendre une dose en 7CH de son médicament de constitution (que l'on aura déterminé au chapitre 2) toutes les semaines, et de prendre par ailleurs un mélange de sels de Schüssler tous les soirs (voir l'origine de ces sels homéopathiques au chapitre 4).

Des risques variables selon la constitution

La constitution minérale fait partie de ce bagage héréditaire dont nous ne sommes pas responsables.

Les siliciques et les fluoriques sont les plus exposés à l'ostéoporose précoce et avancée. Les phosphorique sont assez exposés. Les sulfuriques et les carboniques ont globalement des os assez solides, mais l'ostéoporose peut aussi s'installer, même avec quelques années de différence.

Tableau 12-5 : Traitement de l'ostéoporose en fonction de la constitution minérale

Constitution carbonique	Calcarea carbonica 7CH	1 dose par semaine
Constitution phosphorique	Calcarea phosphorica 7CH	1 dose par semaine
Constitution fluorique	Calcarea fluorica 7CH	1 dose par semaine
Constitution silicique	Silicea 7CH	1 dose par semaine
Constitution sulfurique	Sulfur 7CH	1 dose par semaine
Dans tous les cas	Calcarea carbonica 8DH Calcarea phosphorica 6DH Calcarea fluorica 6DH Silicea 6DH Ferrum phosphoricum 6DH Magnesia phosphorica 6DH AA Trituration	1 mesure de cette poudre (préparation délivrée par votre pharmacien), à sec sous la langue le soir au coucher

Chapitre 13

L'enfant et l'ado

Dans ce chapitre :

- Fièvre, allergies, vaccins, troubles du comportement… les réponses de l'homéopathie pour votre tout-petit
- Acné, dépression, anorexie, violence, drogue : que faire avec un ado en crise ?
- Tous les schémas de traitements et les bons conseils au cas par cas

Les enfants sont très largement ceux qui font le plus fréquemment entrer la famille dans le cabinet d'un médecin homéopathe. C'est aussi pour eux que les parents vont le plus souvent s'informer et devenir des adeptes d'une automédication familiale raisonnable et éclairée.

À RETENIR

La prise des granules et des doses se fera d'une manière analogue à celle des adultes, mais avec une certaine souplesse dans le mode de prise.

Il est difficile de demander à un bébé de garder des granules sous la langue !

La muqueuse de la bouche est, chez les enfants, bien plus perméable que celle des adultes. Un enfant ne boit pas d'alcool, n'absorbe pas d'épices piquantes, de moutarde, ne fume pas… En bref, un enfant n'a pas la muqueuse agressée et donc caparaçonnée comme peut l'être celle d'un adulte.

L'absorption est donc optimale dès que les granules ou les doses sont dans sa bouche.

On veillera à ce que l'enfant ait la bouche vide, que la muqueuse soit propre, neutre. Que son estomac soit plein ou vide n'a aucune importance, puisque le médicament est absorbé par la muqueuse de la bouche. La notion « à jeun » a donc un intérêt très relatif chez les enfants et les bébés.

L'enfant et ses bobos

À RETENIR

La prise des médicaments en pratique

Pour que l'homéopathie ne devienne pas une source de complications, il faut allier efficacité et simplicité. On évitera soigneusement l'habitude de prendre les granules fondus dans un verre d'eau ou un biberon. Sauf dans le cas des aphtes douloureux, par exemple, la prise se fait directement dans la bouche. C'est plus efficace, plus simple : l'homéopathie devient quelque chose de facile.

Pour les bébés, un petit temps d'adaptation est nécessaire. Le premier réflexe d'un bébé à qui on met deux granules dans la bouche est de les recracher. C'est normal, c'est un corps étranger, qui ne fond pas ! Si on ne s'énerve pas, si on ne se met pas à deux ou trois pour le tenir et lui infliger une véritable torture, tout se passera bien. On considérera les premières prises comme « comptant pour du beurre » et on remettra les deux granules dans la bouche sans s'agacer. Très vite, l'apprentissage psychomoteur se fait et le bébé « apprend » à rouler ces deux petites boules dans la bouche.

Pour les doses, on donnera par petites quantités, en fractionnant la dose en quatre ou cinq.

Granules et « fausses routes »

Il arrive très rarement qu'un granule « passe de travers » et aille dans les bronches. La taille d'un granule homéopathique est inférieure à celle de la troisième division bronchique à la naissance ! Même chez le nouveau-né aux bronches si petites, un granule ne peut obstruer la trachée ni une grosse bronche. Il fera tousser et, au pire, fondra là où il est.

La fièvre

À RETENIR

La lutte contre la fièvre chez l'enfant est dominée par la crainte des convulsions. Pour autant, s'il est sage de ne pas laisser la fièvre monter au-delà de 39 °C, l'administration systématique de paracétamol ou d'ibuprofène dès 37,8 °C n'aide pas l'organisme de l'enfant à se défendre. En cas d'infection, la température du corps monte non pas du fait du microbe ou du virus, mais bien parce que le corps a besoin de cela pour mieux se défendre.

En attendant le médecin, qui pourra poser le diagnostic de la maladie, on pourra utiliser quelques médicaments qui canaliseront la fièvre en douceur tout en stimulant les défenses du corps.

On donnera le médicament approprié toutes les heures et on espacera ensuite dès amélioration. Si on hésite entre deux médicaments, on peut les donner en alternance toutes les heures.

Tableau 13-1 : Lutter contre la fièvre chez l'enfant

Aconit 5CH	Fièvre aiguë brutale, supérieure à 38,5 °C Enfant agité, anxieux, soif vive et pas de sueurs	3 granules toutes les heures, espacer dès amélioration
Belladonna 5CH	Fièvre aiguë brutale, supérieure à 38,5 °C Enfant abattu, visage rouge et sueurs, crainte de la lumière	3 granules toutes les heures, espacer dès amélioration
Bryonia 5CH	Fièvre modérée ou élevée Enfant préférant rester immobile, soif de grands verres d'eau froide	3 granules toutes les heures, espacer dès amélioration
Ferrum phosphoricum 5CH	Fièvre modérée inférieure à 38,5 °C Enfant fatigué et pâle	3 granules toutes les 2 heures, espacer dès amélioration

Les problèmes ORL

Rhino-pharyngites, otites et rhumes en tout genre sont le lot des petits qui doivent faire leur immunité en rencontrant un grand nombre de virus. Mais cette immunisation peut se faire sans le recours systématique aux antibiotiques, qui n'agissent pas sur ces maladies très souvent virales, et surtout, qui déséquilibrent encore plus les défenses.

ATTENTION !

Chaque affection nécessite la consultation chez le médecin, mais on pourra l'anticiper de manière fort utile en connaissant quelques médicaments simples.

Tableau 13-2 : Soigner les problèmes ORL chez l'enfant

Début de rhume, rhino ou autre affection ORL	Sérum de Yersin 7CH : 1 dose le matin Oscillococcinum® : 1 dose le soir	Systématiquement : 3 jours de suite
Suspicion d'otite	Capsicum 5CH et ferrum phosphoricum 5CH	3 granules toutes les heures en alternance
Rhume avec écoulement clair comme de l'eau	Allium ceppa 5CH	3 granules 3 fois par jour
Rhume avec écoulement jaune épais	Pulsatilla 5CH	3 granules matin et soir
Début de laryngite (nécessité de consulter au plus vite)	Arum triphyllum 5CH et spongia 5CH	3 granules toutes les heures en alternance

Eczéma et allergies

Ces problèmes allergiques nécessitent un traitement de fond chez le spécialiste. Dans les poussées aiguës, on pourra donner selon les signes :

Tableau 13-3 : Soigner l'eczéma et les allergies chez l'enfant

Eczéma ou allergie nettement amélioré(e) par le froid	Apis 5CH	3 granules toutes les heures
Eczéma ou allergie nettement amélioré(e) par la chaleur	Urtica urens 5CH	3 granules toutes les heures
L'enfant se gratte énormément	Rhus toxicodendron 5CH	3 granules toutes les heures
Sensation de brûlure, enfant agité	Arsenicum album 5CH	3 granules toutes les 2 heures

La question épineuse des vaccins

Contrairement à une idée très faussement répandue, les homéopathes ne sont pas contre les vaccins. Nous avons vu au chapitre 3 que la vaccination est née la même année que l'homéopathie.

Les homéopathes sont très attentifs au terrain (voir chapitre 7) et ils ont observé depuis fort longtemps que, si l'enfant est légitimement protégé contre la maladie correspondant à la vaccination, il se trouve souvent fragilisé sur le reste de son immunité par cette immunisation forcée.

À RETENIR

Loin de conforter dans l'idée que tous les vaccins sont mauvais, le praticien homéopathe porte un regard critique et différencié sur tel ou tel type de vaccin et ne considère pas (comme tend à nous y pousser l'industrie pharmaceutique des vaccins) que la solution contre toutes les maladies consisterait à vacciner les enfants contre tout !

Ainsi, si votre enfant est suivi par un médecin homéopathe, les vaccins nécessaires seront faits comme il se doit et les vaccins moins nécessaires seront discutés en fonction de chaque enfant. De même, en fonction du terrain de l'enfant, le calendrier pourra être parfois adapté.

Dans tous les cas, l'homéopathie permet de « drainer » les effets que les vaccins exercent sur le terrain. Cela peut être fait par le médecin à posteriori, c'est toujours mieux à priori et voici un schéma simple à utiliser :

Tableau 13-4 : L'accompagnement homéopathique des vaccins chez l'enfant

Silicea 7CH, 3 granules le matin Thuya 7CH, 3 granules le soir	Les 5 jours qui précèdent et qui suivent chaque vaccin

Les difficultés à l'école

Il n'existe pas de granules permettant de n'avoir que des bonnes notes. Mais, parfois, l'ardeur au travail, la concentration, la faculté de ne pas « zapper » sans cesse, l'anxiété et même la mémoire peuvent êtres régulés par un traitement homéopathique adapté.

TÉMOIGNAGE

Adrien l'hyperactif

Adrien, 8 ans, est un enfant plutôt joyeux dès que l'on parle d'autre chose que de l'école. Il bouge beaucoup, il est très « touche à tout ». On l'a même habillé du diagnostic trop facile d'hyperactif, mais les parents ont refusé un traitement allopathique lourd. À l'école, c'est terrible, il zappe en permanence et ne peut pas se concentrer. Il a peur de se tromper, ce qui paralyse le peu d'énergie qu'il est capable de consacrer à son travail scolaire.

C'est un grand médicament de la pédiatrie, medorrhinum, qui, en doses progressives et dans le cadre d'un traitement de fond, lui permettra de canaliser son énergie et d'aborder le CM1 de façon plus posée.

Tableau 13-5 : Remédier aux difficultés scolaires

Concentration insuffisante, mémoire faible	Calcarea phosphorica 7CH, 1 dose par semaine
Enfant lent pour apprendre, lent pour tout	Baryta carbonica 9CH, 1 dose tous les 15 jours
Enfant qui a peur de l'école, des autres	Natrum muriaticum 9CH, 1 dose toutes les semaines

Les troubles du comportement

Du tout-petit qui refuse de dormir au plus grand qui fait des colères, l'homéopathie a l'avantage d'influencer en douceur les petits aléas psychologiques des enfants et d'éviter le recours aux médicaments « psychotropes », vraiment indésirables à cet âge (sauf cas très particuliers).

Le spécialiste saura initier un traitement de fond ; les médicaments qui suivent sont des exemples qui peuvent être essayés sur une courte période, à raison de trois granules le matin, durant 15 à 20 jours.

Tableau 13-6 : Remédier aux troubles du comportement de l'enfant

L'enfant turbulent et l'enfant hyperkinétique	Kalium bromatum 9CH Enfant agité dès le plus jeune âge, confond le jour et la nuit, agitation surtout des mains	Medorrhinum 9CH Enfant anxieux qui redoute de dormir, alterne les périodes d'hyperactivité avec des phases de lenteur
L'enfant colérique	Cuprum metallicum 9CH L'enfant hurle sans discontinuer jusqu'à l'étouffement ; il est rouge violet de colère	Chamomilla 9CH L'enfant fait ses colères le soir avant minuit, refuse d'aller au lit, ne supporte pas la moindre contradiction et n'est calmé que par les vibrations (transports, bercement pour les plus petits)
Les enfants « méchants » (qui se comportent comme s'ils étaient...)	Belladonna 9CH Visage très rouge, tendance à hurler et surtout à taper. Aggravation le soir jusqu'à minuit	Hyosciamus 9CH Dans un climat de jalousie (petite sœur, petit frère), tendance à la violence avec cruauté et à être impudique (se promène nu)

Les verrues et le molluscum

Les verrues

Les verrues sont un problème fréquent chez les enfants. La responsabilité de la piscine est bien trop mise en avant, car si c'est bien un virus qui en est le responsable, tout est, encore une fois, question de terrain (voir chapitre 7).

Tableau 13-7 : Soigner les verrues chez l'enfant		
Verrues plantaires en bouquet large et dur Verrues des doigts ou des mains avec aspect dur et corné	Antimonium crudum 5CH	3 granules matin et soir à tester sur 2 mois
Verrues plantaires ou des mains de couleur jaune ou comme cernées de jaune	Nitricum acidum 5CH	3 granules matin et soir à tester sur 2 mois
Verrues du bout des doigts ou sous les ongles Verrues des lèvres et du nez	Causticum 5CH	3 granules matin et soir à tester sur 2 mois
Verrues planes, presque plates	Dulcamara 5CH	3 granules matin et soir à tester sur 2 mois

Le molluscum contagiosum

JARGON

Le molluscum est lié à un virus voisin et se caractérise par des mini verrues qui suivent un trajet linéaire sur le bras, le thorax ou l'abdomen le plus souvent, plus rarement sur les jambes ou la tête.

Tableau 13-8 : Soigner le molluscum contagiosum chez l'enfant		
Lésions rondes, dures et d'aspect transparent	Dulcamara 7CH	3 granules matin et soir à tester sur 1 mois
Lésions dures et d'aspect rouge avec démangeaisons	Cinnabaris 5CH	3 granules matin et soir à tester sur 1 mois

La digestion et ses problèmes

Les enfants sont une cible fragile pour les troubles digestifs en tout genre. Cela commence tout bébé par la grande fréquence des reflux gastro-œsophagiens, qui se différencient du simple « rototo » abondant par leur côté systématique et l'inconfort du bébé, et cela continue avec les maux de ventre de l'enfant et les vomissements répétés. Les gastro-entérites virales, saisonnières ou pas, sont aussi très accessibles à l'homéopathie. Mais, bien évidemment, tout trouble digestif chez l'enfant doit d'abord amener à consulter, pour éliminer une cause grave ou une appendicite.

Tableau 13-9 : Soigner les problèmes digestifs chez l'enfant

Reflux chez le bébé qui semble gavé et refuse de boire	Aethusa cynapium 5CH	2 granules avant chaque tétée ou biberon
Reflux avec pleur, odeur acide	Robinia 4CH	2 granules avant chaque tétée ou biberon
Mal de ventre avant d'aller à l'école, après le week-end	Ignatia 9CH	3 granules 1 à 3 fois par jour
Mal de ventre, l'enfant se plie en deux pour se calmer	Colocynthis 5CH	3 granules 1 à 3 fois par jour
Vomissements chez l'enfant qui a la langue propre	Ipeca 9CH	3 granules 1 à 3 fois par jour
Vomissements avec langue chargée	Antimonium crudum 5CH	3 granules 1 à 3 fois par jour
Début de gastro avec dominance des vomissements	Sérum de Yersin 7CH Phosphorus 7CH	1 dose matin et soir, pendant 2 jours 3 granules 3 fois par jour
Début de gastro avec dominance de la diarrhée	Sérum de Yersin 7CH Aloe 5CH	1 dose matin et soir, pendant 2 jours 3 granules 3 fois par jour

La dépression de l'enfant

Parler de dépression chez l'enfant fait peur, et c'est probablement une des raisons qui font que ce diagnostic est très souvent sous-estimé et méconnu.

Un enfant exprime rarement, par manque de vocabulaire, de culture et de recul sur soi, un mal-être fait de tristesse et de manque du goût de vivre. Il faut reconnaître la dépression sous des symptômes plus flous : mauvais sommeil, maux de ventre, refus de l'école ou baisse des résultats.

ATTENTION !

Seule une vraie consultation détaillée et approfondie permettra de faire sortir l'enfant de son ornière d'existence sans avoir recours aux antidépresseurs, que même les allopathes les plus farouches répugnent à utiliser.

TÉMOIGNAGE

Laura et le mal de l'école

Laura est une petite fille de 7 ans très solitaire. Déjà, à la maternelle, la sociabilisation ne s'est pas effectuée comme elle l'aurait dû. Depuis l'entrée en CP, et encore plus depuis la rentrée en CE1, Laura se réfugie dans un coin de la classe et n'attend qu'une seule chose : que l'école soit finie.

Rien ne la distrait, semble-t-il, et elle ne paraît même pas apprécier les sollicitations affectueuses de la maîtresse.

Côté physique, Laura est une « hépatique », qui, dès son plus jeune âge, a été très fragile aux écarts de nourriture. Constipation, lourdeurs et ballonnements sont son lot quotidien. Malgré un physique plutôt rond et une musculature pas très tonique pour son âge, une seule chose paraît lui donner un peu de gaieté : la danse. Une fois par semaine, elle sourit lorsque l'heure est venue de s'y rendre.

Son médecin lui donnera des doses de sepia (l'encre de seiche) en 12CH, toutes les semaines, associées à quelques granules pour drainer son foie et sa digestion. Il faudra un semestre pour que la magie de l'école opère et que Laura comprenne que ce monde lui appartient.

L'énurésie (pipi au lit)

À RETENIR

Le premier message concernant le pipi au lit (ou énurésie) est la nécessité de dédramatiser. Une fois que le médecin aura fait les quelques examens nécessaires (presque toujours normaux), l'homéopathie pourra aider à régler le problème.

Tableau 13-10 : Soigner le problème d'énurésie chez l'enfant

À essayer systématiquement	Plantago 4CH Vessie 4CH	3 granules avant le dîner, en alternance, un soir l'un, un soir l'autre
Pipi au début de la nuit	Causticum 7CH Sepia 7CH	3 granules au coucher, en alternance, un soir l'un, un soir l'autre
Enfant agité dans le sommeil qui urine en milieu ou fin de nuit	Belladonna 7CH	3 granules au coucher
Pipi en fin de nuit, vers le matin	Chloralum 4CH	3 granules au coucher

Adolescence : la crise !

S'il est fréquent de voir des enfants dans la salle d'attente d'un médecin homéopathe, les ados sont globalement plus réticents à y venir.

L'adolescence est la phase du refus, de la remise en cause et de la contestation, et en règle générale ils consultent également moins les médecins.

Les difficultés liées à l'adolescence relèvent souvent du registre psychologique. Du simple vague à l'âme jusqu'à la dépression plus sérieuse, en passant par les troubles du comportement en tout genre, ils rechignent à consulter, persuadés qu'on ne peut pas faire grand-chose pour eux.

Certains, habitués depuis l'enfance à manger des granules et à s'en trouver bien, auront plus volontiers tendance à venir exposer leurs difficultés, conscients que cela peut leur économiser le recours à des traitements plus lourds.

L'acné

Tableau 13-11 : Soigner l'acné chez l'adolescent

Acné aggravée avant les règles, comédons sur le visage	Eugenia jambosa 4CH	3 granules par jour
Acné plus indurée avec comédons et pustules, microkystes sur le visage, les épaules, le thorax	Kalium bromatum 4CH	3 granules par jour
Acné du visage avec démangeaisons, comédons, petites vésicules rouges	Juglans cinerea 4CH	3 granules par jour
Comédons et microkystes aux tempes et au front, à la lisière du cuir chevelu, peau grasse	Natrum muriaticum 7CH	3 granules 3 fois par semaine
3 plantes de drainage systématiquement associées pour faciliter l'élimination des toxines de la peau (et action doucement hormonale de la sauge)	Arctium lappaTM (la bardane) Fumaria TM (la fumeterre) Salvia officinalis TM (la sauge)	50 gouttes de chaque dans un peu d'eau matin et soir

La fatigue des ados

Ado fatigué semble bien souvent être un pléonasme. Cela est lié en bonne part au « décalage culturel » entre les jeunes et ceux qui croient encore l'être !

Un exemple emblématique est celui du sommeil. Les neurosciences nous apprennent que le cerveau des ados a un besoin de sommeil bien plus important que celui des moins jeunes. Autrement dit, si les parents arrivent à se lever de bonne heure, déplorant la grasse matinée (parfois « gras début d'après-midi ») de leurs ados, ce n'est pas par vertu… mais bien plutôt par vieillesse.

Tableau 13-12 : Soigner la fatigue chez l'adolescent

Fatigue des étudiants surmenés, à la mémoire saturée par le travail, améliorée en mangeant !	Kalium phosphoricum 9CH	3 granules matin et soir, par cures de 20 jours
Fatigue des ados avec sensibilité aux contrariétés, aux peines de cœur, avec grand besoin de sommeil	Phosphoric acidum 9CH	3 granules matin et soir, par cures de 20 jours
Ados agités se couchant très tard et se levant très tard, épuisés et améliorés par les jeux vidéo simples (ne demandant pas de réflexion)	Kalium bromatum 9CH	3 granules midi et soir

La dépression de l'adolescence

L'âge de l'adolescence est un âge fragile. Quête d'absolu, besoin d'avoir du sens sans aucun compromis avec l'existence rendent la désillusion et l'épuisement de la force vitale souvent au rendez-vous et souvent générateurs de dépression.

Cette tendance à la dépression est d'autant plus grave à cet âge qu'elle peut avoir deux conséquences dramatiques : la chute des résultats scolaires et donc l'échec de la scolarité, mais surtout la mise en danger et le suicide.

Soigner une dépression n'est pas une affaire banale et le recours aux spécialistes est indispensable, médecin homéopathe ou psychiatre, les deux étant encore le mieux.

Tableau 13-13 : Traitements de comportements dépressifs

Ado renfermé et assez solitaire, vivant volontiers dans la nostalgie d'une enfance perdue. Rancunier, peu liant, il pleure facilement mais cache ses larmes. Il a horreur d'être consolé.	Natrum muriaticum
Ado replié, n'aimant pas la consolation et encore moins la contradiction. Assez apathique, et craignant le contact avec les autres. Seuls les sports violents et la danse lui redonnent un peu d'énergie.	Sepia
Ado timide et effacé, craignant surtout l'autre sexe. Mal assuré, rougissant facilement, c'est un affectif qui ne se lâche qu'avec ses proches. Besoin d'amour et de consolation.	Pulsatilla
Noir c'est noir. Dépression farouche et morosité, surtout le soir au coucher du soleil. Crainte de la nuit avec anxiété. Compassion souvent exagérée pour les autres.	Causticum

L'anorexie

De la simple inappétence pour garder la ligne à l'anorexie mentale, il existe tous les stades et tous les niveaux d'inquiétude pour les parents !

Leila veut être mince et jolie...

Leila a toujours été une petite fille joyeuse et plutôt jolie. Réglée à l'âge de 13 ans, elle consulte vers 15 ans, après plusieurs mois de règles interrompues. Elle fait plus que garder la ligne, elle devient franchement maigre, ce qui inquiète davantage sa mère que l'absence de règles. Comme toujours dans l'anorexie, les deux symptômes sont liés. Leila est très fusionnelle avec sa mère, qui est une belle femme, qui fut mince mais qui l'est nettement moins avec l'âge.

Leila conserve un cercle restreint d'amies (pas de copain garçon) avec lesquelles elle est en attente d'affection plus que de raison. Timide et effacée, elle présente quelques signes bien banals pour une jeune fille (jambes lourdes et veinées de bleu, rhumes fréquents) qui oriente vers un grand médicament de l'anorexie mentale : pulsatilla.

Elle en prendra des doses hebdomadaires à des dilutions croissantes. De la 9CH à la 30CH, puis en dilutions korsakoviennes. Ce traitement, associé à un dialogue sans la mère et la discussion permanente quant à une éventuelle hospitalisation redonnera au fur et à mesure à Leila l'envie de reprendre forme et de manger. Les règles réapparaîtront avec les premiers kilos raisonnablement retrouvés.

La violence

La violence chez les ados est un problème sérieux et complexe qui nécessite une réflexion très large. Violence envers lui-même avant tout, avec le risque aigu de suicide, violence avec les proches, à l'école… du simple mauvais caractère un peu trop pétulant jusqu'aux conduites antisociales, la violence peut prendre tous les aspects.

Les médicaments en général et l'homéopathie en particulier ne peuvent résoudre un problème qui nécessite une approche pluridisciplinaire (éducateurs, psychologues, médecins, sociologues, politiques, etc.). Ils peuvent être une aide ponctuelle et comportementale chaque fois que cela est encore possible. Les médicaments doivent être acceptés par l'ado. La prise insidieuse ne donne jamais rien de bon.

Tableau 13-14 : Traitements de la violence chez l'adolescent

Plutôt râleur et « soupe au lait » que violent. Il s'emporte facilement et regrette vite. Il est impatient et s'irrite très vite s'il n'obtient pas ce qu'il veut. Tendance à calmer ses nerfs avec des boissons alcoolisées, à fumer.	Nux vomica 15CH	3 granules par jour selon le besoin ; 1 dose hebdomadaire en fond
Ado dépressif et assez muet qui explose de manière très violente parfois. Ne supporte pas la contradiction et devient rouge de colère.	Aurum metallicum 9CH	3 granules par jour selon le besoin ; 1 dose hebdomadaire en fond
Colères de caprice avec tendance à la « méchanceté » gratuite et passage à l'acte furieux (coups, morsures). Insomnie avant minuit puis réveils anxieux toute la nuit.	Belladonna 15CH	3 granules par jour selon le besoin ; 1 dose hebdomadaire en fond
Colères par jalousie, déception avec côté « parano » marqué. Comportement cruel (avec les animaux). Alternance de fatigue extrême et de colères très fortes avec propos ou comportements obscènes.	Hyosciamus 15CH	3 granules matin et soir selon le besoin ; 1 dose hebdomadaire en fond
Colères furieuses presque délirantes avec tics du visage ou du corps et passage à l'acte (injures, coups, morsures). Légèrement moins d'agressivité avec la mère qu'avec les autres personnes.	Stramonium 15CH	3 granules par jour selon le besoin ; 1 dose hebdomadaire en fond

Tabac et drogues

L'homéopathie peut constituer une aide précieuse pour déclencher le fameux déclic qui ne peut venir que de la personne concernée.

Un traitement vraiment personnalisé est nécessaire.

Les angoisses de Xavier

Xavier a une expérience difficile avec le cannabis. Il a 17 ans et en fume déjà régulièrement, c'est-à-dire tous les soirs et parfois (pendant les vacances et les week-ends) plusieurs fois par jour. Le problème est que le cannabis a une action biphasique chez lui (classique). En premier lieu, cela le détend et le désangoisse. Mais, très vite, il subit le revers de bâton avec plutôt l'effet inverse. Il est alors victime d'angoisses et surtout de quelques hallucinations ou rêves éveillés qui inquiètent beaucoup à la fois la famille et le psychiatre. En dehors de ces périodes, Xavier ne délire pas et a une pensée structurée, mais un fond absolument anxieux.

Il est particulièrement angoissé le soir, au coucher du soleil, et c'est la raison pour laquelle il consomme le cannabis à ce moment.

De grandes discussions, l'absence de jugement et le caractère pragmatique d'un traitement homéopathique permettront de l'aider, avec phosphorus. C'est le grand médicament de l'angoisse existentielle du soir qui pousse à aller voir dans un ailleurs un monde meilleur que celui bien réel qu'il faut affronter. Des doses croissantes sur quelques mois, quelques échecs surmontés lui permettront d'acquérir une certaine paix en même temps qu'une meilleure énergie pour aller vers le monde.

Tableau 13-15 : Une aide « type » pour stopper le tabac

Caladium seguinum 9CH	3 granules à chaque envie de fumer
Plantago TM Valeriana TM	50 gouttes de chaque 3 fois par jour dans un grand verre d'eau
Lobelia inflata 9CH	3 granules matin, midi et soir

Chapitre 14

L'adulte et les seniors

Dans ce chapitre :

- Les périodes charnières de la quarantaine et de la cinquantaine
- Les seniors, valides ou invalides ?
- Les réponses de l'homéopathie aux maux physiques et psychologiques des adultes

Avoir 40 ans dans l'Antiquité était une prouesse de bonne santé et de longévité. Aujourd'hui, c'est le milieu du guet, la médiane statistique que les savants calculs nous donnent si nous avons la chance d'obtenir l'espérance de vie optimale.

Avoir 50 ans aujourd'hui est une croisée des chemins où se rejoignent une quantité de tracas divers et variés, naturels comme culturels.

Et après, c'est l'entrée dans la catégorie bien définie des « seniors ». Comment affronter ces périodes de transition ? Comment l'homéopathie peut-elle être un soutien ?

La quarantaine et la cinquantaine : des crises ?

40 ans, c'est le fameux « âge canonique » ! Si ce terme est désormais synonyme d'âge très avancé, eu égard au vieillard du célèbre petit village gaulois qui résiste toujours à l'envahisseur, il désignait auparavant l'âge de 40 ans. Âge jugé suffisamment mûr alors pour qu'une femme par exemple puisse entrer au service d'un membre du clergé. Autrement dit, la femme était considérée suffisamment « décrépite » pour que cela ne puisse altérer la sérénité de l'homme d'Église.

50 ans, c'est à la fois l'âge de la ménopause, l'âge le plus souvent où les derniers enfants partent de la maison. C'est l'âge aussi des petits-enfants,

de la remise en question de la sexualité avec le repli et le ralentissement, d'un désintérêt pouvant malencontreusement correspondre à un retour de flamme de l'autre. C'est aussi l'âge du licenciement et du risque de ne plus retrouver d'emploi.

Cette période de 40 à 55 pourrait et peut souvent être un havre de paix. Maison ou appartement payé(e), enfants élevés et possibilité de profiter enfin de l'existence. Mais, bien souvent, cela coince…

La crise du milieu de vie

Ce terme, traduit de l'outre-Atlantique « *middle life crisis* », qualifie toutes les difficultés morales et psychologiques de la période que l'on suppose être, sans jamais en être sûr, le milieu de sa vie.

On pourrait dire que c'est l'apparition du crépuscule. On pourrait dire aussi qu'après l'insouciance et le sentiment d'éternité de l'adolescence et de la jeunesse, c'est l'apparition du temps et donc du temps compté, du temps qui reste.

À RETENIR

L'homéopathie, parce qu'elle constitue une aide, un support au développement personnel pourra aider à traverser cette période.

Tableau 14-1 : Tableaux du milieu de la vie

Pulsatilla (le nid est vide)	Les enfants sont grands et partis. Sentiment de solitude morale. Besoin d'être entouré(e) et d'avoir de l'affection. Sentimentalisme mais peu de préoccupation de la sexualité. Humeur très variable, assez vite consolée et remise à niveau par un peu d'affection.	15CH, 1 dose par semaine durant 6 à 8 semaines
Arsenic album (soyons optimistes, maintenant la mort)	Caractère méthodique et très ordonné. « Look » hyperclassique même le week-end. Obsession de la mort et pessimisme résolu. Insomnie avec agitation anxieuse. La peur de l'avenir est la peur de se retrouver seul(e). Tendance marquée à l'avarice.	30CH, 1 dose par semaine durant 6 à 8 semaines

Lycopodium (à quoi je sers désormais ?)	Questionnements égotiques exagérés. Amertume sur la vie et sur les autres jusqu'à la misanthropie. Impression de ne plus servir à rien, dévalorisation. Personne déçue par le monde, la société, la politique. Troubles digestifs chroniques témoignant du caractère « bilieux ».	9CH, 1 dose par semaine durant 6 à 8 semaines
Phosphorus (l'herbe est plus verte ailleurs)	Éternel(le) adolescent(e), le milieu de la vie l'a totalement affaibli(e) et l'existence le(la) dégoûte. Pour combattre ce manque de vie dans sa vie, il(elle) est prêt(e) à tous les rêves et cherchera ailleurs la manière de renouer avec son idéalisme resté vivace. Changement de compagne, de compagnon, de travail, de relations amicales !	15CH, 1 dose par semaine durant 6 à 8 semaines
Natrum muriaticum (nostalgie quand tu me tiens)	Tristesse avec hyperémotivité et regard désespérément tourné vers le passé. Tempérament rancunier et nostalgique. Sentiment de jeunesse perdue à jamais. Désir de solitude. Anxiété et tristesse. Très sensible à la musique. Il ou elle déteste être touché(e) de manière cavalière, main sur l'épaule par exemple.	15CH, 1 dose par semaine durant 6 à 8 semaines
Lachesis (la logique de la rivalité)	La jalousie de la rivalité marque cette crise de l'âge. Rivalité avec ses propres enfants (fille avec la mère ou fils avec le père) ou avec les collègues, amis. Exprime son mal-être de façon très loquace. Tendance à calmer les moments d'anxiété et de tristesse par les boissons alcoolisées.	9CH, 1 dose par semaine durant 6 à 8 semaines
Causticum (noir c'est noir, peur pour les autres et pessimisme)	Dépression avec pessimisme total. Ne voit aucune issue aux problèmes de la société en général ni à ses propres soucis. Critique systématique de tout. Se fait du souci pour les autres. Très sensibles aux maladies, aux deuils de son entourage. Anxiété la nuit surtout. Libido totalement effondrée.	30CH, 1 dose par semaine durant 6 à 8 semaines

Bernard ou le passage du cadre dynamique au vieux tableau abattu

Bernard fut un jeune cadre dynamique, un jeune loup qui dévorait la vie dans un désir de réussite que rien ne semblait arrêter. Pendant des années, ses seules souffrances étaient une constipation rebelle, compensée par le café, l'alcool et les cigarettes et une insomnie peuplée de préoccupations professionnelles.

Nux vomica parvenait alors à moduler sa tendance à s'intoxiquer mentalement et physiquement.

Par un certain travail sur lui-même et aidé de ce médicament, il parvint à une certaine réussite et surtout à la satisfaction de l'avoir obtenue. Ce fut le stade où sulfur lui permit de stabiliser une tendance à la domination arrogante et aux manifestations physiques d'un terrain allergique (rhinite, urticaire), témoignant de plusieurs années de vie trop riche et trop trépidante.

Les années de la quarantaine furent très dures pour Bernard, qui perdit son emploi au profit d'un de ses jeunes collaborateurs, moins bien payé et tout aussi efficace. Soucis familiaux avec épouse et enfants finirent d'achever une blessure narcissique très profonde. Ce fut la dépression et les troubles psychosomatiques digestifs, entraînant une foule d'examens d'imagerie et deux hospitalisations. Lycopodium en traitement assez prolongé et une intelligence toujours vive, une capacité de se remettre en cause et de rebondir lui permirent de retrouver un sens à sa vie et, après quelques années, un nouvel emploi.

Le « démon de midi »

Est-ce un ange ou plutôt un démon, ce génie intérieur qui semble réveiller la libido, le désir de vivre des sensations nouvelles et qui balaie tout sur son passage ? Tout est question de point de vue, de culture personnelle mais aussi de vécu et de ressenti.

Si l'on a la sensation que cela constitue plutôt une source de souffrance par son excès et sa violence et qu'on souhaiterait s'apaiser un peu, l'homéopathie peut être un support pour cela.

Le spécialiste est le plus à même de mener un traitement. On pourra essayer une dose hebdomadaire en 15CH, sur une période d'essai d'un mois.

Tableau 14-2 : Tableaux du « démon de midi »

Phosphorus	L'herbe est plus verte ailleurs. Sentiments exaltés et passionnés en même temps qu'indifférence pour sa famille.
Platina	Exaltation de l'ego avec tendance à l'orgueil et au mépris d'autrui. Désir sexuel très augmenté mais mal vécu physiquement (douloureux chez les femmes, orgasme difficile chez l'homme).
Fluoric acidum	Tendance à « péter les plombs ». Conduite peu discrète, scandaleuse. Projets démesurés, remet en cause son travail, veut faire des performances sexuelles ou même sportives insensées.
Origanum majorana	Désir sexuel très augmenté avec fantasmes et rêves permanents. Désir de se faire remarquer par tous les moyens en société.
Murex	Grande excitation sexuelle contrastant avec une humeur dépressive et des douleurs gynécologiques ou de la région lombaire.

La reprise du sport

Reprendre le sport après quelques années d'abandon est une bonne chose, à condition de prendre de sages précautions.

La première de toutes est l'arrêt du tabac !

La deuxième est de se confier à son cardiologue afin d'effectuer une épreuve d'effort. Un cœur malmené par des années d'inactivité et de mauvaise alimentation, voire de tabac, n'est peut-être pas apte à effectuer les efforts qu'on va lui demander.

La troisième est de s'aider d'un petit protocole homéopathique.

Tableau 14-3 : Accompagner la reprise de sport vers le milieu de la vie

Avant chaque séance de jogging ou de sport, puis immédiatement après	Arnica 9CH, 3 granules
Durant les deux ou trois mois de reprise pour préparer le cœur et le corps	Arsenicum iodatum 5CH (adaptation du cœur à l'effort), 3 granules le matin Cuprum arsenicosum 5CH (action artérielle générale), 3 granules le soir

Les ruptures douloureuses : licenciement et divorce

La tranche des 40-50 ans est aussi celle où le risque d'abandon est le plus fort. Du fait d'un licenciement (ou d'une mise au placard) ou d'un divorce inopiné et d'« initiative unilatérale », la dépression est toute proche, car elle fait remonter des sentiments d'injustice, d'abandon et de mésestime de soi que l'on croyait enfouis dans la nostalgie de l'enfance.

Les médicaments seront pris sous la houlette du spécialiste.

Tableau 14-4 : Aider à traverser les ruptures douloureuses à 40-50 ans

Aurum metallicum	Dépression silencieuse ne se révélant que par des colères assez violentes. Sentiment de dévalorisation et susceptibilité. Manifestations physiques multiples (hypertension, rhumatismes) et tendance à boire, avec une grande frilosité qui apparaît ou qui s'aggrave (baisse de la vitalité).
Pulsatilla	Sentiment profond d'abandon. Pleure facilement et besoin de compassion venant de ses proches. Très grande variabilité des sentiments et de l'humeur, passant du rire aux sanglots. Tendance exagérée à tout sentimentaliser.
Lachesis	Sentiment d'abandon et de trahison. Jalousie extravagante et personnalité très extravertie. Propension à parler abondement de ses problèmes ; la douleur est loquace. Propos dans tous les sens qui peuvent entraîner des conflits dans l'entourage et la famille.
Lycopodium	Ancien(e) battant(e) qui, à la suite du traumatisme du rejet, devient amer(ère) et se met à détester la terre entière. Tendance à tout somatiser sur la digestion avec troubles multiples, gaz, mauvaise digestion, constipation ou diarrhées. Critique tout et tous, insulte la télé ou la radio, mais pleure au moindre compliment.
Staphysagria	Sentiment de trahison, d'injustice profonde. L'exclusion dont il (elle) fait l'objet est vécue comme une humiliation. Tendance à somatiser à la peau (urticaire, eczéma, psoriasis), surtout les régions génitales. Sentiment profond d'échec et susceptibilité plus que maladive au moindre prétexte.

Les seniors

Devenir vieux est, pour l'instant tout au moins, la seule manière que l'on ait trouvée pour vivre longtemps !

Mais il y a vieillesse et vieillesse. Il y a décrépitude et naufrage et il y a sagesse et épanouissement.

Car, si les inconvénients du grand âge sont innombrables, on lui trouve quand même quelques avantages dont il conviendrait de profiter. Citons pêle-mêle les loisirs de la retraite, la capacité de ne plus être dépendant(e) du jugement d'autrui, un certain recul sur la vie et une certaine manière de transformer la vie humaine de tragédie en comédie, que l'on pourrait appeler sagesse.

Et si l'on pouvait obtenir les avantages de la vieillesse sans les inconvénients, ce serait formidable : devenir sage, heureux(se) de l'instant présent, et en même temps être en forme, en pleine possession de suffisamment de capacités physiques et mentales pour mener sans vie sans être dépendant(e).

Depuis longtemps déjà, on ne se contente plus de parler d'espérance de vie et de longévité, mais d'espérance de vie sans incapacité (EVSI). Ce nouveau marqueur statistique est bien plus valable que les précédents. On constate d'ailleurs que cette EVSI augmente doucement mais sûrement.

À RETENIR

L'homéopathie est à la fois une thérapeutique qui peut aider les seniors à résoudre certains problèmes de santé qui leur sont spécifiques et un traitement « anti-âge », une thérapeutique de terrain qui redonne aux cellules du corps toute la force vitale pour résister aux assauts du temps, jusqu'au bout.

Mourir le plus tard possible, mais en pleine santé et en pleine jeunesse, n'est-ce pas un beau programme ?

Nous avons vu au chapitre 4 que les bourgeons et les roches sont des biothérapies particulièrement indiquées pour les traitements « anti-âge » associés à un traitement homéopathique de fond.

La retraite

Elle est de plus en plus vécue comme une libération et on rencontre de moins en moins de retraités se sentant devenir inutiles à la société et être dans la nostalgie du travail. Mais l'adaptation est parfois difficile.

Tableau 14-5 : Affronter la retraite

Aurum metallicum	Déprime en secret, mais ne se manifeste que par ses colères. Tendance à s'apaiser dans une certaine intempérance de boissons alcoolisées.	15CH, 1 dose par semaine, à essayer sur 6 semaines
Ignatia	Tombe dans la monotonie et s'ennuie, ce qui entraîne une grande anxiété. Amélioré par tout ce qui va rompre la monotonie.	9CH, 1 dose par semaine, à essayer sur 6 semaines
Lycopodium	Ancien chef qui investit la maison et veut tout régenter. Autoritaire pouvant devenir tyran domestique et qui somatise sur la digestion si on le contrarie.	15CH, 1 dose par semaine, à essayer sur 6 semaines
Natrum muriaticum	Nostalgique qui s'adapte mal et qui supporte mal la promiscuité avec l'épouse ou l'époux. Regrette une certaine solitude que la vie à deux du matin au soir lui retire.	15CH, 1 dose par semaine, à essayer sur 6 semaines
Germanium	Sentiments contradictoires d'être exclu(e) du monde, isolé(e), mais aussi d'être prisonnier(ère) d'une cage dorée. A besoin d'espace. Se sent mis(e) au rencart.	9CH, 1 dose par semaine, à essayer sur 6 semaines
Sepia	Vision noire et pessimiste de l'avenir. S'angoisse dans la solitude, mais craint d'aller vers les autres. Amélioration par les activités qui pourtant ne sont pas désirées.	9CH, 1 dose par semaine, à essayer sur 6 semaines

La prostate

Avant tout, un suivi médical avec toucher rectal régulier et dosage des PSA (antigène prostatique spécifique) est nécessaire.

L'adénome simple répond bien à l'homéopathie.

Tableau 14-6 : Soigner les troubles de la prostate

Conium maculatum	Prostate augmentée de volume, vie sexuelle pauvre.	5CH, 3 granules tous les 2 soirs
Staphysagria	Prostate sensible, sensation de brûlure améliorée en urinant, libido augmentée.	9CH, 3 granules le soir, 3 fois par semaine
Thuya	Le jet est faible ou dévié, voire se sépare en deux ; brûlures à la fin de la miction.	7CH, 3 granules tous les 2 soirs
Sequoia gigantea JP macérat glycériné	Gemmothérapique « anti-âge » sur la prostate.	50 gouttes par jour
Sabal serrulata	Action hormonale de réduction de la prostate.	4DH, 30 gouttes par jour
Adulaire	Roche ayant une action très positive sur l'adénome.	8DH, 1 ampoule le soir

On pourra opter pour conium, staphysagria ou thuya selon les symptômes, par cures d'un mois sur deux. On y associera les biothérapiques : un mois sequoia, un mois sabbal, un mois adulaire, en alternance.

La perte de l'autonomie

Ce sont souvent des situations irréversibles qui conduisent à l'incapacité de marcher, de se déplacer et de vaquer librement aux tâches quotidiennes. Parfois, c'est un lent glissement, qui associe les déformations de la colonne vertébrale, l'arthrose des membres et un certain déficit de la coordination des mouvements.

À RETENIR

À ce stade encore accessible, l'homéopathie peut freiner l'évolution en fonction des situations.

Tableau 14-7 : Pallier la perte de l'autonomie

Baryta carbonica	Extrême lenteur et marche à tout petits pas. Difficultés à comprendre et à se repérer. Affaiblissement des personnes ayant fait un ou plusieurs accidents vasculaires.	9CH, 1 dose par semaine
Causticum	Perte de l'autonomie avec rhumatismes faits de raideur et de raccourcissement des tendons et ligaments dans les parties atteintes. Crampes et agitation des jambes la nuit. Constipation et efforts pour uriner.	9CH, 1 dose par semaine
Conium	Paralysie progressive des seniors d'origine plutôt cérébrale avec un affaiblissement important, des tremblements, des vertiges au lit et une instabilité vacillante debout.	9CH, 1 dose par semaine
Gelsemium	Faiblesse et tendance à l'impotence des membres inférieurs. Sensation que les jambes vont s'écrouler. Cela s'accompagne de tremblements, d'anxiété et d'insécurité de la vessie.	15CH, 1 dose par semaine
Rhus toxicodendron	État rhumatismal plus que dégradé avec de nombreuses douleurs et raideurs qui s'améliorent après un dérouillage qui devient de plus en plus long et douloureux. Aggravation le matin au réveil.	9CH, 1 dose par semaine
Plumbum	Perte d'autonomie par amaigrissement rapide et diminution de la masse musculaire. Crampes très gênantes et difficultés des mains et des doigts à attraper et tenir les choses. Constipation opiniâtre.	9CH, 1 dose par semaine

Les maladies neurodégénératives, quand la tête s'en va en premier…

L'homéopathie n'a pas la prétention de se substituer aux thérapeutiques spécifiques, même si celles-ci n'ont pas encore l'efficacité que l'on pourrait en attendre. Elle sera un complément utile car choisie sur des tableaux toxicologiques qui permettent de bien les individualiser.

À RETENIR

Comme toujours, plus un traitement est individualisé, plus il est efficace. D'autre part, les gens âgés ont de gros besoins d'iode, qui stimule tout leur métabolisme. Aussi beaucoup de médicaments homéopathiques leur correspondant seront-ils des dérivés iodés.

Tableau 14-8 : Soigner les maladies neurodégénératives

Plumbum iodatum	Sclérose cérébrale avec fonte musculaire et diminution des réflexes. Constipation avec perte de la [illegible]nsation de besoin. Tendance à uriner [illegible]utte à goutte.	30CH, 1 dose par semaine
[illegible]	[illegible]érose précoce avec oubli des [illegible]s récents et des noms propres. [illegible]ntissement des gestes. [illegible]espond à la dégradation à ses [illegible]ts.	7CH, 3 granules par jour
[illegible]	[illegible]nce au ralentissement avec [illegible]che traînante et lasse. [illegible]lation intellectuelle avec désir [illegible]ude et visage figé.	15CH, 3 granules 3 matins par semaine
[illegible]	[illegible]tion rapide des facultés [illegible]uelles et de mémoire. Perte [illegible]cité dans les jambes et [illegible]ion.	9CH, 3 granules par jour
[illegible]	[illegible] dépression avec [illegible]nt et ralentissement des [illegible]ion très bénéfique sur les [illegible]lcholine dans le cerveau.	4CH, 3 granules matin et soir
[illegible]	[illegible] de mort ». L'action [illegible]s lichens (mi-algues, mi-[illegible]) sur le cerveau âgé a été [illegible]nce par le Dr Max Tetau)	30CH, 3 granules 3 fois par semaine, le matin

À RETENIR

Les métaux et le cerveau

Les métaux tels que l'aluminium, le manganèse ou le plomb ont une action toxique sur les neurones connue depuis longtemps.

L'aluminium a été beaucoup décrié, en particulier par sa présence dans des médicaments ou des vaccins.

Le manganèse est toxique pour certains récepteurs et responsable d'une destruction de ceux-ci à l'origine du manganisme (maladie professionnelle).

Le plomb est toxique pour l'organisme tout entier (saturnisme) et pour le cerveau en particulier (perte de mémoire, troubles de l'équilibre, confusion mentale, voire coma et convulsions).

Ces trois métaux sont précisément de merveilleux médicaments homéopathiques du cerveau en déroute. La dilution-dynamisation homéopathique transforme leur toxicité en action bénéfique sur la dégradation des facultés.

La vie en institution

Trois groupes de personnes se rencontrent dans ces institutions pour personnes devenues dépendantes.

- Les personnes âgées devenues dépendantes d'abord, qui vivent plus ou moins consciemment leur naufrage physique et intellectuel ;
- Les familles, qui sont viscéralement déchirées entre tristesse, amour, culpabilité et doute ;
- Les soignants, qui acceptent ce travail bien ingrat et nécessitant tant d'amour, si mal reconnu aussi. Bien souvent, ils paient le manque de moyens de l'institution malgré leur énorme dévouement.

À RETENIR

L'homéopathie ne rentre pas beaucoup dans ces maisons. Les médecins homéopathes y sont rares, mais ils existent. Les familles peuvent parfois, avec l'accord de l'équipe, résoudre les petits maux mal pris en charge par les médicaments classiques.

Tableau 14-9 : Soigner les maux des personnes dépendantes

Constipation opiniâtre	Plumbum 4CH et alumina 4CH	3 granules tous les jours, en alternance
Confusion du jour (comateux) et de la nuit (agitée)	Kalium bromatum 9CH	3 granules matin et soir
Incontinence mal vécue et difficulté à accepter les protections	Causticum 9CH et sepia 9CH	3 granules par jour en alternance
Refus de se lever, désir de rester au lit ou, au contraire, impulsions à s'échapper et à se promener nu(e)	Hyosciamus 9CH	3 granules matin et soir

Chapitre 15

Guide familial par maladie

Dans ce chapitre :

- Un guide par maladie facile à consulter au quotidien
- Cœur et vaisseaux, troubles urinaires, déprime, fatigue, stress, asthme, grippe…
- Comprendre et résoudre par soi-même les petits maux de tous les jours

Ce chapitre est un guide pour aider et comprendre : aider à résoudre par soi-même de petits maux ne nécessitant pas le recours à priori au médecin, ou permettant de patienter en attendant de le consulter, comprendre un traitement qui nous a été donné.

ATTENTION !

Dans tous les cas, ce guide ne dispense pas d'un avis médical, qui seul permet le diagnostic du problème et donc de savoir si l'homéopathie a sa place ou non.

Nous avons regroupé les rubriques de ce guide par grands domaines de maladies plutôt que par ordre alphabétique, pour une recherche plus ciblée et, finalement, plus pratique.

Cœur et vaisseaux

La plupart du temps, on ignore que l'homéopathie peut avoir une action sur un domaine aussi « sérieux » que la cardiologie. Pourtant, à condition de travailler en bonne intelligence avec le cardiologue, les possibilités existent, soit seules, soit associées au traitement classique.

Les troubles du rythme et les palpitations

La palpitation est une sensation ! Elle peut correspondre à un cœur qui bat trop vite ou qui fait des extrasystoles. Elle peut correspondre à un cœur trop nerveux qui bat « fort » mais à un rythme normal. La palpitation est alors due au choc légèrement trop violent du cœur sur la paroi du thorax. Faire la différence entre une palpitation nerveuse, une palpitation due à des extrasystoles banales ou une autre liée à une maladie nécessitant un traitement spécifique est du domaine du cardiologue.

Pour tous les tableaux suivants, la posologie sera : en 7CH, 3 granules le matin, durant 7 à 10 jours.

Tableau 15-1 : Traitements des troubles du rythme et des palpitations

Palpitations angoissantes	Aconit (vers minuit, peur de la mort) Arsenicum album (2 heures du matin, agitation et angoisse) Arnica (après un effort, un choc)
Palpitations avec cœur qui bat « fort » mais pas forcément vite	Spigelia (amélioration couché du côté droit et sans bouger, le cœur cogne contre la poitrine) Glonoinum (battements ressentis dans la tête au moindre effort, bouffées de chaleur) Iodum (le cœur bat vite et fort, sujet mince ayant toujours chaud)
Cœur irrégulier avec des extrasystoles	Phosphorus (aggravation couché du côté gauche, gêne respiratoire et angoisse au crépuscule) Nux vomica (aggravation après consommation d'alcool ou de bonne chair)
Amélioration en bougeant	Gelsemium (impression que le cœur va s'arrêter si on ne bouge pas)
Amélioration en étant immobile	Arnica Iodum Spigelia
Les horaires	Au crépuscule : phosphorus Avant minuit : belladonna et spongia Minuit : aconit 1 à 2 heures : arsenicum album 2 à 3 heures : kalium carbonicum Milieu de nuit : arnica Matin : arsenicum album, phosphorus, spigelia
Sensations bizarres	Impression que le cœur va s'arrêter : lobelia Impression que le cœur est arrêté : cicuta virosa Impression que le cœur est suspendu à un fil : kalium carbonicum

L'hypertension artérielle (HTA)

L'avis du cardiologue et l'automesure régulière de la pression artérielle sont de rigueur.

Le plus souvent, en association avec les médicaments classiques, parfois seuls si cela est possible : en 7CH, 3 granules le matin.

Tableau 15-2 : Traitements de l'hypertension artérielle

Sulfur	Médicament principal de l'HTA. Personne en pleine forme, réticente aux traitements, très active, ayant facilement chaud.
Nux vomica	Hypertendu hyperactif et stressé, ayant recours aux excitants (café, tabac, alcool) et faisant des excès de nourriture, d'ailleurs mal digérés.
Ignatia	Tension variable qui fait des hauts et des bas ; personnalité nerveuse sujette aux spasmes et aux angoisses, pointes au cœur, soupirs.
Lachesis	HTA en cas d'alcoolisme chronique ou en période de ménopause. Bouffées de chaleur associées.
Baryta carbonica	HTA de la personne plutôt âgée, avec lenteur générale. L'HTA porte plutôt sur le petit chiffre (diastolique).
Plumbum	HTA du petit chiffre (diastolique) des gens minces et très constipés. Tendance à l'artérite et au rythme cardiaque trop lent.

Après un accident vasculaire cérébral (AVC) ou un accident ischémique transitoire (AIT)

L'homéopathie a sa place une fois le malade rentré chez lui et le traitement classique (nécessaire) mis en place. Elle agit sur le terrain vasculaire et facilite la récupération.

En dehors d'un traitement plus personnalisé, ce schéma de traitement donnera des résultats appréciables :

- Arnica 9CH, 3 granules le matin, 1 jour sur 3 ;
- Phosphorus 7CH, 3 granules le matin, 1 jour sur 3 ;
- Baryta carbonica 9CH, 3 granules le matin, 1 jour sur 3 en alternance ;
- Cerebrinum 4CH, 1 ampoule dans un peu d'eau le soir au coucher.

Après un infarctus du myocarde (IDM)

L'homéopathie peut aider la reprise d'une vie normale. Elle agit à la fois sur la récupération cardio-vasculaire mais aussi sur le moral et le désir de recommencer une vie brutalement coupée par l'accident.

Exemple de traitement :

- Arsenicum iodatum 7CH, 3 granules le matin, 1 jour sur 2 ;
- Phosphorus 9CH, 3 granules le matin, 1 jour sur 2 en alternance.

Sauf un matin par semaine où on prendra :

- Arnica 30CH, 1 dose ;
- Foie 4CH, 1 ampoule 1 soir sur 2 dans un peu d'eau ;
- Surrénales 4CH, 1 ampoule l'autre soir.

La maladie de Raynaud

La maladie de Raynaud est la forme bénigne du syndrome de Raynaud, c'est-à-dire lorsque tous les examens sont normaux mais que la froideur, la blancheur et la rougeur des extrémités au moindre froid ne correspondent à aucune maladie grave mais sont bien là.

Il s'agit d'un handicap bien réel de cette maladie particulièrement patriotique avec cette suite de trois couleurs : le blanc correspond à la fermeture de la circulation par spasmes des petits capillaires, puis vient le bleu (remplissage veineux) et enfin le rouge (dilatation artérielle).

Tableau 15-3 : Traitements de la maladie de Raynaud

Agaricus 5CH	Dans tous les cas, car correspond au Raynaud déclenché par le froid, aux pieds, mains, nez et oreilles. Plus particulièrement si sensation d'aiguilles de glace enfoncées.	3 granules matin et soir
Hamamélis 4CH	En plus si œdème et aggravation aussi à la chaleur avec ecchymoses au moindre choc.	3 granules 3 fois par jour
Secale cornutum 5CH	En plus si sensations de fourmillements.	3 granules par jour
Carbo vegetabilis 5CH	En plus si sensation de brûlure.	3 granules 2 fois par jour
Arnica 5CH	Si pétéchies (microtaches rouges de capillaires qui claquent).	3 granules par jour

Les varices

Les deux principaux médicaments des jambes lourdes, des varices et de l'insuffisance veineuse en général sont la marche et les bas de contention !

Les veinotoniques classiques ont un peu été délaissés depuis qu'ils ne sont plus remboursés. L'homéopathie a toujours eu son efficacité dans l'apaisement des symptômes et la prévention de l'aggravation de l'état veineux.

Tableau 15-4 : Exemples de traitements des varices, à essayer 2 mois

Varices peu apparentes, mais sensation de lourdeur et gonflement	Apis 7CH Arnica 5CH Pulsatilla 9CH Hamamélis TM	3 granules le matin 3 granules le soir 1 dose par semaine 50 gouttes avant dîner
Varices volumineuses, apparentes, apparues très tôt	Aesculus 5CH Calcarea fluorica 5CH Sepia 9CH Hamamélis TM	3 granules le matin 3 granules le soir 1 dose par semaine 50 gouttes avant dîner

Les hémorroïdes

Les crises aiguës se soignent assez bien par homéopathie comme par allopathie. C'est sur le traitement de fond et donc la prévention des récidives que l'homéopathie est un plus irremplaçable.

En aigu, on pourra prendre en 5CH, toutes les heures un seul médicament ou deux en alternance si les signes s'y retrouvent.

Tableau 15-5 : Traitements des crises aiguës d'hémorroïdes

Aesculus (Le fameux marron d'Inde)	Sensation de rectum plein, d'anus sec et brûlant et d'aiguilles enfoncées dans le rectum.
Aloe (L'aloès)	Hémorroïdes en grappes bleues, sensation de brûlure, difficulté à retenir les selles lors des crises.
Collinsonia	Hémorroïdes qui saignent avec de grosses selles dures et sèches. Hémorroïdes de la femme enceinte.
Hamamélis	Hémorroïdes aggravées par la chaleur et intolérance au moindre contact.
Nitricum acidum	Hémorroïdes avec fissures anales qui donnent une sensation d'écharde, avec saignement.
Ratanhia	Hémorroïdes améliorées par l'eau froide ou au contraire très chaude. Fissures associées et surtout démangeaisons.

Troubles de la sphère urinaire

Chez l'homme comme chez la femme, les voies urinaires peuvent être une source d'ennuis plus ou moins graves. Chez les femmes, la cystite et les infections urinaires à répétition sont un motif de consultation fréquent chez le médecin homéopathe. Chez l'homme, les possibilités de l'homéopathie sont méconnues en ce qui concerne l'adénome simple de la prostate. Quant aux terrains à lithiase, qui concernent les deux sexes, l'homéopathie a une place de choix en complément de la thérapeutique classique pour les crises.

La cystite aiguë

La cystite aiguë simple, inflammation de la vessie le plus souvent (mais pas toujours) liée à une infection se soigne avant tout par des boissons très abondantes, éventuellement des tisanes (cassis, bruyère).

Quelques médicaments homéopathiques pourront la plupart du temps éviter le recours aux antibiotiques en première intention.

Tableau 15-6 : Traitements de la cystite aiguë

Sérum anticolibacillaire 4CH	Systématiquement dès les premiers symptômes.	1 ampoule buvable matin, midi et soir, pendant 3 jours
Cantharis 4CH	Douleur avant, pendant et après avoir uriné, envies fréquentes mais peu abondantes.	3 granules toutes les heures jusqu'à amélioration
Apis 5CH	Urines très brûlantes et très peu abondantes.	3 granules toutes les heures jusqu'à amélioration
Arsenicum album 4CH	Urines très brûlantes améliorées par des applications chaudes.	3 granules toutes les heures jusqu'à amélioration
Pareira brava 4CH	Douleurs traçantes le long de l'urètre, correspond aux cystites masculines avec irradiation jusqu'au gland.	3 granules toutes les heures jusqu'à amélioration
Staphysagria 9CH	Cystites dites « à urines claires », sans infection, liées à une simple inflammation. Cystites après un rapport sexuel.	3 granules matin et soir

Les cystites à répétition

Le traitement de fond s'impose, dirigé par le spécialiste. Le terrain est en général sycotique ou tuberculinique.

Même si les antibiotiques sont nécessaires pour faire céder la crise, la prise régulière d'ampoules de sérum anticolibacillaire à chaque poussée constitue déjà une certaine prévention.

L'incontinence de l'adulte

Liée à l'âge, à un traumatisme, ou à un handicap, l'incontinence urinaire est une invalidité au quotidien qui restreint l'espace de vie. L'homéopathie ne fait pas de miracles, mais constitue une aide fidèle.

La posologie des médicaments suivants est : 3 granules matin et soir, en 9CH, à essayer sur 3 semaines environ.

Tableau 15-7 : Traitements de l'incontinence chez l'adulte

Causticum	Perte d'urines par déficit nerveux de la vessie, amélioration par temps humide.
Aletris farinosa	Pertes des urines lors des efforts, tendance au prolapsus de l'utérus (descente d'organes).
Gelsemium	Incontinence liée au trac ou par faiblesse nerveuse avec sensation de jambes molles.
Equisetum	Incontinence depuis une longue période ; les sphincters ont perdu leur toxicité.
Arnica	Incontinence après un accouchement, un traumatisme de la région.

L'adénome de la prostate

Les médicaments classiques de l'adénome sont récents car, il y a peu de temps encore, tout reposait sur la phytothérapie (palmier, prunier). L'homéopathie est une alternative intéressante permettant de retarder ou d'éviter l'usage de médicaments non dénués d'effets secondaires.

En l'absence d'un traitement de fond spécifique, quelques médicaments, repris dans le tableau suivant, seront fort utiles.

Tableau 15-8 : Traitements de l'adénome de la prostate

Sabal serrulata 4DH	Variété de palmier ayant une action décongestionnante sur la prostate.	20 gouttes matin et soir
Conium 7CH	Prostate hypertrophiée avec tendance à la fuite urinaire.	3 granules 3 fois par semaine
Sequoia gigantea jeune pousses macérat glycériné 1DH	Gemmothérapique (bourgeon) ayant une action « anti-âge » sur la sphère génito-urinaire.	50 gouttes par jour
Adulaire 8DH	Lithothérapique (roche) ayant une action spécifique sur la prostate.	1 ampoule avant dîner dans un peu d'eau

La tendance à faire des lithiases

Si la colique néphrétique nécessite un traitement d'urgence, la récidive est mal prise en charge par les traitements classiques. Un traitement de fond (à base de calcium, d'acide urique, d'oxalates, de cystine, etc.) tiendra compte du terrain de la personne, d'une part, et de la nature des calculs, d'autre part.

Un drainage systématique peut apporter un espacement des crises.

Tableau 15-9 : Exemples de drainages en cas de lithiases

Calcarea carbonica 7CH, et Calcarea phosphorica 7CH	3 granules tous les matins, en alternance
Berberis 6DH ; Pareira brava 6DH, et Benzoic acidum 8DH	20 gouttes de chaque matin et soir

Déprime et anxiété

La tendance à la dépression et le tempérament anxieux sont toujours liés, même s'ils traduisent des postures de l'esprit différentes. Dans la dépression, le futur est absent et démotivant, le présent est sans énergie et le passé amer.

Dans l'angoisse, le futur et le présent ne sont que dangers potentiels plus ou moins mal définis ; le passé est remords et culpabilité.

Les médicaments homéopathiques ne sont pas simplement des « remèdes » aux états d'âme. Ils sont, par leur finesse, des supports pour évoluer.

Angoisse et angoisses

Tableau 15-10 : Traitements des angoisses

Aconit 9CH	Angoisses de survenue brutale, faiblesse ou oppression au thorax, plutôt la nuit et vers minuit. Peur de mourir.	3 granules 1 à 3 fois par jour selon le besoin
Argentum nitricum 9CH	Angoisses avec précipitation, hâte et trac d'anticipation. Peur des endroits élevés avec vertiges. Anxiété avec diarrhée.	3 granules 1 à 3 fois par jour selon le besoin
Arsenicum album 9CH	Angoisse avec agitation extrême. Peur de mourir et pessimisme sur son sort mais réclame de l'aide. Aggravation la nuit vers 1 à 2 heures du matin.	3 granules 1 à 2 fois par jour selon le besoin
Calcarea carbonica 15CH	Nombreuses phobies chez quelqu'un qui paraît fort. Aggravation à la pleine lune. Transpiration et diarrhée.	3 granules 1 à 2 fois par jour selon le besoin
Camphora 9CH	Accès de panique avec sensation de mort imminente. Corps glacé et prostré mais tendance à se découvrir.	3 granules 1 à 3 fois par jour selon le besoin

Gelsemium 9CH	Trac d'anticipation et angoisses après un choc, une émotion. Tremblements et palpitation. Corps figé et ralenti. Amélioration de l'anxiété en bougeant.	3 granules 1 à 6 fois par jour selon le besoin
Ignatia 9CH	Angoisses suite à une accumulation de soucis ou de chagrins. Tempérament extraverti, tendance à bâiller et à soupirer. Nombreux spasmes à la gorge, au ventre.	3 granules 1 à 6 fois par jour selon le besoin
Phosphorus 15CH	Angoisse très aggravée au crépuscule, lors d'un orage. Besoin de ne pas être seul(e). Tempérament idéaliste et exalté.	3 granules 1 à 2 fois par jour selon le besoin
Psorinum 9CH	Angoisse avec total découragement et crainte de l'avenir. Sentiment d'être abandonné(e) de tous et perdu(e).	3 granules 1 à 2 fois par jour selon le besoin
Veratrum album 15CH	Accès de panique avec sueurs froides aux mains, pieds et visage. Suite de stress professionnel ou de dégradation sociale.	3 granules 1 à 4 fois par jour selon le besoin

Le trac (examens, spectacles)

Tableau 15-11 : Traitements du trac

Gelsemium 9CH	Trac qui freine et paralyse. Tendance à rester muet(te) à l'oral ou à rendre copie blanche à l'écrit. Tremblements, voix chevrotante et trous de mémoire.	3 granules 3 fois par jour les jours qui précèdent et toutes les heures le jour même

Argentum nitricum 9CH	Trac d'accélération. Pressé(e) de finir les révisions, de finir sa copie et de la rendre avant la fin. Tendance à la diarrhée de stress et besoin de sucreries.	3 granules 3 fois par jour les jours qui précèdent et toutes les heures le jour même
Ignatia 9CH	Boules et spasmes avant et pendant l'épreuve, le spectacle. Nœud au bas-ventre et tendance à pousser des soupirs. Amélioration en ayant l'esprit occupé à autre chose.	3 granules 4 fois par jour les jours qui précèdent et selon le besoin le jour même
Kalium phosphoricum 9CH	Angoisses avec fatigue intellectuelle. Insomnie et impression d'oublier tout au fur à mesure que l'on s'approche de la date.	3 granules 2 fois par jour le mois qui précède

Le chagrin (ou petite déprime réactionnelle)

Tableau 15-12 : Traitements des situations de chagrin

Pulsatilla 9CH	Chagrin et tendance à fondre en larmes à la moindre stimulation. Timidité mais besoin profond d'affection et de compassion.	3 granules matin et soir, pendant 1 à 2 semaines
Ignatia 9CH	Chagrins accumulés et somatisation par des spasmes, des boules ; tempérament extraverti, voire un peu théâtral.	3 granules matin, midi et soir, pendant 1 à 3 semaines

Lachesis 9CH	Chagrin « loquace », raconte beaucoup. Tristesse le matin, améliorée le soir. Tendance à la jalousie maladive.	3 granules le matin, pendant 1 à 2 semaines
China 9CH	Déprime aggravée l'automne et les jours gris. Fatigue avec tendance à l'anémie et aux fréquentes diarrhées.	3 granules matin et soir, pendant 1 à 2 semaines
Lycopodium 9CH	Dépression par amertume et vexation sociale. Tempérament misanthrope et tristesse aggravée vers 16 heures. Somatisations digestives (ballonnements, constipation, diarrhée).	3 granules matin, midi et soir, pendant 1 à 2 semaines

Le choc (la dépression traumatique)

Tableau 15-13 : Traitements de la dépression traumatique liée au choc

Arnica 30CH	Systématiquement sur la notion de « traumatisme psychique ».	1 dose dès que possible
Opium 30CH	Choc par frayeur très intense, agressions, attentats. Insomnie réactionnelle totale.	1 dose, éventuellement à renouveler 1 semaine plus tard
Gelsemium 30CH	Choc par grosse émotion, déception, peine.	1 dose tous les 3 jours, 3 ou 4 fois

La dépression

Elle impose le recours au médecin ou au psychiatre.

Tableau 15-14 : Traitements de la déprime

Aurum metallicum 15CH	Dépression chez quelqu'un de secret, idées de suicide non exprimées, grande frilosité et colères souvent violentes.	3 granules par jour, pendant 2 à 3 semaines*
Causticum 15CH	Dépression avec aggravation la nuit. Profond pessimisme pour lui(elle) et pour les autres, le monde, la planète… Amélioration nette par temps humide.	1 dose par semaine, pendant 2 à 4 semaines*
Thuya occidentalis 9CH	Tristesse ancienne, avec soucis accumulés. Idées fixes, ruminations, surtout la nuit au petit matin. Phobie du cancer.	3 granules par jour, pendant 2 à 3 semaines*
Sepia 9CH	Tristesse profonde avec faciès et corps figés. Indifférence pour les êtres chers et aggravation par la sollicitude et la compassion.	3 granules par jour, pendant 2 à 3 semaines*
Natrum muriaticum 15CH	Dépression des nostalgiques qui regrettent un passé plus heureux ; incapacité à se projeter dans le futur. Aggravation au bord de la mer et par la consolation.	1 dose 2 fois par semaine, pendant 2 à 3 semaines*

* Ces doses doivent être prises en accord avec le médecin et en complément d'un antidépresseur classique ou phytothérapique.

L'insomnie

Tableau 15-15 : Traitements de l'insomnie

Passiflora 6DH	Insomnie avec palpitations et angoisses la journée.	20 gouttes avant dîner, puis au coucher, puis si besoin au cours de la nuit
Valeriana 6DH	Impossibilité de s'endormir, sauf très tard, anxiété le jour.	20 gouttes avant dîner, puis au coucher, puis si besoin au cours de la nuit
Nux vomica 9CH	Hyperactivité le jour et insomnie totale avec préoccupations professionnelles. Mauvaise humeur au réveil.	3 granules au coucher et éventuellement au cours de la nuit
Arsenicum album 9CH	Réveil anxieux en milieu de nuit, vers 1 à 2 heures avec agitation et angoisses de mort.	3 granules au coucher et éventuellement au cours de la nuit
Ambra grisea 9CH	Endormissement tôt, devant la télé, à table, puis impossibilité de dormir une fois au lit. Extrême sensibilité aux mauvaises ambiances.	3 granules au coucher
Coffea cruda 15CH	Insomnie par abus de café, ou par événement joyeux (vacances ou Père Noël chez les enfants). Beaucoup d'images dans la tête qui empêchent de dormir.	3 granules au coucher et éventuellement au cours de la nuit

Migraine et stress

Les maux de tête

Le terme de céphalée désigne de manière générale le mal de tête quelle qu'en soit la cause.

Nous avons parlé des migraines chez la femme au chapitre 12. Mais cela peut toucher les hommes, de même que les enfants.

Chez l'enfant, la migraine est le mal de tête le plus fréquent. Chez l'adulte, c'est la céphalée de stress, pas du tout liée à un problème de vaisseaux sanguins comme la migraine, mais plutôt à un niveau de tension des muscles et des tendons lié au stress.

La névralgie du nerf trijumeau (appelée plus habituellement névralgie faciale) est heureusement moins fréquente car elle est un handicap majeur du quotidien.

La migraine de l'adulte

Tableau 15-16 : Traitements de la migraine chez l'adulte		
Belladonna 7CH	Douleur battante avec crainte de la lumière, du bruit, rougeur du visage et aggravation vers minuit.	3 granules 3 fois par jour
Spigelia anthelmia 7CH	Migraine gauche avec douleur à l'œil et irradiation en arc de cercle vers la nuque. Début le matin et pire à midi.	3 granules 3 fois par jour
Iris versicolor 5CH	Migraine ophtalmique avec scintillements et flou visuels, brûlures de l'estomac. Plutôt le week-end au moment de la baisse du stress.	3 granules 4 fois par jour
Cyclamen 9CH	Migraines ophtalmiques le matin avec vertiges, scintillements et nausées. Tempérament scrupuleux, employé modèle !	3 granules 3 fois par jour

La migraine de l'enfant

Tableau 15-17 : Traitements de la migraine chez l'enfant

Calcarea phosphorica 7CH	Mal de tête des enfants ou ados après un travail intellectuel. Douleurs fréquentes du dos, troubles de l'attention et émotivité.	3 granules matin et soir
Ignatia 9CH	Mal de tête comme un clou enfoncé. Enfant qui veut qu'on s'occupe de lui, qui passe du rire aux larmes.	3 granules matin et soir
Natrum muriaticum 7CH	Migraines qui démarrent le matin ou après l'école et qui se calment la nuit. Enfants solitaires et souvent constipés. Soif vive et désir de sel.	3 granules matin et soir
Gelsemium 9CH	Mal de tête lié au stress, avant un contrôle !	3 granules matin et soir
Silicea 5CH	Migraines de la nuque au front, en casque chez les enfants minces et fragiles. Peur bleue des piqûres.	3 granules 3 fois par jour

Les céphalées de stress

Tableau 15-18 : Traitements des céphalées de stress

Gelsemium 9CH	Mal de tête provoqué par les émotions, avec abrutissement et sensation d'un lien serré autour de la tête. Douleur diminuée par la pression.	3 granules 1 à 6 fois par jour selon le besoin
Rhus toxicodendron 7CH	Stress qui se mélange à l'arthrose cervicale avec douleur et raideur du cou et besoin de bouger pour se dégourdir la tête.	3 granules 1 à 4 fois par jour selon le besoin
Actea racemosa 5CH	Mal de tête avec contractures du cou. Vertèbres dorsales douloureuses au toucher. Douleur au sommet du crâne, du cou vers les yeux, avec impression d'être dans un nuage.	3 granules 1 à 3 fois par jour selon le besoin
Chelidonium 5CH	Mal de tête plutôt à droite du cou jusqu'à l'œil avec dérangement digestif et aggravation en tournant la tête.	3 granules 1 à 6 fois par jour selon le besoin
Spigelia anthelmia 9CH	Mal de tête et douleur cervicale qui remonte avec aggravation lors des mouvements mouvements des yeux et par temps orageux. Aggravation selon la courbe du soleil, maximum à midi.	3 granules 1 à 4 fois par jour selon le besoin

La névralgie faciale

Tableau 15-19 : Traitements de la névralgie faciale

Hypericum 15CH	Douleur fulgurante et déchirante qui suit le trajet du nerf. Aggravation par temps froid humide et au toucher léger.	3 granules toutes les heures si besoin
Kalmia latifolia 15CH	Douleur de l'œil et de la paupière avec aggravation lors des mouvements des yeux. Amélioration en mangeant.	3 granules toutes les heures si besoin
Magnesia carbonica 15CH	Douleur de l'arcade dentaire supérieure et de la pommette. Aggravation la nuit et par le froid.	3 granules toutes les heures si besoin
Mezereum 9CH	Début de la crise par une démangeaison puis brûlure et spasme de la paupière. Névralgie après un zona.	3 granules toutes les heures si besoin
Verbascum 9CH	Douleur plutôt gauche et en éclair, à la tempe et à la pommette. Aggravation vers 9 heures et 16 heures.	3 granules toutes les heures si besoin

Fatigue

JARGON

Le mot « fatigue » est un fourre-tout dans lequel tous les « mal-être » viennent se loger lorsqu'ils ne trouvent pas un autre mode d'expression. Mais avoir le sentiment que les bras et les jambes sont lourds, que les muscles sont difficiles à mettre en mouvement et ressentir cette mollesse de l'âme qui fait qu'on n'a pas envie, pas l'énergie de faire sont deux choses bien distinctes.

Bien souvent, fatigue physique et psychique se mélangent, comme dans le syndrome d'épuisement chronique, si souvent associé à la fibromyalgie (voir plus loin).

Le réflexe face à la fatigue est la plupart du temps d'absorber des vitamines, des minéraux, des compléments. Mais la fatigue est rarement due à un manque ! Elle est le plus souvent une dysharmonie qui nécessite des rééquilibrages. L'homéopathie est une alliée sûre pour cela.

La fatigue physique

Tableau 15-20 : Traitements de la fatigue physique

Phosphoric acidum 9CH	Faiblesse chez l'enfant et l'adolescent, ressentie surtout le matin, associée au mal de tête. Besoin de sommeil.	3 granules matin et soir, pendant 15 jours
China 7CH	Fatigue par anémie ou diarrhée prolongée.	3 granules matin et soir, pendant 30 jours
Natrum mur 7CH	Fatigue avec soif, vif appétit et désir de sel. Maladresse et tendance à lâcher les objets.	3 granules le matin, pendant 15 jours
Cocculus 7CH	Fatigue avec vertiges et faiblesse dans la nuque. Les jambes semblent se dérober.	3 granules matin et soir, pendant 15 jours
Nux moschata 9CH	Fatigue avec tendance à somnoler sans cesse et à toute heure.	3 granules matin et midi, pendant 15 jours

Le surmenage

Tableau 15-21 : Traitements du surmenage

Arnica 15CH	Fatigue après travaux physiques fatigants, reprise du sport, sensation de courbature.	3 granules matin, midi et soir, pendant 10 jours
Cyclamen 15CH	Fatigue professionnelle par tendance perfectionniste et scrupuleuse. Mal de tête fréquent.	3 granules le matin, pendant 15 jours
Lycopodium 9CH	Accumulation de vexations et de dévalorisations avec aigreur et rejet des autres.	3 granules matin et soir, pendant 15 jours

Agaricus 7CH	Surmenage avec faiblesse des capacités intellectuelles et tics de fatigue.	3 granules matin et soir, pendant 15 jours
Gelsemium 9CH	Surmenage émotionnel, accumulation de chocs, de contrariétés qui semblent « scier les jambes ». Besoin de bouger.	3 granules matin, midi et soir, pendant 15 jours
Nux vomica 9CH	Surmenage des hyperactifs insomniaques et grands consommateurs d'excitants. *Burn out* par charge trop lourde de responsabilités.	3 granules matin et soir, pendant 30 jours

La fatigue intellectuelle

Tableau 15-22 : Traitements de la fatigue intellectuelle

Phosphoric acidum 7CH	Fatigue des étudiants avec baisse des performances subites. Mémoire défaillante, surtout le matin. Parfois suite à un chagrin, une contrariété.	3 granules matin et soir, pendant 15 jours
Kalium phosphoricum 7CH	Surmenage par travail intellectuel trop intense. La mémoire sature totalement. Amélioration en mangeant.	3 granules matin et soir, pendant 15 jours
Gelsemium 9CH	Fatigue avec somnolence, provoquée ou aggravée par un choc ou l'appréhension d'un événement à venir.	3 granules matin et soir, pendant 15 jours
Phosphorus 9CH	Alternance rapide de périodes de grande euphorie et de tonus intellectuel avec des accès de fatigue intense où plus rien n'est possible.	3 granules matin et soir, pendant 15 jours
Ignatia 9CH	Fatigue par surmenage nerveux avec manifestations physiques de spasmes, de soupirs. Amélioration spectaculaire de la fatigue par la distraction.	3 granules matin et soir, pendant 15 jours

Les coups de pompe dans la journée

On prendra 3 granules en 9CH, sur le moment.

Tableau 15-23 : Traitements des coups de pompe, au fil de la journée

Au réveil	Phosphoricum acidum
Vers 11 heures	Ignatia
Vers midi, avant le repas	Sulfur
Vers 14 heures, après le repas	Nux vomica
Vers 17 heures	Lycopodium
En soirée, entre 18 et 20 heures	Sepia

Stress des transports et problèmes du travail

Les difficultés liées au travail et aux transports pour s'y rendre sont un vaste sujet qui mérite un traitement très personnalisé. Voici quelques trucs pour « tenir le coup » en attendant.

Le stress des transports

Tableau 15-24 : Traitements du stress des transports

Psorinum 9CH	Aversion totale pour les transports en commun.	1 dose hebdomadaire, 2 ou 3 fois
Sepia 9CH	Les transports dépriment et la station debout est pénible, lourdeur générale et des jambes surtout.	3 granules 3 matins par semaine
Natrum muriaticum 9CH	Aversion pour le contact avec autrui. Besoin de solitude. Préfère sa voiture ou le taxi pour être seul(e).	3 granules 3 matins par semaine

Le harcèlement et la dévalorisation

Un traitement global ainsi qu'un soutien psycho-émotionnel sont indispensables. On pourra en attendant s'aider des quelques exemples donnés dans le tableau ci-dessous.

Tableau 15-25 : Traitements du harcèlement et de la dévalorisation

Staphysagria 30CH	Situation de harcèlement moral et de harcèlement sexuel chez quelqu'un qui accepte l'autorité jusqu'à un extrême degré. Susceptibilité et peur de se mettre en colère.	1 dose unique, éventuellement à renouveler 1 mois plus tard
Bryonia 15CH	Craintes professionnelles liées à l'argent et à l'insécurité financière chez quelqu'un qui parle sans cesse de son travail. Tendance à se mettre facilement en colère.	1 dose hebdomadaire, 3 fois
Pulsatilla 9CH	Personnes très dociles évitant le conflit, timides, dont il n'émane que douceur et gentillesse.Très facilement « harcelables » car elles ont une joie intense de pouvoir pardonner… Tendance à pleurer facilement.	1 dose hebdomadaire, 3 à 5 fois
Silicea 15CH	Personnes totalement dévalorisées. Timides qui craignent d'être approchés et supporteront très mal les open space dans le travail. Psychorigides et têtus, y compris sur leur persuasion d'être nuls.	1 dose par semaine, 4 fois
Natrum muriaticum 15CH	Besoin de solitude et présence des autres vécue comme une épreuve. Le contact physique comme une tape sur l'épaule leur est insupportable. Très rancuniers, ils n'oublient aucune vexation. Ils ne supportent ni qu'on les contredise, ni qu'on les prenne en sollicitude !	1 dose hebdomadaire, 3 fois

Les troubles musculo-squelettiques (TMS)

Véritable fléau social, les maladies professionnelles appelées TMS sont une cause d'arrêt de travail particulièrement fréquent et un vrai problème de santé publique, en même temps qu'une souffrance individuelle la plupart du temps mal reconnue.

Le point commun entre toutes ces maladies est l'inflammation des tissus mous comme les muscles, les tendons, les ligaments. Ils peuvent toucher les membres supérieurs (névralgies cervico-brachiales, tendinites du coude, de l'épaule, du poignet) aussi bien que les membres inférieurs (genoux, hanches, chevilles) et la colonne vertébrale (cervicales et lombaires).

Ils sont liés à des conditions de travail sur postes pénibles à la fois sur le plan physique, ergonomique, mais aussi psychologique (stress, rythmes).

Une association homéopathique couvre assez bien le point commun entre ces souffrances du muscle, du ligament, du psychisme, sans empêcher une vraie prise en charge nécessaire :

- Arnica 9CH, 3 granules le matin ;
- Ruta graveolens 4CH, 3 granules vers 14 heures ;
- Staphysagria 9CH, 3 granules au coucher.

Nez, gorge, oreille

Les problèmes ORL sont une des « autoroutes » de l'homéopathie. Un grand nombre de gens viennent à cette thérapeutique pour et à partir de cela. Il faut dire que les infections du nez, de la gorge ou des oreilles, s'ils sont très bien pris en charge par la médecine classique grâce aux antibiotiques et aux corticoïdes dans leur phase aiguë, sont en revanche très mal soignés quant à leur répétition et leur caractère un peu chronique et récidivant.

À RETENIR

Qu'il s'agisse d'un enfant (le plus souvent) ou d'un adulte fragile, le traitement préventif est pratiquement toujours un succès. Dans un deuxième temps, les personnes devenues adeptes et convaincues souhaitent souvent aussi soigner ponctuellement par homéopathie les infections au moment où elles se produisent et éviter (chaque fois que cela est possible) les antibiotiques.

Le rhume

Tableau 15-26 : Traitements du rhume

Le nez est sec et bouché	Nux vomica 5CH *et* sambucus 5CH	3 granules toutes les heures en alternance, espacer dès amélioration
Le nez coule clair comme de l'eau	Allium ceppa 5CH (écoulement irritant le bord des narines) *ou* euphrasia 5CH (non irritant, mais larmoiement irritant)	3 granules toutes les heures, espacer dès amélioration
Le nez coule épais et facilement	Pulsatilla 5CH	3 granules matin et soir
Le nez coule, mais dans l'arrière-gorge	Hydrastis 5CH *et* kalium bichromicum 5CH	3 granules toutes les heures en alternance, espacer dès amélioration
Les éternuements dominent	Sabadilla 5CH *et* kalium iodatum 5CH	3 granules toutes les heures en alternance, espacer dès amélioration
Les rhumes répétés	À chaque début d'automne, une petite prévention jusqu'en février.	Sérum de Yersin 7CH, 1 dose tous les mois Thymuline 9CH, 1 dose 2 fois par mois Rosa canina bourgeons 1DH, 1 goutte par kilo de poids corporel, dans un peu d'eau 15 jours par mois Argent natif 8DH, 1 ampoule par jour les 15 autres jours

La sinusite

Dès le début des symptômes, associer systématiquement :

- Hepar sulfur 15CH, 1 dose 3 jours de suite ;
- Pyrogenium 5CH, 3 granules toutes les 2 heures.

La sinusite constituée nécessite le recours au traitement de fond par le spécialiste, mais en attendant, on peut s'aider des médicaments du tableau ci-dessous.

Tableau 15-27 : Traitements de la sinusite

Sinusite plutôt frontale	Eupatorium perfoliatum 5CH	3 granules toutes les heures, espacer dès amélioration
Sinusite plutôt maxillaire	Kalium bichromicum 5CH	3 granules toutes les heures, espacer dès amélioration
Écoulement vers l'arrière	Corallium rubrum 5CH	3 granules toutes les heures, espacer dès amélioration

Les otites aiguës

Leur diagnostic nécessite l'examen des tympans par le médecin. Lorsque l'enfant se plaint de l'oreille, on pourra lui donner, en attendant, les médicaments suivants :

Tableau 15-28 : Traitements de l'otite aiguë

Systématiquement	Oscillococcinum®	1 dose suivie d'une autre 6 heures plus tard
Début brutal, douleur vive à la gorge et aux oreilles, aggravation en buvant froid.	Capsicum 5CH	3 granules toutes les heures
Début progressif et peu de fièvre.	Ferrum phosphoricum 5CH	3 granules toutes les heures

La fameuse otite séreuse

Entre deux otites, lorsque les antibiotiques ont fait disparaître les microbes mais que subsiste une inflammation et une sécrétion épaisse (glue) derrière le tympan, la survenue de l'otite suivante est favorisée par cette glue et l'homéopathie est utile pour désenflammer et résorber la glue.

TÉMOIGNAGE

Les otites de Laurianne

Laurianne, 3 ans, fait des otites répétées, souvent le week-end, qui se soldent chaque fois par une prescription d'antibiotiques de la part du médecin de garde. Ce qui alerte les parents, c'est qu'elle semble moins bien entendre, ce qui est confirmé par l'ORL, qui diagnostique une otite séreuse des deux côtés. La glue accumulée fait tampon et cette surdité est parfaitement réversible, dès que le tympan, débarrassé de cette indésirable « secotine », pourra à nouveau vibrer librement.

Laurianne est une petite fille fragile, allergique (eczéma) plutôt de constitution phosphorique (voir chapitre 2). Elle s'enrhume à chaque exposition à l'humidité, ce qui dans le Nord de la France, signifie très souvent. Et chaque fois, le rhume est suivi d'une otite que les parents repèrent car elle se plaint de mal entendre et d'être gênée par les bruits dans son oreille.

Un traitement de fond comportant manganum (otite avec perception de sons lointains, aggravation à l'humidité) et kalium muriaticum (otite séreuse, fragilité ORL, eczéma) permettra en quelques mois de sortir du cycle infernal et d'éviter l'intervention sur les végétations prévue en cas d'échec.

Les rhino-pharyngites

Tableau 15-29 : Traitements des rhino-pharyngites

Systématiquement, en plus des médicaments qui suivent.	Sérum de Yersin 7CH Oscillococcinum®	1 dose 3 matins de suite 1 dose 3 soirs de suite
Fièvre élevée par temps froid et sec, soif, pas de sueurs. Aggravation dans une chambre chaude.	Aconit 5CH	3 granules toutes les heures
Fièvre élevée après refroidissement par la tête ou coup de chaleur, tête chaude, soif et sueurs.	Belladonna 5CH	3 granules toutes les heures
Fièvre peu élevée mais enfant fatigué et pâle, transpirant la nuit.	Ferrum phosphoricum 5CH	3 granules toutes les heures

Fièvre élevée et surtout enfant abattu aggravé par le moindre mouvement, toux sèche d'apparition rapide et soif intense.	Bryonia 5CH	3 granules toutes les heures
Fièvre avec courbatures, après exposition au froid humide ou aux pieds dans l'eau, piscine. Amélioration en bougeant.	Dulcamara 5CH	3 granules toutes les heures
Rhume qui se transforme en rhino avec fièvre plus élevée le matin. Le nez coule jaune, comme une fontaine.	Pulsatilla 5CH	3 granules toutes les 2 heures

Les angines

Le test de dépistage rapide a permis depuis quelques années fort heureusement de ne pas avoir recours systématiquement aux antibiotiques.

En cas de test négatif ou en association avec l'antibiotique s'il est positif, on pourra s'aider des traitements ci-dessous.

Tableau 15-30 : Traitements de l'angine

Gorge rouge et amélioration par les boissons chaudes.	Belladonna 5CH	3 granules toutes les heures
Gorge rouge sombre et aggravation par les boissons chaudes.	Phytolacca 5CH	3 granules toutes les heures
Points blancs et langue très chargée.	Mercurius solubilis 5CH	3 granules toutes les heures
Gorge rouge et gonflée, amélioration par les boissons froides.	Apis 5CH	3 granules toutes les heures
Douleurs du côté gauche de la gorge.	Lachesis 5CH	3 granules toutes les 2 heures

Douleurs du côté droit de la gorge.	Lycopodium 5CH	3 granules toutes les heures
Angine qui se transforme en rhume avec un enrouement.	Arum triphyllum 5CH	3 granules toutes les heures

Les laryngites

La laryngite de l'enfant nécessite de voir un médecin car ses conséquences peuvent être graves. Chez l'adulte, la laryngite est le plus souvent virale et liée à la saison froide.

Tableau 15-31 : Traitements de la laryngite

Fièvre élevée, suite de froid sec, picotements au fond de la gorge et toux sèche.	Aconit 5CH	3 granules toutes les heures
Enrouement avec brûlures de la gorge et rhume associé, aggravation en parlant.	Arum triphyllum 5CH	3 granules toutes les heures
Enrouement avec hypersensibilité au moindre air frais (la personne cache son nez derrière une écharpe), chatouillement en haut du sternum.	Rumex crispus 5CH	3 granules toutes les 2 heures
Enrouement douloureux, bruit de planche que l'on scie, aggravation en serrant la gorge. Amélioration en mangeant et par les boissons chaudes.	Spongia tosta 5CH	3 granules toutes les heures

Les extinctions de voix

Tableau 15-32 : Traitements de l'extinction de voix

Après surmenage des cordes vocales, pire le matin, amélioration ensuite.	Arnica 5CH	3 granules toutes les heures
Surmenage vocal avec sensation de brûlure. La voix s'aggrave au fur et à mesure que l'on parle ou chante jusqu'à l'extinction totale.	Arum triphyllum 5CH	3 granules toutes les heures
Aphonie complète le matin qui s'améliore au fur et à mesure que l'on parle ou chante, comme si le larynx était une vieille articulation rouillée.	Rhus toxicodendron 5CH	3 granules toutes les heures

Asthme, bronchites, maladies respiratoires

L'homéopathie soigne ces maladies depuis le XIXe siècle avec un succès dont témoignent les écrits des médecins homéopathes de l'époque. Les antibiotiques et la cortisone ont radicalement changé le traitement classique au début du XXe siècle, le faisant passer de nul à très performant.

Actuellement, les corticoïdes inhalés représentent un traitement bien moins invasif qu'il y a encore 20 ou 30 ans, avec de très faibles doses de cortisone, au bon endroit.

Cependant, l'homéopathie a encore toute sa place dans l'accès aigu, chaque fois que c'est possible, mais elle garde surtout une place indétrônable quant à l'aspect chronique (le traitement de fond du terrain).

La bronchite aiguë

Tableau 15-33 : Traitements de la bronchite aiguë

Dès les premiers symptômes et systématiquement.	Oscillococcinum®	1 dose matin et soir, pendant 2 jours (4 doses)
Au début, toux sèche avec chatouillement laryngé, fièvre élevée, enrouement et amélioration par des boissons chaudes.	Belladonna 5CH	3 granules toutes les heures
Toux très sèche par quintes qui provoquent un mal de tête (obligé de se tenir la tête). Aggravation de la toux par le moindre mouvement et en inspirant profondément.	Bryonia 5CH	3 granules toutes les 2 heures
Toux suite à un froid sec et aggravation en inspirant froid. Toux grasse mais difficulté à cracher et sensation d'étouffer.	Hepar sulfur 5CH	3 granules toutes les 2 heures
Toux sèche la nuit et en soirée et grasse le jour, avec enrouement à l'air chaud. Stade de bronchite « mûrie ».	Pulsatilla 5CH	3 granules toutes les 2 heures
Toux en quintes épuisantes et sèches, avec chatouillement du larynx comme par une plume. Aggravation après minuit.	Drosera 5CH	3 granules toutes les heures
Toux grasse avec sifflements et difficultés à cracher. Le malade est donc encombré, avec des nausées et des vomissements.	Ipeca 5CH	3 granules toutes les 2 heures

La bronchopathie chronique obstructive (BPCO)... du vieux fumeur

Cette maladie grave nécessite un suivi étroit chez le pneumologue. L'homéopathie est un bon complément, sous la houlette du médecin. La posologie est de 3 granules par jour (9CH).

Tableau 15-34 : Traitements de la BPCO	
Antimonium tartaricum	Bruits de râles perpétuels avec beaucoup de mucus mais crache difficilement et grosse gêne respiratoire.
Arsenicum album	Toux sèche et brûlante aggravée la nuit chez une personne affaiblie, agitée et anxieuse.
Carbo vegetabilis	Gêne respiratoire importante avec cyanose et sueurs, amélioration en étant éventé.
Grindelia	Encombrement et suffocation en s'endormant et en se réveillant. La personne est obligée de s'asseoir.
Kalium carbonicum	Gêne respiratoire sans interruption, aggravée la nuit entre 2 et 4 heures, améliorée en position assise.

Les bronchiolites

À RETENIR

L'homéopathie est une aide précieuse car, en dehors de la kinésithérapie, voire de l'oxygénothérapie, les autres traitements sont inefficaces (antibiotiques, cortisone).

Sous stricte surveillance médicale, on pourra donner en complément des prescriptions les traitements du tableau ci-dessous, à raison de 5 granules fondus dans un fond de biberon d'eau toutes les heures.

Tableau 15-35 : Traitements des bronchiolites	
Ipeca 5CH	Toux sifflante, sèche, épuisante avec vomissements. Amélioration en buvant de petites gorgées d'eau froide.
Antimonium tartaricum 5CH	Enfant encombré et épuisé avec des râles facilement audibles. Aggravation à la chaleur de la chambre.
Spongia 5CH	Toux sèche et sifflante comme une planche qu'on scie. Aggravation la nuit avant minuit.

Phosphorus 5CH	Toux sèche avec nez bouché et amélioration en mangeant.
Sambucus nigra 5CH	Nez bouché avec tendance à s'étouffer en tétant. Toux sèche surtout la nuit.
Coccus cacti 5CH	Toux en quintes avec expectoration blanc d'œuf filante, améliorée en buvant froid.

L'asthme chez l'enfant et chez l'adulte

C'est un domaine où le traitement de fond homéopathique a toute sa place. Ce traitement n'est pas incompatible avec les corticoïdes inhalés, mais une fois le terrain amélioré, il peut à lui seul suffire.

Il sera dirigé par le médecin homéopathe en bonne harmonie avec le pneumologue.

Dans la crise aiguë, quelques médicaments peuvent utilement stopper la crise et éviter le recours aux sprays de bronchodilatateurs (ou diminuer leurs prises).

La posologie des traitements est de 3 granules par prise, 1 à 6 fois par jour selon le besoin.

Tableau 15-36 : Traitements de l'asthme chez l'enfant et l'adulte

Ipeca 5CH	Asthme avec encombrement et toux qui donne facilement la nausée ou qui fait vomir alors que la langue est propre.
Blatta orientalis 5CH (préparé à partir de la blatte, insecte qui se nourrit d'acariens)	Crises avec gros encombrements des bronches et du nez chez les allergiques aux acariens.
Cuprum metallicum 5CH	Asthme la nuit, à l'effort et en inspirant de l'air froid.
Arsenicum album 5CH	Le plus couramment utilisé et le plus fiable. Crises plutôt la nuit autour de 1 heure du matin, obligeant à s'asseoir, avec angoisse et agitation, besoin de bouger.
Crataegus 5CH	Crises d'asthme d'effort, survenant au sport avec palpitations. Utile en préventif (5 granules juste avant le sport et éventuellement 3 granules encore pendant).

Grippe

La grippe, maladie virale saisonnière, touche principalement les adolescents et les adultes jeunes puisque, au fur et à mesure de l'avancée de la vie, nous nous immunisons contre les multiples récepteurs du virus.

Il est de tradition pour la santé publique de se méfier de la grippe des personnes âgées car celles-ci sont plus fragiles, mais elles ne sont pas la population la plus exposée.

La prévention

La prévention homéopathique en début de saison est d'une efficacité très régulière. Pour les gens fragiles et les anxieux qui craignent la maladie, cette prévention n'est pas incompatible avec la vaccination saisonnière.

Cette prévention, qui utilise un vaccin antigrippe dilué et dynamisé selon la méthode homéopathique ne constitue, pas une « vaccination homéopathique ». Ce terme parfois utilisé est impropre et il convient bien de parler de prévention, c'est-à-dire d'optimisation des défenses immunitaires.

Le schéma est simple et sera initié dès le 15 octobre, date approximative de sortie du médicament réactualisé avec les souches virales de l'année.

- Influenzinum 9CH, 1 dose 3 mardis matin de suite, puis 1 mardi matin par mois jusqu'en février inclus ;
- Thymuline 9CH, 1 dose 3 jeudis matin de suite, puis 1 jeudi matin par mois jusqu'en février inclus.

À ce protocole on ajoutera oscillococcinum® pour les gens fragiles sur le plan ORL et aviaire 7CH pour les gens fragiles sur le plan pulmonaire, à raison de 1 dose 3 samedis matin de suite, puis 1 samedi matin par mois jusqu'en février inclus (le choix de mardi, jeudi et samedi est donné par commodité et peut être remplacé par trois autres jours non suivis).

Le traitement de la grippe

Dès les premiers symptômes, associer :

- Sérum de Yersin 7CH, 1 dose 3 matins de suite ;
- Oscillococcinum®, 1 dose 3 soirs de suite.

Puis, selon les symptômes, utiliser les traitements ci-dessous, à raison de 3 granules toutes les heures.

Tableau 15-37 : Traitements de la grippe

Rhus toxicodendron 5CH	Courbatures et soif, amélioration en se bougeant, en sortant du lit.
Bryonia 5CH	Toux sèche et soif intense de grands verres d'eau, amélioration immobile au lit, mal de tête et sueurs huileuses.
Gelsemium 5CH	Courbatures et besoin de bouger, mais aucune soif. Tendance à rester prostré avec frissons et tremblements, mal de tête.
Eupatorium perfoliatum 5CH	Douleurs dans les yeux, fièvre avec douleurs dans les os, toux aggravée la nuit.
Arsenicum album 5CH	Abattement et agitation avec angoisse, soif de toutes petites quantités d'eau très souvent.

Les virus H1N1 et Cie

Les virus grippaux n'ont pas fini de nous surprendre et pourraient bien nous causer quelques problèmes, au moins de conscience et d'interrogation citoyenne.

ATTENTION !

L'homéopathie ne remplace pas les vaccins. Elle constitue toujours une prévention, une amélioration des défenses immunitaires.

Concernant la prévention, il est possible de demander à son pharmacien une préparation du vaccin antiH1N1 dilué et dynamisé selon la méthode homéopathique. Cette préparation est faite avec le vaccin sans adjuvant et peut donc constituer une prévention supplémentaire, mais qui ne remplace pas le vaccin spécifique. On prendra une dose en 9CH, une fois par mois d'octobre à février.

Concernant la préparation au vaccin, il est également possible de demander des doses de vaccin « avec » adjuvant dilué et dynamisé. Elles pourront servir à se préparer à la vaccination, comme drainage vaccinal : prendre une dose en 9CH, la veille de l'injection.

Homéo et cancer

L'homéopathie ne soigne pas le cancer, hélas ! Si elle le pouvait, elle ne se gênerait pas.

L'homéopathie a pourtant toute sa place dans le cas des cancers en termes de qualité de vie, de meilleur vécu des effets secondaires éventuels des traitements lourds, qui sont alors nécessaires.

Elle est aussi très utile dans les répercussions psychologiques de cette irruption de l'intrus dans l'existence. Elle aborde le problème du terrain (voir chapitre 7) et aura aussi pour mérite d'attirer l'attention de la personne malade sur son mode de vie, ses mécanismes et ses fonctionnements physiques comme psychiques.

À RETENIR

Plus que jamais, c'est la prise en charge globale par le praticien compétent qui est source de bienfaits.

Voici quelques exemples d'automédication utile lors des différentes étapes de traitement.

Le choc de l'annonce

Tableau 15-38 : Traitements pour affronter le choc de l'annonce

Systématiquement, contrecoup émotionnel.	Gelsemium 30CH	1 dose unique
La personne se sent terrassée, abattue, avec la sensation que quelque chose d'immense vient de s'abattre sur sa tête.	Arnica 30CH	1 dose, à renouveler éventuellement 1 semaine plus tard
L'annonce est vécue comme une immense frayeur. La peur domine.	Opium 30CH	1 dose unique
L'annonce entraîne une angoisse de mort terrible, avec très vive agitation. La personne questionne tout le monde, tous les sites web.	Arsenicum album 15CH	3 granules par jour, pendant 4 à 5 jours
Événement vécu comme une malchance, une injustice profonde : « Cela n'arrive qu'à moi. »	Staphysagria 30CH	1 dose unique

Supporter sa chimiothérapie

En l'absence d'un traitement homéopathique de fond, on pourra s'aider des traitements proposés ci-dessous.

Tableau 15-39 : Traitements pour supporter la chimiothérapie

Systématiquement comme protection des cellules saines du corps.	Arsenicum album 7CH	3 granules 3 fois par semaine durant la période
Protection à visée hépatique.	Phosphorus 7CH	3 granules 3 fois par semaine durant la période
Nausées après la séance avec dégoût à la vue, l'odeur ou la pensée d'aliments.	Colchicum 15CH	3 granules 3 à 5 fois par jour
Chute rapide des cheveux.	Thallium 30CH	3 granules matin et soir, durant la période
Fatigue importante avec amaigrissement important.	Silicea 7CH	3 granules par jour, pendant 3 semaines
Épuisement le matin avec découragement et peur de ne pas guérir.	Phosphoricum acidum 9CH	3 granules au lever, pendant 2 semaines
Douleurs musculaires et tendineuses.	Ruta graveolens 5CH	3 granules 4 fois par jour
Courbatures, fatigue avec sensation de brisure et insomnie.	Arnica 15CH	3 granules matin et soir

Mieux vivre sa radiothérapie

Tableau 15-40 : Traitements pour mieux vivre la radiothérapie

Prévention avant chaque séance.	Calendula pommade *ou* calendula TM *et* calendula 4CH	1 application sur la zone 1 compresse sur la zone 3 granules, matin, midi et soir, la veille et le jour de la séance
Après la séance.	Radium bromatum 9CH	5 granules répétés 2 heures plus tard
Si peau rouge et gonflée avec amélioration par le froid.	Apis 9CH	3 granules toutes les heures jusqu'à amélioration
Si peau rouge brillante, douleur de brûlure battante.	Belladonna 9CH	3 granules toutes les heures jusqu'à amélioration
Si brûlures avec petites cloques (vésicules) et démangeaisons, amélioration par la chaleur.	Rhus toxicodendron 9CH	3 granules toutes les heures jusqu'à amélioration

Peau

Organe unique à plus d'un titre puisqu'on n'en possède qu'une seule (à laquelle on tient) et que c'est le seul organe « social » qui se montre à la vue de tous, la peau est toujours liée à la sphère psychique. D'ailleurs, système nerveux et peau dérivent du même feuillet embryonnaire lors de notre gestation.

À RETENIR

Tous les désordres psychiques peuvent se manifester sur la peau et toutes les maladies de la peau ont une répercussion psychique.

L'homéopathie, par son approche globale, intègre cette interdépendance.

L'acné

Tableau 15-41 : Traitements de l'acné

Systématiquement à titre de drainage et de nettoyage éventuel de la peau.	Arctium lappa (ou lappa major) bardane	En 3D, 20 gouttes matin et soir (drainage pour que les autres médicaments agissent mieux) En TM, mettre sur un coton et utiliser comme nettoyant le soir
Acné simple du visage.	Eugenia jambosa 4CH	3 granules matin et soir, 20 jours par mois
Acné plus marquée, avec microkystes durs et infectés, qui touche aussi les épaules, les bras, le thorax.	Kalium bromatum 5CH	3 granules par jour, 20 jours par mois
Peau très grasse et dominante de points noirs.	Selenium 5CH	3 granules par jour
Acné dominant sur le front, dans les oreilles, sur la région du coccyx.	Calcarea picrata 4CH	3 granules par jour

La rosacée

Acné non juvénile, nécessitant le diagnostic précis du dermatologue.

Tableau 15-42 : Traitements de la rosacée

Visage gonflé surtout le nez, tendance à la cyanose, aggravation par le froid.	Carbo animalis 5CH	3 granules par jour, 20 jours par mois
Acné très rouge jusqu'à la couperose, sensation de brûlure.	Sanguinaria 5CH	3 granules par jour, 20 jours par mois
Visage à la peau indurée dominé par les pustules, aggravation à la chaleur.	Kalium bromatum 5CH	3 granules par jour, 20 jours par mois

L'eczéma

L'eczéma est un des grands classiques du traitement homéopathique et le succès est régulier, chez l'enfant comme chez l'adulte. Mais cela nécessite un traitement de fond bien conduit. Les médicaments les plus régulièrement actifs correspondent à des aspects bien spécifiques de l'eczéma. Ils pourront être utilisés pour calmer les crises.

Tableau 15-43 : Traitements de l'eczéma

Eczéma au stade d'éruption rouge.	Belladonna 7CH	3 granules matin et soir pendant 8 à 10 jours
Apparition de vésicules avec fortes démangeaisons et amélioration par la chaleur.	Rhus toxicodendron 5CH	3 granules matin et soir pendant 10 à 15 jours
Stade suintant, un peu infecté, avec écoulement qui ressemble à du miel.	Graphites 5CH	3 granules matin et soir et désinfection locale
Eczéma sec avec squames fines.	Arsenicum iodatum 7CH	3 granules par jour
Eczéma sec et fissuré.	Petroleum 5CH	3 granules matin et soir, pendant 8 à 10 jours

Le psoriasis

L'eczéma et le psoriasis se ressemblent. La différence, parfois délicate, est du ressort du dermatologue.

Il s'agit d'une maladie génétique dont les crises peuvent être déclenchées par le stress et non pas d'une maladie psychosomatique comme on le dit encore trop souvent, à tort.

Tableau 15-44 : Traitements du psoriasis

Éruptions en plaques brûlantes avec amélioration par la chaleur et fines squames.	Arsenicum album 7CH	1 dose par semaine
Plaques sèches et épaisses qui se fissurent et aggravation à la chaleur.	Kalium arsenicosum 9CH	1 dose par semaine
Localisation au cuir chevelu, derrière les oreilles.	Staphysagria 9CH	1 dose par semaine
Localisation au front, aux ailes du nez.	Natrum muriaticum 7CH	1 dose par semaine
Taches rondes aux plis des coudes et des genoux, aux mains.	Sepia 9CH	3 granules 2 fois par semaine

Les verrues

Tableau 15-45 : Traitements des verrues

Systématiquement, verrues de toutes sortes, surtout si saignant facilement.	Thuya 7CH	1 dose par semaine
Verrues des doigts et verrues très plates.	Causticum 7CH	3 granules 2 fois par semaine
Verrues plantaires.	Antimonium crudum 5CH	3 granules par jour
Verrues du dos des mains, des régions génitales, verrues qui saignent.	Nitricum acidum 7CH	3 granules 2 fois par semaine
Verrues après exposition à l'humidité, la piscine.	Dulcamara 5CH	3 granules par jour

Le molluscum contagiosum

Virus voisin de celui des verrues, il s'agit de mini verrues qui se suivent selon un trajet linéaire.

Tableau 15-46 : Traitements du molluscum contagiosum

Aspect corné, membre supérieur, aisselle et région du ventre.	Nitricum acidum 7CH	3 granules 2 fois par semaine
Verrues de petites tailles et pointues, quelle que soit la localisation.	Medorrhinum 7CH	1 dose tous les 15 jours
Aspect corné et dur de petites verrues aux mains ou aux jambes.	Antimonium crudum 5CH	3 granules par jour

L'urticaire et la dermite des prés

L'urticaire se reconnaît à cette éruption qui soulève la peau lui donnant un aspect de carte de géographie, et est liée à une allergie très souvent alimentaire.

La dermite des prés comme son nom l'indique est une allergie de contact qui se reconnaît à cette éruption dessinant la forme des feuilles et des tiges avec lesquelles la peau a été en contact.

Tableau 15-47 : Traitements de l'urticaire

Systématiquement.	Histaminum 9CH	3 granules matin et soir
Amélioration très nette par le froid et aggravation à la chaleur.	Apis 5CH	3 granules toutes les 2 heures selon le besoin
Aggravation au moindre contact avec l'eau. Pas d'amélioration par le froid.	Urtica urens 5CH	3 granules toutes les 2 heures selon le besoin

L'érythème solaire

Également appelé aussi lucite, c'est une réaction allergique liée à l'irradiation par les ultraviolets sur des peaux sensibilisées qui n'ont pas l'habitude de voir le soleil.

Tableau 15-48 : Traitements de l'érythème solaire

Prévention, le mois qui précède.	Muriaticum acidum 9CH, 3 granules par jour *et* Natrum muriaticum 15CH, 1 dose par semaine
Si allergie au soleil.	Apis 9CH et Belladonna 9CH, 3 granules toutes les heures en alternance *et* pommade au calendula localement

L'herpès

Également appelé bouton de fièvre lorsqu'il est situé aux lèvres, il est dû au virus herpes et se manifeste par de petites cloques très brûlantes.

Tableau 15-49 : Traitements de l'herpès

Systématiquement à chaque poussée.	Vaccinotoxinum 9CH	1 dose 3 jours de suite
Partout herpès à base rouge avec fortes démangeaisons, amélioré par la chaleur.	Rhus toxicodendron 5CH	3 granules 3 fois par jour
Lèvre supérieure, avec lèvres et bouche sèche.	Natrum muriaticum 5CH	3 granules matin et soir
Herpès avant ou au moment des règles.	Sepia 9CH	1 dose lors de la poussée
Partout avec aggravation par la chaleur et démangeaisons la nuit.	Mercurius solubilis 5Ch	3 granules 3 fois par jour
Herpès génital.	Croton tiglium 5CH	3 granules 3 fois par jour

Les mycoses de la peau et des ongles

TÉMOIGNAGE

Les mycoses de Vanessa…

Vanessa souffre depuis plusieurs années de mycoses gynécologiques répétées qui ont été maintes fois soignées. Depuis peu, elle a fréquemment des mycoses aux aisselles, entre les orteils et dernièrement un ongle du pied montre un début d'atteinte.

L'aggravation générale de ses troubles au moment des règles, les symptômes digestifs et une certaine tendance psychique à la morosité solitaire amenèrent à lui donner sepia comme traitement de fond (15CH, 1 dose par semaine) associé à un drainage de la peau et à un biothérapique : trichophyton rubrum 8DH.

En quelques semaines, les mycoses se raréfieront pour finalement ne plus venir l'embêter.

TÉMOIGNAGE

… et celles d'Éric

Éric se gratte depuis toujours. C'est un bon vivant, actif et sportif. La pratique du sport lui vaut régulièrement des mycoses entre les orteils (pieds d'athlète). La chaleur aggrave très nettement les démangeaisons, en particulier la chaleur des draps.

Ce sera sulfur en doses répétées, accompagné d'un drainage digestif correct chez cet « encrassé » chronique et bon mangeur, qui le débarrassera de ses mycoses répétées, que les traitements locaux ne faisaient qu'endormir.

Un traitement de fond correctement conduit peut soulager durablement et guérir cette propension à faire des mycoses.

Un biothérapique reste une aide incontournable et on pourra se l'automédiquer sans danger : trichophyton rubrum 8DH, une ampoule matin et soir dans un peu d'eau. C'est la dilution homéopathique du champignon le plus souvent en cause dans ces mycoses.

Yeux

Les opticiens n'ont rien à craindre de l'homéopathie, qui ne les empêchera jamais de vendre des paires de lunettes !

Mais si on ne peut guérir la myopie, l'hypermétropie, ni même l'astigmatie ou encore la presbytie, maladie due à l'âge avancé, on peut agir efficacement sur quelques affections bénignes, aussi bien en crise aiguë que dans la répétition des mêmes symptômes.

Les conjonctivites allergiques et virales

Tableau 15-50 : Traitements des conjonctivites allergiques et virales

Inflammation allergique ou virale avec larmoiement qui irrite le bord des paupières. Aggravation aux courants d'air, au vent et au soleil.	Euphrasia 5CH	3 granules 4 fois par jour
Larmoiement plutôt allergique ou lors d'un rhume qui n'irrite pas le bord des paupières.	Allium ceppa 5CH	3 granules 4 fois par jour
Inflammation avec œil sec. Forte photophobie (lumière non supportée).	Belladonna 5CH	3 granules matin et soir
Conjonctivite de fatigue, après avoir trop travaillé sur écran. Aggravation des douleurs en bougeant les yeux.	Ruta graveolens 5CH	3 granules 1 à 3 fois par jour et 3 granules avant de travailler, en préventif

La blépharite (la maladie des paupières)

Tableau 15-51 : Traitements de la blépharite

Inflammation des paupières suite à une conjonctivite qui s'infecte. Aggravation la nuit, à l'air et à la lumière.	Clematis erecta 5CH	3 granules 3 fois par jour
Infection des paupières avec pus jaune non irritant qui coule facilement.	Pulsatilla 7CH	3 granules matin et soir
Infection avec paupières collées au réveil. Tendance à l'impétigo des paupières.	Graphites 5CH	3 granules 3 fois par jour

Les chalazions et orgelets

Extérieurement, cela ressemble à la même chose. L'orgelet est occasionné par « un cil qui s'infecte à sa base » alors que le chalazion est une petite glande qui s'infecte.

Tableau 15-52 : Traitements des chalazions et des orgelets

Orgelet avec pus s'écoulant facilement. Déclenchement lors d'un rhume.	Pulsatilla 7CH	3 granules matin et soir
Chalazion ou orgelet avec tendance à l'eczéma des paupières. Souvent après une vexation.	Staphysagria 9CH	3 granules par jour, pendant 5 à 7 jours
Orgelet ou chalazion avec pus collant le bord des paupières et fissure des coins de paupières.	Graphites 5CH	3 granules matin et soir
Chalazion traînant avec blépharite. Pus jaune verdâtre.	Thuya 7CH	3 granules 3 fois par semaine

La dégénérescence maculaire liée à l'âge (DMLA)

Cet acronyme terrible veut tout simplement dire qu'une tache aveugle se met au milieu de la rétine lorsque l'on vieillit.

L'homéopathie n'interviendra bien sûr qu'en complément, fort utile, avec les oligoéléments, eux aussi très utiles, voire indispensables et la nutrithérapie.

Un traitement de fond bien conduit est nécessaire.

La DMLA de Suzanne

Suzanne est atteinte de DMLA débutante et est très correctement suivie par son ophtalmologue. Elle prend depuis quelque temps déjà un mélange nutrithérapique dans lequel le zinc, la lutéine, les extraits de myrtille ne manquent pas.

Depuis plusieurs mois, elle est devenue intolérante à la lumière et voit des halos autour des objets. Plus récemment, de disgracieuses taches noires sont venues perturber son champ visuel.

C'est un des grands médicaments de cette maladie, phosphorus, qui permettra (associé au reste) de stabiliser l'évolution et d'éviter l'aggravation vers la cécité.

Rhumatismes

La douleur des rhumatismes est une des choses la mieux prises en compte par la médecine classique et nous disposons de médicaments très efficaces contre la douleur et l'inflammation. C'est plutôt sur le long terme que ces médicaments montrent leurs limites, en obligeant à monter les doses et les gammes d'antidouleurs. Quant aux anti-inflammatoires, leur usage répété est limité par leurs effets secondaires, qui, cependant, se sont considérablement améliorés depuis plusieurs années.

La place de l'homéopathie peut se situer sur la douleur aiguë. Mais c'est dans la prise en charge chronique que son apport est indéniable, permettent une bien meilleure autonomie et une réduction significative des médicaments ingurgités.

Elle limitera l'évolution inexorable de l'arthrose et stabilisera au mieux les rhumatismes inflammatoires. Elle guérira les tendinites et bien souvent les capsulites devenues si fréquentes chez les jeunes sportifs. L'homéopathie est le traitement de fond certainement le plus pertinent de la fibromyalgie (maladie émergente en progression et si mystérieuse).

On aura recours avec un grand bénéfice aux granules lors de la crise de goutte, sans oublier le régime !

L'arthrose

Tableau 15-53 : Traitements de l'arthrose

Douleurs d'arthrose améliorées par le mouvement et la chaleur.	Rhus toxicodendron 5CH	3 granules 1 à 3 fois par jour selon les douleurs
Douleurs aggravées par le moindre mouvement et améliorées en comprimant la région qui fait mal.	Bryonia 5CH	3 granules 1 à 3 fois par jour selon les douleurs
Douleurs très nettement aggravées par l'humidité.	Dulcamara 5CH	3 granules 1 à 3 fois par jour selon les douleurs
Douleurs par temps lourd, orageux.	Rhododendron 5CH	3 granules 1 à 3 fois par jour selon les douleurs
Systématiquement, on pourra avoir recours à cette triade de drainage biothérapique avec des bourgeons.	Ribes nigrum B1D MG Pinus montana B1D MG Vitis vinifera B1D MG	50 gouttes de chaque, matin, midi et soir dans un peu d'eau, 1 mois par trimestre

Les rhumatismes inflammatoires

Ils nécessitent un traitement de fond, qui seul les améliorera vraiment. Les médicaments possibles sont nombreux.

Les rhumatismes de Béatrice et d'Édouard

Béatrice a une polyarthrite rhumatoïde suivie depuis quelques années, mais elle a beaucoup de mal à supporter les traitements. Ce sont ses mains qui sont atteintes principalement par ce trop fameux « coup de vent cubital », qui déforme ses mains en déviant les doigts de sorte qu'elle ne parvient plus à tenir les objets.

Entre autres médicaments de fond, caulophyllum, médicament aussi utilisé pour favoriser l'accouchement et contre les règles douloureuses, agira très utilement sur les douleurs de ses doigts.

Édouard a une spondylarthrite ankylosante qui le handicape considérablement depuis quelques années. C'est la région des lombaires et du bassin qui semble avoir été « gelée » par une main invisible et implacable. En autres médicaments de fond, causticum agira efficacement sur les raideurs musculaires de toute la région et calcarea fluorica sur l'inflammation chronique de ses articulations sacro-iliaques et intervertébrales lombaires.

Les capsulites

Tableau 15-54 : Traitements des capsulites

Raideur et douleur au début du mouvement, avec dérouillage en insistant un peu.	Rhus toxicodendron 4CH	3 granules matin et soir
Raideur et tendance à la déformation. Articulation très sclérosée.	Tuberculinum residuum 7CH	3 granules par jour
Sensation de raccourcissement de la partie atteinte et amélioration par temps humide.	Causticum 4CH	3 granules matin et soir
Raideur avec crampe améliorée en s'étirant.	Angustura 5CH	3 granules matin et soir

Les tendinites

Tableau 15-55 : Traitements des tendinites

Raideur douloureuse au début du mouvement puis dérouillage progressif.	Rhus toxicodendron 5CH	3 granules 3 fois par jour
Après traumatisme ou surmenage, tendinite d'inflammation améliorée par la chaleur.	Ruta graveolens 5CH	3 granules 1 à 3 fois par jour selon les douleurs
Tendinite après accident ou surmenage avec sensation de brisure et de courbature.	Arnica 9CH	3 granules 1 à 3 fois par jour selon les douleurs
Tendinite des articulations hyperlaxes. Sensation de tiraillement douloureux.	Calcarea fluorica 5CH	3 granules matin et soir

La fibromyalgie

Tableau 15-56 : Traitements de la fibromyalgie

Points douloureux sur les insertions de tendon. Fatigue chronique avec amélioration en se mettant en mouvement.	Rhus toxicodendron 9CH	1 dose par semaine
Points douloureux sur les tendons fléchisseurs ; sensation générale de fatigue et de courbature ; douleurs lombaires.	Ruta graveolens 7CH	3 granules par jour
Douleurs sur des zones de très petite taille (pièce de 10 cents), à déclenchement brusque et à amélioration brusque.	Kalium bichromicum 7CH	3 granules par jour

Spasmes musculaires, hypersensibilité à la douleur avec fourmillements, aggravation au moindre toucher et la nuit.	Asa faetida 5CH	3 granules matin et soir
État anxieux avec douleurs partout, surtout la nuit, qui empêchent de fermer l'œil. Fatigue « comateuse » dans la journée.	Opium 15CH	1 dose par semaine

La crise de goutte

Tableau 15-57 : Traitements de la crise de goutte

Douleur au moindre contact et diminuée par la chaleur.	Colocynthis 5CH	3 granules toutes les heures. Espacer les prises dès amélioration.
Douleur avec gros œdème. Amélioration nette par le froid.	Apis 9CH	3 granules toutes les heures. Espacer les prises dès amélioration.
Rougeur brillante de l'articulation et douleur battante.	Belladonna 5CH	3 granules toutes les 3 heures. Espacer les prises dès amélioration.
Articulation gonflée et violette. Amélioration par le contact du froid.	Ledum palustre 5CH	3 granules toutes les heures. Espacer les prises dès amélioration.

Troubles de la digestion

À RETENIR

C'est un des grands domaines de prédilection de l'homéopathie.

Dans la plupart des cas, une fois l'avis du spécialiste établi et rassurant (fibroscopie, coloscopie, échographie, etc.), la pathologie se révèle être du domaine dit « fonctionnel ». Cela signifie que le système nerveux émotionnel et les organes digestifs se livrent à un ballet dans lequel c'est la personne tout entière qui souffre, physiquement, mais aussi psychiquement, car on connaît désormais l'importance de ce deuxième cerveau émotionnel qu'est notre ventre.

Le reflux et l'hernie hiatale

Tableau 15-58 : Traitements des reflux et de l'hernie hiatale

Reflux acide avec beaucoup d'air et impression d'une boule qui remonte jusqu'à la bouche.	Asa faetida 5CH	3 granules avant et éventuellement après le repas
Reflux surtout liquide, acide avec sensation de brûlure au creux de l'estomac.	Robinia 4CH	3 granules avant et éventuellement après le repas
Gros reflux très acide, aggravé par le stress et surtout les boissons alcoolisées. Le liquide remonte dans la bouche et agace les dents.	Sulfuric acidum 5CH	3 granules avant chacun des 3 repas

Les vomissements

Tableau 15-59 : Traitements des vomissements

Vomissement par spasme violent, parfois à vide. La langue est propre.	Ipeca 9CH	3 granules 1 à 4 fois par jour
Vomissement par excès alimentaires avec langue très chargée. Pas d'amélioration après avoir vomi.	Antimonium crudum 5CH	3 granules 1 à 4 fois par jour
Vomissement par indigestion. Langue chargée seulement dans sa moitié arrière. Mauvaise humeur !	Nux vomica 5CH	3 granules 3 à 5 fois par jour
Vomissement fréquent. Amélioration par l'eau glacée, qui est revomie après s'être réchauffée dans l'estomac.	Phosphorus 7CH	3 granules 3 fois par jour

Les gastrites

Tableau 15-60 : Traitements des gastrites

Brûlures avec nausées après des boissons alcoolisées, surtout la bière.	Kalium bichromicum 7CH	3 granules avant le repas de midi et du soir
Brûlures avec ballonnements après avoir mangé trop vite et après les sucreries.	Argentum nitricum 5CH	3 granules avant le repas de midi et du soir
Brûlures tout de suite après le repas, avec tendance aux vomissements et au mal de tête.	Iris versicolor 5CH	3 granules avant le repas de midi et du soir
Brûlures et embarras digestif tout de suite amélioré en mangeant mais qui revient 2 heures plus tard.	Anacardium orientale 9CH	3 granules matin et soir

Les mauvaises digestions

Tableau 15-61: Traitements des mauvaises digestions

Indigestion liée au stress, à l'abus de mets épicés ou alcoolisés.	Nux vomica 9CH	3 granules si besoin, jusqu'à 3 fois par jour
Indigestion des gros mangeurs. Éructations au goût des aliments.	Antimonium crudum 5CH	3 granules si besoin, jusqu'à 3 fois par jour
Sensation de gonflement du ventre au moindre aliment, comme s'il se transformait en gaz. Somnolence léthargique.	Nux moschata 9CH	3 granules si besoin, matin et soir
Ballonnement de l'estomac avec gêne pour respirer. Rougeurs du visage à la moindre goutte d'alcool.	Carbo vegetabilis 5CH	3 granules si besoin, jusqu'à 3 fois par jour

L'irritabilité du colon

TÉMOIGNAGE

Annie ou le syndrome du colon irritable

Annie ne supporte plus rien et ne peut plus rien manger. Le moindre aliment la rassasie immédiatement et son ventre semble avoir triplé de volume. Elle a la sensation de glace sur son ventre et cela se termine par de la diarrhée, inattendue car elle s'évacue sans douleur.

Les fruits, si importants pour la santé, sont ses ennemis principaux en matière de digestion. Elle est attirée par les boissons froides et déteste les aliments et boissons chaudes. Le repas l'épuise et son ventre ressemble à un tambour. Elle n'a plus aucun goût pour la nourriture tellement tout a un goût amer.

Ce sera, entre autres, le médicament china (le quinquina) qui parviendra à régler en profondeur cette maladie particulièrement handicapante qu'est le syndrome du colon irritable.

Tableau 15-62 : Traitements du syndrome du colon irritable en phase aiguë

Douleur et spasmes diminués en se pliant en deux.	Colocynthis 5CH	3 granules toutes les 2 heures
Douleur et diarrhée diminués en s'étirant vers l'arrière.	Dioscorea 5CH	3 granules 3 fois par jour
Douleur et spasmes chez une personne nerveuse, après une contrariété. Amélioration en appuyant sur son ventre.	Ignatia 9CH	3 granules 3 fois par jour

Les constipations

À RETENIR

La constipation chronique est un problème global qui nécessite une révision de l'hygiène de vie et un traitement de fond. La constipation passagère sera bien améliorée par quelques médicaments, repris dans le tableau ci-après.

Tableau 15-63 : Traitements de la constipation

Constipation en voyage, en étant hors de chez soi.	Ambra grisea 9CH	3 granules matin et soir durant le séjour
Constipation par faiblesse du rectum. On « y va » lorsque celui-ci est plein.	Alumina 4CH	3 granules 3 fois par jour
Selles dures et sèches qui s'émiettent en sortant.	Magnesia muriatica 5CH	3 granules 3 fois par jour
Selles très grosses, énormes et sèches. Sécheresse de toutes les muqueuses.	Bryonia 5CH	3 granules 3 fois par jour
Selles grosses avec hémorroïdes qui saignent au passage.	Collinsonia 5CH	3 granules 4 fois par jour
Constipation au moment des règles.	Graphites 7CH	3 granules matin et soir 3 jours avant

Les diarrhées

Tableau 15-64 : Traitements de la diarrhée

Selles vertes avec nausées et langue propre.	Ipeca 5CH	3 granules après chaque selle liquide
Diarrhée abondante et subite avec sueurs froides et tendance au malaise.	Veratrum album 5CH	3 granules après chaque selle liquide
Selles mélangées à beaucoup d'air, le matin surtout, jaunes bilieuses.	Podophyllum 5CH	3 granules après chaque selle liquide
Diarrhée sans douleur mais avec beaucoup de gaz et grande fatigue après.	China 5CH	3 granules 3 fois par jour
Diarrhée le matin, après avoir mangé. Selle involontaire, après un gaz.	Aloe 5CH	3 granules après chaque selle liquide

Maladies du foie

Autrefois, la cirrhose était la maladie la plus fréquente. Elle n'a malheureusement pas disparu, mais la concurrence est rude avec les hépatites. Depuis l'hépatite A, le plus souvent banale, jusqu'à la B mal jugulée par une vaccination médiatiquement maladroite et la C en recrudescence, surtout après des actes médicaux (nosocomiale), les personnes soignées pour une hépatite sont nombreuses et les traitements assez lourds. Ceux-ci, pour nécessaires qu'ils soient, seront favorablement aidés par des médicaments homéopathiques qui favorisent la régénération du foie.

En l'absence d'un traitement de fond bien personnalisé, on pourra associer :

- Carduus marianus 4CH, 3 granules le matin (protection et régénération de la cellule hépatique) ;
- Phosphorus 7CH, 3 granules 3 fois par semaine (le grand médicament du foie lésé).

Sexualité et homéopathie

Les petites « pilules bleues » de la médecine classique ont changé la vie des seniors masculins qui y ont recours. Leur efficacité immédiate n'empêche pas que l'homéopathie puisse agir sur le fond chaque fois que cela est possible.

Mais les pannes des jeunes liées à la panique et les troubles de la libido des femmes ne sont pas pris en compte par les pilules bleues.

L'homéopathie s'avère efficace souvent, utile toujours dans toutes ces perturbations.

Le vaginisme

Il s'agit d'une cause fréquente de mauvais épanouissement sexuel chez les femmes, lié à la contraction et au spasme des muscles entourant le vagin. La pénétration est douloureuse, brûlante, parfois impossible. La cause est en grande partie psychique.

Tableau 15-65 : Traitements du vaginisme

Spasme au moment du rapport, avec anxiété.	Cactus grandiflorus 15CH	3 granules 30 minutes avant un rapport
Rapport très douloureux malgré désir intense. Hypersensibilité génitale au moindre attouchement.	Platina 9CH	3 granules 1 heure avant un rapport
Vaginisme des femmes « plus âgées », avec sensation de rétraction.	Plumbum 9CH	3 granules 30 minutes avant un rapport

La baisse de la libido

Tableau 15-66 : Traitements de la baisse de libido

Chez la femme avec tristesse et pessimisme.	Causticum 9CH	1 dose par semaine
Chez l'homme avec désintérêt et « vieillissement » prématuré.	Agnus castus 9CH	3 granules par jour
Chez les deux sexes, avec tristesse, repli relationnel, sensations de pesanteurs du bas-ventre.	Sépia 15CH	1 dose par semaine

Les troubles de l'érection

Soyons clairs, l'homéopathie ne remplace pas les pilules bleues en situation d'urgence…

C'est sur le fond et le long terme que les granules et les doses sont utiles.

La libido de Vincent

Vincent a 63 ans et est tout sauf un « coincé » car il avoue avoir vraiment très bien vécu, un peu trop peut-être. Il est blasé de tout (et de toutes) et, à l'occasion d'une petite mise sur la touche au plan professionnel, a légèrement tendance à déprimer et à se replier. Il n'est plus trop intéressé par la chose, et même lorsque l'excitation est là, cela ne marche pas ou très peu. Cela accroît sa blessure égotique et il vit de plus en plus mal les chiffres de son âge qui s'égrènent.

C'est le poivre des moines ou gattilier (agnus castus), traditionnellement utilisé pour calmer les ardeurs des moines et des messieurs en général, qui lui permettra, avec le lycopode (lycopodium), grande fougère des mises au placard, qui seront ses médicaments de fond, lui permettant de reprendre au bout de quelques semaines une vigueur normale (sexuelle et existentielle) pour son âge.

Tableau 15-67 : Traitements des troubles de l'érection

Panne des jeunes et ados, trop excités ou trop anxieux. L'érection flanche ou alors éjaculation prématurée.	Argentum nitricum 9CH	3 granules matin et soir selon le besoin
Impuissance ou éjaculation précoce des hommes mûrs après une continence trop prolongée.	Conium maculatum 9CH	3 granules par jour
Impuissance ou éjaculation précoce chez les jeunes à la libido faible.	Lycopodium 9CH	3 granules 3 fois par semaine
Impuissance des gens mûrs ou âgés avec désir intact, rêves érotiques et vive imagination, mais sans résultat.	Selenium 9CH	3 granules 3 fois par semaine

Coups, traumatismes, accidents domestiques

Il n'est pas nécessaire d'appeler le médecin à la moindre bosse, même s'il faut rester vigilant et prudent ! Les granules homéopathiques sont là pour ces situations de tous les jours.

Les hématomes et ecchymoses

Tableau 15-68 : Traitements des hématomes et ecchymoses

Dans tous les cas, sur la notion de choc et en l'absence de plaie.	Arnica 9CH	3 granules 3 ou 4 fois par jour jusqu'à disparition de l'hématome ou ecchymose
Coup sur la tête (attention, prendre un avis médical).	Natrum sulfuricum 30CH	1 dose tout de suite
Coup sur l'œil avec œil au beurre noir.	Ledum palustre 9CH	3 granules 3 ou 4 fois par jour jusqu'à disparition de l'hématome ou ecchymose
Chute sur le coccyx ou choc sur le bout des doigts, d'une façon générale toutes les zones richement innervées par de petites terminaisons nerveuses.	Hypericum 15CH	3 granules 3 ou 4 fois par jour jusqu'à disparition de l'hématome ou ecchymose
Choc avec ou sans ecchymose sur les seins.	Bellis perennis 15CH	3 granules matin et soir, pendant 4 à 6 jours

Les courbatures

C'est évidemment à arnica que l'on pensera en premier après la reprise du sport ou le lendemain du déménagement du beau-frère. Mais un petit médicament moins connu est d'une aide précieuse. C'est sarcolacticum acidum, qui est préparé avec le poison de nos cellules musculaires (l'acide lactique). Il aidera à l'élimination de l'excès d'acide lactique dans les cellules musculaires responsables de la sensation de courbature.

On pourra utiliser le schéma suivant :

- Arnica 15CH, 3 granules matin et soir ;
- Sarcolacticum acidum 4CH, 3 granules toutes les heures jusqu'à amélioration.

Les brûlures

Nous ne parlons évidemment que du premier degré (rougeur) ou du deuxième (cloque). Au-delà, c'est directement chez le médecin ou les urgences !

Les traitements indiqués dans le tableau ci-après se prennent par 3 granules, toutes les heures jusqu'à amélioration.

Tableau 15-69 : Traitements des brûlures

La peau est juste rouge, avec sensation de brûlure.	Belladonna 7CH
La peau est rouge ou rose et gonflée.	Apis 9CH
Formation de cloques.	Rhus toxicodendron 5CH
Grosse cloque et vive sensation de brûlure.	Cantharis 5CH (+ arsenicum album 9CH, matin et soir)

Les piqûres et plaies

Tableau 15-70 : Traitements des piqûres et plaies

Comme désinfectant et cicatrisant.	Calendula TM	À appliquer localement
Pour éviter l'infection si plaie « sale ».	Pyrogenium 4CH	3 granules 3 fois par jour
Piqûre d'insectes.	Apis 9CH	3 granules toutes les heures
Piqûre accidentelle (clou, aiguille).	Ledum palustre 9CH	3 granules toutes les heures
Plaie par coupure.	Staphysagria 9CH	3 granules toutes les heures

Maladies du voyageur

Si l'on va au nord, au sud, à l'est ou à l'ouest, très près ou très loin, le dépaysement, de même que les problèmes d'adaptation, ne seront pas les mêmes ; les petits bobos évitables avec l'homéopathie non plus !

Avant le départ

Les vaccins sont parfois mal supportés. Une bonne préparation au terrain sera la bienvenue :

- Pour la préparation : thuya 7CH et silicea 7CH, 3 granules le matin, en alternance, 8 jours avant et après chaque vaccin.
- Si la prise d'antipaludéens (médicaments préventifs contre le paludisme) s'impose, on pourra drainer cette prise de médicaments avec carduus marianus 4CH et phosphorus 7CH, 3 granules le soir en alternance 1 semaine avant et durant toute la prise de médicaments.
- Contre le stress du départ et le stress de l'arrivée : ignatia 9CH, 3 granules 3 fois par jour.
- Et pour les enfants trop excités : coffea cruda 9CH, 3 granules matin et soir.

Pendant le trajet

Tableau 15-71 : Traitements des maladies du voyageur durant le trajet

Mal des transports	Cocculus 5CH	3 granules toutes les heures
Peur en avion (du vide, de la hauteur)	Argentum nitricum 9CH	3 granules toutes les heures
Peur en avion (claustrophobie, besoin de bouger)	Gelsemium 9CH	3 granules toutes les heures
Tendance aux otites en avion (otites barotraumatiques)	Ferrum phosphoricum 5CH	3 granules toutes les heures

Sur place

Le décalage horaire

Il sera adouci par une dose avant le départ, à l'aller comme le retour, de cypripedium pubescens 9CH.

La turista et la constipation en voyage

Contre les diarrhées, en plus des médicaments de désinfection intestinale, pour stopper la diarrhée et éviter les « coupe-diarrhées allopathiques », prendre aloe 4CH et china 4CH, 3 granules toutes les heures en alternance.

La constipation dès que l'on est en voyage répond bien à ambra grisea 9CH, 3 granules 3 fois par jour (attention à la déshydratation souvent cause de constipation, pensez à boire abondamment).

Le mal du pays

- Ceux qui dépriment lorsqu'ils sont loin de chez eux pourront prendre capsicum 30CH, 1 dose en arrivant.
- Ceux qui dépriment au retour, avec la sensation du paradis perdu, pourront prendre sepia 15CH, 1 dose.

Nos amis, les moustiques !

On pourra localement utiliser calendula TM et on associera apis 9CH et urtica urens 5CH, 3 granules toutes les heures en alternance.

Handicap

La maladie n'est pas toujours la crise d'un organisme en lutte, elle n'est pas toujours évolutive. Bien souvent, la maladie est stabilité et séquelle, souffrance, et doit s'adapter car aucune amélioration n'est à l'ordre du jour.

La médecine doit soigner, lutter contre la souffrance. Dans le domaine du handicap, aux si multiples facettes, chacun a son rôle à tenir et l'homéopathie, humblement mais de manière fiable, rend ses services.

Parmi les innombrables situations, trois reviennent régulièrement : les escarres et troubles cutanés de ceux qui sont en fauteuil, voire au lit, les soins locaux de tous ceux qui doivent garder à demeure sondes, anus artificiels, appareillages divers et la douleur chronique des problèmes orthopédiques, des difficultés à la marche, des séquelles d'accidents de la route.

Les escarres

On pourra prendre les traitements conseillés ci-après, associés aux autres soins, voire aux antibiotiques si besoin.

Tableau 15-72 : Traitements des escarres

Chez les personnes un peu fortes, avec sensation de brisure de la zone atteinte et tendance aux petits furoncles.	Arnica 5CH	3 granules par jour, par cures de 10 jours de temps à autre
Peau épaissie et sèche, ou cicatrice épaisse, s'infectant facilement avec tendance à un suintement comme du miel.	Graphites 5CH	3 granules matin et soir dans les périodes de suintement ou d'infection
Escarres à bords bleus ou noirs, très sensibles au contact.	Lachesis 7CH	3 granules par jour, pendant 8 à 10 jours
Chez les personnes très amaigries et déminéralisées. Sensation d'écharde et suppuration.	Silicea 5CH	3 granules par jour, par cures de 10 jours de temps à autre
Escarres au stade d'inflammation avec brûlure rongeante, besoin de frais, d'être découvert.	Sulfur 7CH	1 dose unique

Les soins locaux

On pourra utiliser quelques médicaments en alternative, toujours ou parfois, aux antiseptiques dans les situations chroniques où ils commencent à ne plus être supportés.

Tableau 15-73 : Quelques exemples de soins locaux

Antiseptique homéopathique à tout faire, bon cicatrisant.	Calendula	En TM, à utiliser localement avec une compresse, ou en pommade
Lorsque l'infection a tendance à s'installer, avec pus.	Echinacea	En TM, localement
Au stade d'abcès ou juste avant, aide le « mûrissement » et facilite la suppuration.	Myristica	En 3D localement et éventuellement 5 à 10 gouttes dans un peu d'eau matin et soir

Les douleurs chroniques

Les médicaments actuels, classiques, sont particulièrement performants et l'homéopathie ne prétend pas entrer en concurrence avec les morphiniques ou les morphinomimétiques (médicaments sans morphine ayant la même action).

Cependant, la prise régulière de quelques doses aura une action potentialisatrice et facilitatrice de ces antidouleurs pris au long cours.

Tableau 15-74 : Traitements des douleurs chroniques

Douleur surtout nocturne, tendance à la constipation liée aux antidouleurs.	Opium 15CH	1 dose tous les 15 jours, 3 ou 4 fois
Douleur brûlante ou électrique des névralgies.	Hypericum 15CH	1 dose tous les 15 jours, 3 ou 4 fois
Douleur avec raideur articulaire et dérouillage au mouvement de plus en plus long.	Rhus toxicodendron 9CH	1 dose par semaine
Pour optimiser l'action des médicaments antidouleurs, action sur le thalamus (centre de filtrage cérébral de la douleur).	Thalamus 7CH	1 dose par semaine

Troubles neurologiques

La neurologie est ce vaste domaine qui part du cerveau et dans lequel la part psychique peut jouer un rôle jusqu'aux nerfs proprement dit, en tant que tuyaux de l'information, dans lesquels le psychisme joue bien moins souvent.

Les tremblements

L'origine des tremblements est multiple. L'apport de l'homéopathie sera un complément très utile dans les tremblements liés à des maladies organiques, comme la maladie de Parkinson. Seul un traitement de fond personnalisé peut faire quelque chose.

Parfois, c'est l'alcool dont on a abusé ou les médicaments classiques contre l'angoisse et la dépression qui ont entraîné des tremblements qui ont eu tendance à s'installer. Mais le plus souvent, le tremblement est la manifestation extérieure de secousses intérieures où angoisse et mal de vivre tricotent un mauvais film. L'homéopathie sera alors le traitement clé.

Tableau 15-75 : Traitements des troubles neurologiques

Tremblement de partout à la moindre émotion. Sensation de faiblesse, de jambes coupées. Amélioration lors des mouvements.	Gelsemium 9CH	3 granules 1 à 3 fois par jour selon le besoin
Tremblement des mains et des pieds chez les gens que les bonnes nouvelles excitent et déstabilisent.	Coffea cruda 9CH	3 granules 1 à 3 fois par jour selon le besoin
Tremblement avec instabilité en position debout, aggravé lorsque « les choses n'avancent pas ».	Argentum nitricum 9CH	3 granules 1 à 3 fois par jour selon le besoin
Tremblements des paupières et des traits du visage, avec maladresse et aggravation en étant obligé de réfléchir…	Agaricus 9CH	3 granules 2 fois par jour selon le besoin
Tremblements brusques, par spasme, aux émotions, qui cessent en ayant l'attention attirée sur autre chose.	Ignatia 9CH	3 granules 1 à 3 fois par jour selon le besoin
Tremblements après avoir bu des boissons alcoolisées, après certains médicaments à visée nerveuse.	Zincum 7CH	3 granules 1 à 3 fois par jour selon le besoin

Les vertiges

Tableau 15-76 : Traitements des vertiges

Vertiges dès le matin, obligeant à rester totalement immobile et aggravés au moindre mouvement.	Bryonia 9CH	3 granules matin et soir selon le besoin
Vertiges en fermant les yeux, dans les endroits élevés, au milieu de la foule, avec sensation de défaillir.	Argentum nitricum 9CH	3 granules 1 à 3 fois par jour selon le besoin
Vertiges dans les transports, en voiture, en voyant des objets en mouvement, avec nausées et vertiges après avoir manqué de sommeil.	Cocculus 9CH	3 granules 1 à 3 fois par jour selon le besoin
Vertiges en haut d'un escalier ou dans un ascenseur qui descend, un avion qui atterrit.	Borax 9CH	3 granules 1 à 3 fois par jour selon le besoin
Vertiges aux mouvements de la tête, en se tournant dans le lit lorsqu'on est couché.	Conium 9CH	3 granules 1 à 3 fois par jour selon le besoin

Les malaises vagaux

Ils sont en recrudescence depuis quelques années. On peut distinguer les vrais malaises, avec perte de connaissance très brève, de toutes ces manifestations qui donnent l'impression que l'on va s'évanouir, que l'on va tomber, et qui sont très désagréables. Avec le temps, les personnes qui en sont atteintes finissent par savoir les « gérer » en se raisonnant. Lorsqu'on a eu de multiples fois la sensation qu'on allait tomber et qu'on n'est pas tombé, cela rend philosophe !

Tableau 15-77 : Traitements des malaises vagaux

Cas le plus fréquent, sensation de ne plus tenir debout, de devoir se tenir et de faiblesse des jambes. Surtout au contact de la foule, endroits élevés.	Argentum nitricum 15CH	3 granules 1 à 3 fois par jour selon le besoin
Sensation de malaise imminent si la personne est coincée et ne peut bouger, avec tremblements. Nette amélioration en bougeant, en marchant.	Gelsemium 9CH	3 granules 1 à 4 fois par jour selon le besoin
Malaise survenant subitement avec sensation de spasme au ventre. Surtout aggravation en y pensant.	Ignatia 9CH	3 granules 1 à 3 fois par jour selon le besoin
Malaise avec évanouissement, au contact du public, au cours d'un repas, avec palpitations.	Moschus 9CH	En prévention 1 dose par semaine *et* 1dose après le malaise chaque fois qu'il survient, pour éviter le suivant

L'allopathie et ses problèmes : l'homéopathie au secours des effets secondaires

Les médicaments classiques sont parfois nécessaires, parfois pas. Mais, assez souvent, ils ont leur lot d'effets indésirables. Chaque fois que l'on pourra, le plus simple est de cesser un traitement qui ne nous convient pas avec l'accord du médecin.

Parfois ce n'est pas possible ni facile. L'homéopathie peut donc soigner les effets secondaires d'un traitement terminé ou aider à supporter les effets secondaires d'un traitement que l'on ne peut arrêter.

Le drainage avant tout

La prise de médicaments, surtout en nombre et depuis longtemps, encrasse l'organisme et les organes d'élimination classiques (surtout foie et reins pour les médicaments).

Le drainage homéopathique aura une action vraiment salutaire dans les traitements prolongés. On peut se reporter au chapitre 4 sur le drainage.

On pourra aussi prendre régulièrement, par périodes de 10 à 20 jours, le traitement suivant :

- Carduus marianus ;

  Taraxacum ;

  Berberis ;

  Aloe aa 6DH, 20 gouttes matin et soir dans un peu d'eau ;
- Ribes nigrum B 1D MG, 50 gouttes avant dîner ;
- Arsenicum album 4CH ;
- Nux vomica 4CH, 3 granules le soir au coucher, en alternance, un soir arsenic, un soir Nux.

Les allergies

Il faut toujours signaler au médecin une réaction d'allergie à la peau après un médicament du fait du risque d'accident plus grave (œdème de Quincke, choc anaphylactique).

Pour effacer l'allergie à la peau, on peut suivre les traitements indiqués dans le tableau ci-dessous.

Tableau 15-78 : Traitements des allergies		
Démangeaisons avec œdème. Amélioration au froid.	Apis 9CH	3 granules toutes les 2 heures
Démangeaisons et sensation de brûlure avec besoin de chaleur.	Rhus toxicodendron 5CH	3 granules toutes les heures

Les troubles digestifs

Il s'agit bien sûr et surtout des brûlures d'estomac liées aux anti-inflammatoires ou à tout autre médicament mais aussi aux diarrhées et à la constipation que peuvent entraîner certains médicaments.

Tableau 15-79 : Traitements des troubles digestifs

Brûlures d'estomac	Sulfuric acidum 4CH Nux vomica 5CH	3 granules de l'un puis, 1 heure plus tard, 3 granules de l'autre, matin, midi et soir
Diarrhées	China 4CH Aloe 4CH	3 granules de l'un, puis 1 heure plus tard, 3 granules de l'autre, matin, midi et soir
Constipation	Opium 9CH Alumina 4CH	3 granules de l'un puis, 1 heure plus tard, 3 granules de l'autre, matin, midi et soir

Les sécheresses

Certains médicaments entraînent une sécheresse de la bouche, des yeux, des muqueuses gynécologiques. On peut y remédier totalement ou partiellement en prenant par cure de 10 jours :

- Belladonna 7CH, 3 granules le matin ;
- Nux moschata 5CH, 3 granules le soir.

Plus aucun médicament ne marche…

Après avoir beaucoup utilisé les thérapeutiques classiques, il peut arriver que l'on soit au bout d'une impasse, parce que les médicaments ne font plus effet ou, au contraire (et ce qui revient au même), parce chaque médicament donne une réaction excessive.

Tableau 15-80 : Traitements « de la dernière chance »

Absence de réaction aux médicaments pourtant utiles (allopathiques comme homéopathiques).	Psorinum 7CH	1 dose, 2 fois à 1 semaine d'intervalle
Réaction d'hypersensibilité à tous les médicaments.	Teucrium marum 4CH	3 granules matin et soir, pendant 8 jours

Chapitre 16

L'homéopathie vétérinaire

Dans ce chapitre :

- Découvrir l'homéopathie vétérinaire
- Connaître les médicaments homéopathiques efficaces pour les chiens et chats

Soigner les animaux par homéopathie est non seulement possible mais aussi très fréquent.

Les animaux sont là pour nous montrer que l'effet placebo n'a rien à voir dans l'action de l'homéopathie. Si le chien et le chat ont envie de nous faire plaisir en guérissant, on ne peut pas conclure à un effet placebo lorsque l'on soigne des lots de 10 000 ou 15 000 poulets en mélangeant le médicament à l'eau des bacs ou en arrosant la nourriture !

Et pourtant, cela fonctionne remarquablement bien. Nous mangeons tous les jours sans le savoir la chair d'animaux qui ont été soignés par homéopathie. Dans le cadre de l'agriculture raisonnée et des produits au label « bio » et même « Label rouge », il est fréquent que l'on soigne ainsi les bêtes pour éviter d'avoir recours aux antibiotiques.

Il est intéressant de constater que, si l'homéopathie divise le corps médical, elle ne pose pas le même problème chez les vétérinaires. Nos confrères vétérinaires sont des scientifiques pragmatiques bien moins dogmatiques que leurs cousins médecins ! Ils regardent et constatent. Bon nombre de vétérinaires affichent clairement une orientation homéopathique, mais la plupart utilisent l'homéopathie dans leur pratique en plus des autres traitements.

Les vétos moins « bouchés » que les médecins

Dans la pratique de l'art vétérinaire en milieu rural, le recours aux granules peut être multiple. On pourrait citer un mélange à base de trois médicaments (actea racemosa, cantharis et aletris farinosa) qui a un effet spectaculaire pour aider la mise bas des bovins mais aussi des chiens et des chats.

Les agriculteurs l'utilisent régulièrement, sans attendre le vétérinaire d'ailleurs.

La pratique urbaine des vétérinaires, davantage axée sur les chiens et les chats (parfois les canaris et les poissons rouges !), utilise également très fortement l'homéopathie.

À RETENIR

De nombreux petits guides existent, qui permettent une certaine automédication pour nos petits amis.

En pratique, mieux vaut donner de l'homéopathie à un chien. Celui-ci, une fois qu'il a identifié le goût sucré des granules, remuera la queue en vous voyant sortir le tube… qu'il conviendra de bien cacher après.

Les chats, en revanche, posent un problème car ils n'aiment pas le sucre et, même si les granules sont mélangés dans la nourriture, ils sont capables de tout manger et de vous laisser les granules bien propres au fond de la gamelle ! On peut les leur mettre dans la gueule en leur tenant la mâchoire. Tout est question de douceur et de savoir-faire, mais attention aux coups de griffe !

Reconnaître les signes des médicaments chez les animaux

Nous avons vu que les signes des médicaments homéopathiques étaient établis par expérimentation sur l'homme sain (pathogénésie). D'autre part, nous avons vu aussi que les signes psychiques et comportementaux avaient une place importante dans un traitement de fond.

Comment faire alors pour déterminer le bon médicament chez une vache, un chien, un chat ?

Tout est affaire d'adaptation et d'observation. Les vétérinaires homéopathes adaptent les symptômes et observent beaucoup.

Les animaux ne sont peut-être pas des êtres de raison, mais ce sont des êtres sensibles. Les signes émotionnels de nos grands médicaments peuvent, avec un peu d'habitude et de savoir-faire, se retrouver chez les animaux ruraux comme chez les animaux de compagnie.

TÉMOIGNAGE

Valentine et Socrate

Valentine est une vache qui jusque-là ne posait pas de problème à son propriétaire. Son cas fut présenté lors d'un congrès d'homéopathie vétérinaire auquel nous assistions. Depuis plusieurs jours, elle ne s'alimentait ni ne buvait et semblait totalement abattue. Les urines rares et le comportement comateux, des mouvements anormaux des pattes et de la tête conduisaient à un probable diagnostic grave d'hémorragie méningée ou en tout cas de problème au niveau du système nerveux central, avec nécessité d'abattre ce pauvre animal.

Valentine, au dire de son vétérinaire, avait « l'air stupide », avec la langue pendante sur le côté et un regard qui inspirait une infinie tristesse.

Nous fûmes fiers, en tant que « non-véto » invité à ce congrès, de reconnaître le bon médicament qui a sauvé Valentine et a amené la guérison : helleborus, l'hellébore noir ou rose de Noël.

Socrate, lui, est un épagneul qui a une histoire de souffrance. Maltraité et abandonné, puis adopté par une famille qui lui donne tout son amour, il reste craintif, toujours à l'écart et il ne grossit pas. Entre autres signes, le fait qu'il s'arrête d'uriner si on le regarde conduira au bon médicament : natrum muriaticum. Socrate saura retrouver la confiance et s'épanouira alors correctement dans sa nouvelle vie.

Le cas de Socrate montre qu'un symptôme très banal (il ne supporte pas qu'on le regarde lorsqu'il urine), correspondant à pratiquement 100 % de la population humaine adulte, prend toute sa valeur appliqué à un animal qui a la réputation de ne pas être gêné pour si peu.

Trousse à pharmacie homéopathique pour chiens et chats

Soigner les chiens

- **Arnica 9CH :** Coups et traumatismes chez les chiens un peu fous, 4 granules 3 fois par jour.
- **Arnica 30CH :** Traumatismes des chiens battus récupérés par de nouveaux maîtres, pour effacer les vieilles émotions, 4 granules 3 fois par semaine, pendant 1 à 2 mois.
- **Calendula TM :** Pour toutes les blessures, les petites plaies, en compresses locales.
- **Cantharis 9CH :** Excitation sexuelle chez les mâles, 4 granules 3 fois par jour.
- **Gelsemium 9CH :** Peur précédant un événement ou une sortie, 4 granules 1 à 3 fois par jour.
- **Phytolacca 7CH :** Infections des mamelles, lors de la lactation, 4 granules 3 fois par jour.
- **Rhus tox 5CH et Berberis 5CH :** Rhumatismes chez les vieux chiens, arrière-train engourdi, 4 granules de chaque, 3 fois par jour.

Soigner les chats

- **Belladonna 9CH :** Agressivité qui s'aggrave la nuit, sans raison, 2 granules en soirée, par cure de 10 jours.
- **Bufo rana 7CH :** Période d'excitation sexuelle chez le chat mâle, pour calmer les ardeurs, 2 granules matin et soir.
- **Calendula TM :** Pour toutes les blessures, les petites plaies, en compresses locales.
- **Cocculus 5CH :** Malaises en voiture, 2 granules toutes les heures durant le voyage.
- **Hyosciamus 9CH :** Jalousie agressive à l'arrivée d'un intrus, autre chat, nouveau-né dans la famille, 2 granules par jour, 15 jours.
- **Murex 5CH :** Période de chaleur chez la chatte, pour calmer, 2 granules matin et soir.
- **Podophyllum 5CH :** Diarrhée par trop de nourriture et surtout par le lait, 2 granules 3 fois par jour, 2 à 3 jours.

Cinquième partie

Dictionnaire des médicaments

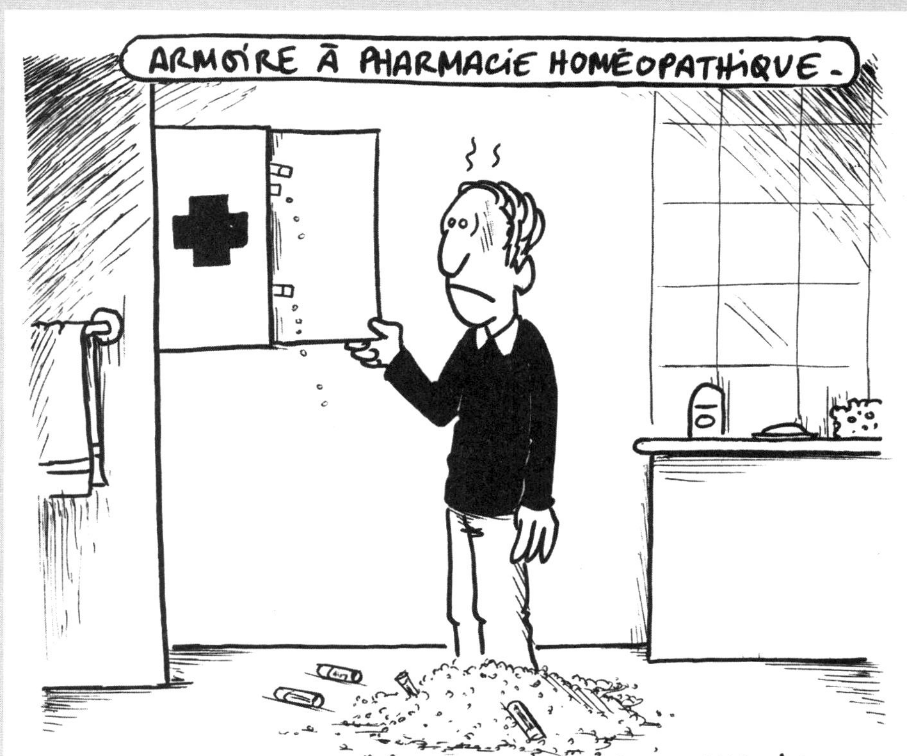

Dans cette partie...

Vous trouverez ici ce qui fait la base de cette thérapeutique merveilleuse : les médicaments et leurs signes. Dans ce véritable dictionnaire des médicaments, 200 des médicaments homéopathiques les plus courants seront expliqués dans leurs grandes lignes. Quelle est leur souche et quelle est leur caractéristique principale ? À quoi servent-ils et quel est leur tableau général ? Dans quels cas peut-on les utiliser ?

Chaque médicament est exposé ici selon le plan suivant : une première partie intitulée : « ***La souche*** », qui décrit à partir de quelle substance – animale, végétale, minérale ou biologique – est préparé le médicament.

Puis, la rubrique « ***En bref*** » dresse en quelques mots le « génie » du médicament, qui en fait comprendre l'essentiel.

La partie intitulée « ***Soigner qui ?*** » définit le psychisme général du médicament, c'est-à-dire qu'à la fois il sera particulièrement indiqué chez les gens qui ressemblent à ce portrait et contribuera à atténuer ces traits lorsqu'ils sont excessifs. Certains médicaments ne possèdent pas cette rubrique car peu de signes mentaux significatifs lui correspondent.

La partie « ***Soigner quoi ?*** » donne les signes principaux du médicament, permettant de comprendre ce qui pourra être soigné grâce à lui.

La partie « ***Symbolique du médicament*** » est une vision « poétique » du médicament destinée à mieux en retenir les traits. À ne pas prendre de manière mystique ou au premier degré ! Cette rubrique sera absente pour certains médicaments qui n'ont pas de symbolique particulière.

Enfin, des « ***Exemples d'utilisation*** » expliquent de manière pratique comment et dans quelles circonstances on peut utiliser le médicament en question.

Aconit napellus

La souche

Végétale (aconit, ou casque de Jupiter)

L'aconit (famille des renonculacées) est bien connue pour être une des plantes les plus toxiques qui soient. Véritable poison, c'est son utilisation homéopathique qui va déployer sa capacité à guérir. Grande plante formant de belles fleurs bleues en forme de casque, que l'on utilise tout entière, y compris la racine en forme de gros navet. L'aconitine est l'alcaloïde principal de la plante responsable de sa grande toxicité.

En bref

Action sur toutes les manifestations à début brutal comportant une congestion des artères ou un accès d'angoisse, des névralgies, de la fièvre, apparues après du froid sec. Médicament d'états aigus et récents surtout.

Soigner qui ?

- Un angoissé extrême avec sensation de mort imminente, attaques de panique avec oppression au thorax, surtout la nuit vers minuit.
- Tempérament coléreux et irritable, surtout dans la foule.
- Peur de la mort et de la nuit, peur de l'obscurité.
- Intolérance au bruit en général et à la musique en particulier.

Soigner quoi ?

- Fièvre élevée et brutale dans toutes les maladies infectieuses à leur début, avec peau brûlante et sèche. Pâlit en s'asseyant.
- Névralgies faciales, névralgies cervico-brachiales ou sciatiques à leur début, après exposition au froid sec, avec douleur intense et sensation de fourmillement.
- Hypertension artérielle chez un anxieux stressé.
- Palpitations avec anxiété.
- Toutes les manifestations s'accompagnent d'anxiété avec crainte de la mort. Se croit perdu à court terme.
- Aggravation à minuit et par le froid sec.
- Amélioration par la transpiration durant la fièvre.

Symbolique du médicament

C'est la mort dans son urgence et son imminence qui domine le tableau de cette plante toxique et mortelle. Le sujet aconit ne veut pas que cela soit son tour ! Il refuse d'être en première ligne de la grande faucheuse. De la même manière, il supporte mal d'être dans la foule, dans le noir, dans toutes ces circonstances où il se sent exposé au pire : la mort brutale.

Exemples d'utilisation

- Fièvre au-dessus de 39 °C dans les grippes, bronchites, rhino-pharyngites, otites, apparue brutalement. 5CH, 3 granules toutes les heures, puis espacer.
- Toutes les névralgies au début. Il permet de casser la crise. 9CH, 1 dose, puis 3 granules 3 fois par jour.
- Hypertension artérielle, seule ou en complément des médicaments classiques, palpitations. 15CH, 1 dose hebdomadaire ou bihebdomadaire (sous contrôle du médecin).

- Les états anxieux, les attaques de panique 9 ou 15CH, 3 granules 2 à 3 fois par jour.

Actea Racemosa

La souche

Végétale (l'actée à grappe), synonyme : cimicifuga

Plante peu toxique de la famille des renonculacées. On utilise les racines et on trouve dans les principes actifs une molécule proche des œstrogènes, ce qui explique son action très gynécologique.

En bref

Médicament plutôt féminin. Action sur les troubles du cycle qui se manifestent par des douleurs, des hémorragies, mais aussi des migraines, et des maux de tête liés aux cervicales.

Les symptômes apparaissent surtout au moment des règles, le premier jour puis augmentent en fonction de l'importance du flux.

Soigner qui ?

- Une personnalité hypersensible et agitée. Le psychisme est dépendant à l'extrême des flux d'hormones. Tout s'aggrave au début et durant les règles.
- Personnalité très bavarde, hyperloquace, tendance à la jalousie et à la méfiance.
- Peur de devenir folle par fuite des idées. D'ailleurs, les propos sont souvent décousus, entrecoupés de pleurs ou de changements d'humeur (femme « enfant »).

Soigner quoi ?

- Mal de tête, sensation d'avoir la tête dans un nuage, maximum le premier jour des règles.
- Douleurs des cervicales et du haut des dorsales par contraction musculaire liée au stress. Ces douleurs peuvent irradier vers le haut et donner des maux de tête jusqu'aux yeux.
- Les vertèbres cervicales et dorsales sont très sensibles au toucher.

- Terrain spasmophile ; spasmes musculaires et douleurs (chez les deux sexes).
- Règles abondantes, souvent en avance, très douloureuses, proportionnellement à l'abondance.
- Douleurs lors de l'ovulation ; tendance aux kystes fonctionnels des ovaires.
- Difficultés lors du travail et l'accouchement avec col spasmé, avec beaucoup de douleurs.

Symbolique du médicament

- Le sexe et les hormones l'ont rendu folle !
- Toute la vie est dominée et perturbée par les hormones chez Actea racemosa.
- Ce déséquilibre contracte tout et empêche de vivre et de penser. La tête est dans un nuage et elle est la première victime d'une confusion mentale intense qui se manifeste par sa difficulté à communiquer de façon cohérente ce qu'elle ressent.
- Sa sexualité perturbée par le déséquilibre hormonal, un amour déçu qui l'a blessée profondément ont troublé de façon durable sa capacité à réfléchir et communiquer.

Exemples d'utilisation

- Maux de tête au moment des règles : 7CH, 3 granules matin et soir.
- Règles abondantes et très douloureuses : 5CH, 3 granules 3 fois par jour.
- Spasmes musculaires, douleurs des cervicales et des dorsales : 7CH, 3 granules le matin, par cures de 2 semaines.
- Dans la salle de travail, pour les douleurs (avec l'accord de la ou du sage-femme) : 5CH, 3 granules toutes les heures.

Aesculus hippocastanum

La souche

Végétale (le marron d'Inde)

C'est le marron lui-même qui est utilisé. Il contient surtout des flavonoïdes qui sont des antioxydants puissants bien connus de la paroi veineuse. Le marron d'Inde est à la base d'un grand nombre de médicaments classiques pour la circulation veineuse.

En bref

Action sur la circulation veineuse et sur les hémorroïdes. Action également sur les douleurs de la région lombosacrée.

Soigner qui ?

Personnalité peu marquée : tristesse et inappétence pour le travail.

Soigner quoi ?

- Sensation de lourdeur et de plénitude dans les jambes liée à des varices pesantes.
- Hémorroïdes peu saignantes avec sensation de piqûre (comme si la bogue du marron était localisée à cet endroit).
- Mal de gorge qui alterne avec les problèmes d'hémorroïdes.
- Sensation de congestion du foie.
- Sensation de congestion et de douleurs des articulations sacro-iliaques (le bassin), les lombaires, le sacrum, avec aggravation debout, en marchant et en se penchant en avant.
- Aggravation par la chaleur.
- Amélioration par le froid, les bains froids et le saignement.

Exemples d'utilisation

- Jambes lourdes et varices : 5CH, 3 granules matin et soir.
- Hémorroïdes : 5CH, 3 granules toutes les heures jusqu'à amélioration.

Aethusa cynapium

La souche

Végétale (la petite ciguë)

Cette plante herbacée de la famille des ombellifères est parfois confondue avec le persil, d'où son autre nom de « faux persil ». La plante entière est utilisée.

En bref

Action sur les rejets et vomissements du nourrisson et pour la préparation aux examens chez les étudiants.

Soigner qui ?

Personne aux émotions non exprimées mais intenses. Désir de compagnie mais plaisir à être seul et dialogue solitaire à haute voix.

Soigner quoi ?

- Intolérance au lait artificiel comme maternel.
- Vomissements immédiats ou plus tardifs en gros caillots.
- Refus de boire, l'enfant semble gavé.
- Gastro-entérite avec vomissements et diarrhées par temps chaud ou à cause d'une poussée dentaire.
- Migraines chez les étudiants qui n'en peuvent plus.
- Mauvaise concentration et mémoire faible lors de la préparation des examens, saturation de la mémoire.

Symbolique du médicament

La personnalité d'Aethusa cynapium est le gavage. Qu'il s'agisse d'un bébé auquel sa mère donne trop à boire ou d'un étudiant qui sature, il y a un trop-plein physique comme symbolique ; incompréhension et mauvaise communication entre celui qui donne (la mère, le professeur) et celui qui reçoit (le bébé ou l'écolier, l'étudiant).

Exemples d'utilisation

- Gastro-entérites : 4CH, 3 granules 3 fois par jour.
- Vomissements du lait du nourrisson : 9CH, 2 granules dans le biberon ou dans la bouche 3 fois par jour.
- Préparation « dopage » aux examens : 15CH, 1 dose par semaine, 1 à 3 mois avant.

Agaricus

La souche

Végétale (l'amanite tue-mouche ou fausse oronge)

C'est le champignon des bandes dessinées avec son chapeau rouge et ses taches blanches. Le champignon entier est utilisé, qui contient de nombreuses substances toxiques dont certaines proches de l'atropine (comme belladonna) et d'autres proches du curare.

En bref

Agaricus correspond aux tics et aux spasmes et agit aussi sur les troubles de la circulation.

Soigner qui ?

- Un anxieux au sujet de sa santé.
- Peur de la mort.
- Grande faiblesse nerveuse avec irritabilité et mauvais comportement.

Soigner quoi ?

- Troubles nerveux, surtout tics et spasmes de la tête.
- Torticolis avec douleurs du dos et sensation de glace dans le dos.
- Douleurs et raideurs de toute la colonne vertébrale.
- Retard mental et faiblesse.
- Troubles circulatoires des extrémités (syndrome de Raynaud, engelures) avec sensation d'aiguilles de glace et fortes démangeaisons.
- Acné aggravée par le froid.
- Tous les symptômes apparaissent et sont aggravés par le froid.

Symbolique du médicament

Avec agaricus, tout se passe comme si le froid de la mort et la raideur du cadavre avaient déjà envahi le corps, comme empoisonné par ce champignon toxique. La peur du cancer, et pour sa santé en général, est immense.

Exemples d'utilisation

- Tics et spasmes : 9CH, 3 granules tous les matins.
- Torticolis et raideurs du dos : 5CH, 3 granules toutes les 2 heures en période douloureuse.
- Engelures, syndrome de Raynaud : 9CH, 1 dose par semaine.

Agnus castus

La souche

Végétale (le gattilier)

Ce gattilier ou poivre des moines doit son nom à ses propriétés apaisantes sur la libido. Il est la déformation de « agneau chaste ». Autrefois, on en faisait des haies autour des monastères et des couvents et les Athéniennes en répandaient sur leurs draps pour préserver leur virginité.

En bref

Action sur la dépression touchant de plein fouet la libido et sur l'impuissance.

Soigner qui ?

- Personne souffrant d'absence de désir après des abus sexuels.
- Dépression avec dévalorisation profonde.
- Sentiment d'avoir trop abusé et d'avoir brûlé ses cartouches.

Soigner quoi ?

- Sensation de froid aux genoux.
- Fatigue, anémie.
- Tendance aux entorses.

Symbolique du médicament

La jeunesse trop vite brûlée. Cet agneau-là ne fut pas très chaste et a abusé de tous les plaisirs de la vie. Il est symboliquement épuisé et vidé.

Exemples d'utilisation

- Dépression avec libido atteinte : 15CH, 1 dose par semaine.
- Impuissance : 9CH, 3 granules tous les soirs.

Allium ceppa

La souche

Végétale (l'oignon)

Le simple épluchage d'un oignon donne une idée précise des signes de ce médicament. Le bulbe est utilisé.

En bref

Action sur la rhinite saisonnière (rhume des foins) irritant le bord des narines et sur les allergies touchant les yeux ou les oreilles, sans irritation.

Soigner quoi ?

- Rhume avec éternuements et écoulement comme de l'eau irritant le bord des narines.
- Allergie aux yeux avec larmoiement non irritant.
- Rhume allergique se propageant aux oreilles, au larynx et descendant sur les bronches avec toux.
- Coliques avec gaz fétides.
- Névralgies avec douleurs suivant un trajet filiforme.
- Douleurs des moignons ou des plaies.
- Aggravation au printemps et au début de l'été (pollens).
- Aggravation au froid humide de l'hiver.

Symbolique du médicament

Comme l'oignon permet à la plante entière de jaillir du sol au printemps, tout se passe comme si le printemps faisait jaillir de même une énergie enfouie sur le nez, les sinus et les yeux.

Exemples d'utilisation

- Rhume des foins : 5CH, 3 granules 3 ou 4 fois par jour au moment des symptômes.
- Colite et colique spasmodique après abus alimentaires ou crudités mal supportées : 4CH, 3 granules après les repas.

Aloe

La souche

Végétale (l'aloès)

Cet arbre à feuilles épineuses est bien connu et très utilisé en phytothérapie et en cosmétique. Son utilisation homéopathique concerne surtout l'intestin.

En bref

Action sur les troubles intestinaux, diarrhées et flatulences.

Soigner qui ?

Personne à l'appétit dévorant avec mollesse intellectuelle et paresse.

Soigner quoi ?

- Les selles sont urgentes, voire involontaires et liquides.
- Diarrhées accompagnées de gaz, en jets.
- Hémorroïdes.
- Gaz très fétides et très brûlants.
- Abdomen gonflé, ballonné.
- Maux de tête qui alternent avec les diarrhées.
- Incontinence des selles avec gaz aggravée en marchant.
- Aggravation par la bière.
- Aggravation par les médicaments censés apaiser (effets paradoxaux).

Symbolique du médicament

L'être humain est ravalé au rang de son intestin. À force d'avoir abusé de la nourriture, il est devenu de plus en plus ventre et de moins en moins cerveau.

Exemples d'utilisation

- Diarrhées en jets lors d'une gastro chez un gros mangeur : 4CH, 3 granules toutes les heures jusqu'à amélioration.
- Colite chronique chez un gros mangeur : 7CH, 3 granules tous les jours durant 15 à 20 jours.
- Incontinence des selles aggravée par tout mouvement : 9CH, 1 dose par semaine, durant 1 ou 2 mois.

Alumina

La souche

Minérale (l'alumine)

Cet oxyde d'aluminium a pour formule Al_2O_3 et est la forme d'aluminium naturel obtenu à partir du minerai : la bauxite. Il est toxique pour le système nerveux, comme d'autres sels d'aluminium présents dans des médicaments ou vaccins.

En bref

Action sur la lenteur intellectuelle et fatigue, les paralysies, la constipation et la sécheresse de la peau.

Soigner qui ?

- Tout se passe chez cette personne comme si le cerveau était intoxiqué et ralenti à l'extrême.
- Ralentissement progressif de la pensée.
- États de confusion mentale, de vieillissement cérébral.
- Peur d'être fou/folle.
- Lenteur de la pensée et mémoire très perturbée, perte de son identité.
- Phobie des couteaux et du sang.

Soigner quoi ?

- Fatigue et tendance à la paralysie progressive.
- Lenteur des gestes, marche à petits pas.
- Déshydratation des vieillards, minces, ridés.
- Constipation par paresse de l'intestin, avec mal de tête.
- Difficultés pour avaler comme si l'œsophage était sec.
- Peau sèche, surtout l'hiver.
- Aggravation le matin et par les pommes de terre.

Symbolique du médicament

Tout se passe chez alumina comme si un frein inexorable avait frappé le cerveau. La lenteur puis la paralysie lui font perdre jusqu'à sa propre identité.

Exemples d'utilisation

- Constipation passagère chez une personne âgée : 4CH, 3 granules matin et soir durant quelques jours.
- Dans les troubles du sujet âgé tels que Parkinson, Alzheimer, etc. : alumina (sans faire de miracle) sera fort utile : 15CH, 1 dose par semaine.

Ambra grisea

La souche

Animale (l'ambre gris)

L'ambre gris est une substance très utilisée en parfumerie, pas toujours de couleur grise d'ailleurs, qui provient des intestins du cachalot. Il s'agit d'une concrétion de ses excréments qui est retrouvée flottant à la surface des mers ou échouée sur les plages.

En bref

Action sur les troubles variés, surtout digestifs et gynécologiques, liés à une sensibilité émotionnelle trop forte.

Soigner qui ?

- Un hypersensible fragile et vulnérable aux émotions.
- Très forte sensibilité aux ambiances, dans les groupes, dans le travail.
- Dépression et désir de fuir les gens.

Soigner quoi ?

- Insomnie avec somnolence en début de soirée, devant la télé et insomnie dès que la personne se couche.
- Règles en avance ou déréglées à la moindre émotion.
- Constipation en voyage, ou dès que la personne n'est pas chez elle, y compris chez elle si elle n'est pas seule à la maison !

Symbolique du médicament

Empoisonné par ses émotions et son ressenti.

Exemples d'utilisation

- Constipation en voyage : ambra grisea 9CH, 3 granules matin et soir.
- Mauvaise ambiance au travail, hypersensibilité aux disputes, aux conflits : 15CH, 1 dose hebdomadaire.

Ammonium carbonicum

La souche

Minérale (le carbonate d'ammonium)

En bref

Action sur le rhume très sec, les bronchites, bronchiolites du nourrisson, asthme et sur les états somnolents.

Soigner qui ?

Personnalités avec faiblesse des réactions, lenteur de la pensée.

Soigner quoi ?

- Rhumes avec sécheresse des muqueuses surtout la nuit, aggravés dans une pièce chaude.
- Bronchites et bronchiolites des nourrissons et personnes avec poids au-dessus de la norme.
- Asthme avec sécrétions abondantes, difficulté à cracher, besoin d'air frais.
- Toux de 2 à 5 heures du matin.
- Tendance à somnoler toute la journée.
- Amélioration de tous les signes par l'air frais.
- Aggravation la nuit.

Exemples d'utilisation

- Bronchiolite du nourrisson (avec le suivi médical) : 5CH, 2 granules toutes les heures.
- Somnolence le jour chez les obèses : 9CH, 3 granules le matin.
- Rhume très sec : 4CH, 3 granules 3 fois par jour.

Ammonium muriaticum

La souche

Minérale (le chlorure d'ammonium de formule NH_4Cl)

En bref

Action sur le lumbago et sciatiques aggravés assis, sur la constipation avec gaz et sur les infections respiratoires avec sécrétions abondantes et irritantes.

Soigner quoi ?

- Correspond à des personnes plutôt fortes.
- Lombalgies et sciatiques très aggravées assis, allant mieux en marchant ou totalement allongé.

- Sensations douloureuses de raccourcissement des muscles et des tendons.
- Selles dures et sèches avec gaz s'émiettant au bord de l'anus.
- Rhume avec nez bouché et écoulement irritant.
- Bronchites et trachéites avec toux sèche, crachats collants et irritants.

Exemples d'utilisation

- Constipation passagère de selles sèches dures avec gaz : 4CH, 3 granules matin et soir.
- Sciatique aggravée assis : 9CH, 3 granules 3 fois par jour.

Anacardium orientale

La souche

Végétale (la fève de Malacca)

Fruit d'un arbre tropical de la même famille que la noix de cajou.

En bref

Action sur des symptômes variés, tous améliorés en mangeant.

Soigner qui ?

- Étudiants avec saturation intellectuelle, sensation que plus rien ne rentre dans la mémoire.
- Fatigue et dépression avec perte de confiance.
- Irritabilité avec impulsions à proférer des grossièretés.
- Indécision maladive, oscille sans cesse entre deux opposés.
- Parfois symptômes délirants, paranoïa, perception de « voix ».

Soigner quoi ?

- Douleurs de l'estomac et des intestins lorsque l'estomac est vide.
- Douleurs autour du nombril, douleurs anales avec constipation.

- Maux de tête avec sensation d'un lien serré autour de la tête, aggravé par le travail intellectuel.
- Éruptions sous formes de vésicules avec fortes démangeaisons améliorées en mangeant (herpès, varicelle, zona, eczéma bulleux).
- Tous les symptômes sont aggravés à jeun et améliorés en mangeant.
- Tous les symptômes sont aggravés par le travail intellectuel.

Symbolique du médicament

Anacardium est prêt à exploser. Plus rien d'intellectuel ne rentre dans cette tête et c'est la colère et la violence verbale qui jaillissent. En revanche, la nourriture physique l'améliore toujours. Contradiction et indécision, bien et mal coexistent chez cet enfant ou adolescent torturé.

Exemples d'utilisation

- Tendance dépressive diminuée en mangeant : 9CH, 3 granules tous les matins.
- Saturation intellectuelle avant les examens avec violence verbale et changement du caractère : 15CH, 1 dose par semaine.

Antimonium crudum

La souche

Minérale (le trisulfure d'antimoine)

Poudre noire de formule Sb_2S_3.

En bref

Action sur les troubles digestifs chez les gros mangeurs, sur les maladies suintantes de la peau. Aggravation et horreur des bains froids.

Soigner qui ?

- Un gros glouton d'humeur bougonne.
- Sentimental exalté particulièrement au clair de lune.
- Tendance à bouder et à ne pas vouloir parler.
- Crainte d'être touché.

Soigner quoi ?

- Vomissements avec éructations ayant le goût des aliments.
- Diarrhées et alternance constipation et diarrhées.
- Somnolence après un repas toujours trop copieux.
- Langue blanche laiteuse.
- Tendance à abuser de la charcuterie et d'aliments ou boissons acides ; aliments de qualité médiocre.
- Impétigo, eczéma infecté et donc suintant.
- Verrues plantaires.
- Tendance à l'épaississement corné de la peau, callosités.
- Aggravation de tous les signes par les bains froids, les contacts avec l'eau froide (enfants ayant horreur de se laver).

Symbolique du médicament

N'accepte le contact que par la nourriture qu'il engloutit. Ne supporte ni qu'on lui parle, ni qu'on le touche, pas même l'eau.

Exemples d'utilisation

- Verrues plantaires chez un enfant plutôt glouton : 5CH, 3 granules tous les jours.
- Troubles digestifs après avoir trop mangé : 7CH, 3 granules toutes les heures.

Antimonium tartaricum

La souche

Minérale (l'antimoniotartrate acide de potassium ou émétique)

En bref

Action sur l'asthme ou bronchite avec envahissement de mucus difficile à expulser.

Soigner quoi ?

- Crise d'asthme surtout la nuit.
- Bronchite ou bronchiolite avec beaucoup de sécrétions.
- Gêne respiratoire avec grande difficulté pour expectorer, battements des ailes du nez.
- Gros râles respiratoires audibles par les autres.
- Nausées et vomissements.
- Aggravation dans une chambre chaude et amélioration en position assise et en arrivant à expectorer.

Exemples d'utilisation

- Bronchiolite du nourrisson (en accord avec le médecin) : 5CH, 2 granules toutes les heures.
- Bronchite chronique chez la personne âgée ou le vieux fumeur : 9CH, 3 granules tous les 2 jours.

Apis mellifica

La souche

Animale (l'abeille)

C'est l'abeille entière et vivante qui est utilisée pour la préparation du médicament.

En bref

Action sur tous les symptômes qui ressemblent à une piqûre d'abeille avec œdème, inflammation et démangeaison.

Soigner quoi ?

- Au niveau de la peau, urticaires ou suite de piqûres d'insectes avec œdème rosé et prurigineux, avec sensation de meurtrissure de la région atteinte, et très nette amélioration par le froid et aggravation par la chaleur.
- Au niveau ORL, les angines, les rhino-pharyngites ou otites avec inflammation et œdème améliorées par le froid.

- Au niveau des yeux, conjonctivites avec œdème et besoin d'applications froides.
- Au niveau des articulations, crises d'arthrite avec articulation très gonflée, œdématiée, besoin de froid.
- Grippe, fièvre avec absence de soif malgré la fièvre.
- Symptômes s'accompagnant de la diminution très nette de la quantité d'urine.

Exemples d'utilisation

- Crise d'arthrose du genou ou de l'épaule avec œdème : 5CH, 3 granules toutes les heures.
- Angine avec gorge gonflée et amélioration nette par des boissons très froides : 5CH, 3 granules toutes les heures.
- Urticaire de contact avec œdème et aggravation par la chaleur : 9CH, 3 granules toutes les demi-heures ou toutes les heures jusqu'à amélioration.

Argentum nitricum

La souche

Minérale (le nitrate d'argent de formule $AgNO_3$)

Il était autrefois beaucoup utilisé pour résorber les plaies débordantes (crayons au nitrate d'argent).

En bref

Action sur les états d'anxiété et de stress avec précipitation extrême, sur les vertiges et l'anxiété pour les endroits élevés, sur la diarrhée liée à l'émotion et au stress et sur les douleurs gastriques et troubles digestifs aggravés par le sucre.

Soigner qui ?

- Un tempérament anxieux et précipité ; le temps semble passer trop lentement ; les choses doivent être terminées avant d'être commencées.
- Anxiété liée au futur, aux épreuves et examens.
- Agoraphobie et peur de la foule (d'être seul aussi).

- Peur de se cogner aux angles, des rues, des murs.
- Peur des endroits élevés (ponts, avions).

Soigner quoi ?

- Tremblements liés au trac et même bégaiement car veut tout dire trop vite.
- Mal de tête amélioré par un bandeau.
- Langue abîmée et ulcérée.
- Troubles de la digestion du fait de manger trop vite.
- Brûlures gastriques et diarrhées aggravées par le sucre et les aliments sucrés.
- Désir de sucre et de sucreries (malgré l'aggravation).

Symbolique du médicament

Argentum a un problème avec le temps. Le présent lui donne le vertige et le futur est angoissant. Sa faiblesse mentale l'empêche de se réfugier dans le passé ; il peut juste s'agiter et accélérer autant qu'il peut. C'est un médicament qui ressemble à notre époque.

Exemples d'utilisation

- Trac d'anticipation : 9CH, 3 granules tous les matins, par cures de 20 jours.
- Phobie de l'avion (à cause du vide et de la hauteur) : 15CH, 3 granules toutes les heures depuis la salle d'embarquement jusqu'à l'arrivée.
- Désir de sucreries incontrôlable qui entraîne des diarrhées : 9CH, 3 granules vers 17 heures.

Arnica

La souche

Végétale (l'arnica des montagnes)

C'est la plante entière fleurie qui est utilisée.

En bref

Probablement la souche la plus célèbre de tout l'arsenal homéopathique. Le mot clé d'arnica est « traumatisme ». Action sur les coups physiques (bleus, ecchymoses) ou coups psychiques (traumatismes émotionnels). Arnica est caractérisé par des symptômes de choc.

Soigner qui ?

Quelqu'un sous le choc ! Il ne réagit plus et devient indifférent à tout et à tous. Il est désespéré et souhaite uniquement être seul. Il craint même d'être approché, voire d'être touché comme si on allait le battre.

Soigner quoi ?

- Tous les effets des traumatismes physiques : bleus, ecchymoses, hématomes.
- Courbatures musculaires, après un effort trop violent ou prolongé, sensation de meurtrissure.
- Tendinites après un effort répété.
- Douleurs lombaires et sciatiques après avoir porté ou après des efforts excessifs.
- Insomnie avec sensation que le lit fait mal car il est trop dur.
- Choc opératoire (en préventif avant, mais aussi après).
- Dépression et abolition de la volonté de ceux qui en ont trop subi (trauma moral).
- Hypertension artérielle et traitement des suites d'un accident vasculaire.
- Fièvre avec courbatures et sensation d'avoir été battu.
- Furoncles disséminés.
- Aggravation par le toucher.
- Aggravation par les émotions.

Symbolique du médicament

Arnica a tous les symptômes de celui dont le corps ET l'âme ont été passés à tabac. On lui a volé son énergie de vie à force de coups. Il est au tapis.

Exemples d'utilisation

- Ecchymoses et hématomes : 5CH, 3 granules 3 ou 4 fois par jour jusqu'à disparition.
- Prévention avant une opération : 9CH, 1 dose le matin les 3 jours qui précèdent.
- Mauvaise nouvelle, choc émotionnel violent : 30CH, 1 dose immédiatement.
- Fièvre avec sensation de courbatures et de meurtrissure, le lit est trop dur : 5CH, 3 granules toutes les heures jusqu'à amélioration.

Arsenicum album

La souche

Minérale (l'anhydride arsénieux de formule As_2O_3)

En bref

Il s'agit de l'arsenic, poison violent, qui, à dose subaiguë, donne un grand nombre de symptômes. Il s'agit donc d'un très grand médicament aux indications larges dans lesquelles dominent toujours : l'anxiété terrible, l'altération de l'état général, la sensation de brûlure, l'amélioration de cette brûlure par la chaleur et l'aggravation de tous les signes la nuit autour de 1 heure du matin.

Soigner qui ?

- Quelqu'un qui a peur de la mort et en est obsédé. Il se croit « fichu » mais se soigne avec grand soin. Il est épuisé et totalement déprimé mais cela contraste avec une grande agitation.
- C'est un tempérament méthodique, scrupuleux et obsessionnel. Il correspond à des personnes qui s'habillent de manière « classique » et soignée. On le reconnaît à ses manies de rangement soigneux. Jamais de feuilles volantes ou à moitié chiffonnées ; tout est classé dans des chemises avec des étiquettes !
- C'est plutôt un psychisme de sujet âgé, même s'il s'agit d'une personne plus jeune ou d'un enfant !

Soigner quoi ?

- Altération de l'état général avec épuisement et amaigrissement.
- Grande frilosité et besoin de chaleur, amélioration de tous les symptômes par la chaleur (même les brûlures).
- Sensation de brûlure dans les maladies de peau (eczéma, psoriasis) et dans les maladies digestives (gastrites, ulcères de l'estomac, colites, etc.).
- Asthme et allergies respiratoires, rhinite, conjonctivites, avec anxiété et agitation.
- Périodicité des symptômes (le plus souvent tous les 15 jours).
- Maladies infectieuses, fièvres avec anxiété besoin de chaleur et soif.
- Névralgies avec sensation de brûlure atténuées par la chaleur.
- Aggravation de tous les symptômes la nuit autour de 1 heure du matin.

Symbolique du médicament

Ce poison violent qu'est l'arsenic se retrouve dans la peur de la mort qui domine tous les signes. Tout se passe comme si, empoisonné et affaibli à l'extrême, il luttait encore dans une agitation et une anxiété terrible contre l'issue fatale. L'aggravation la nuit est une crainte de la « nuit éternelle » et le besoin de chaleur, un besoin de vie et une crainte du froid de la mort.

Exemples d'utilisation

- Insomnie vers 1 heure du matin, avec anxiété et peur de la mort : 15CH, 3 granules 3 soirs par semaine.
- Eczéma avec sensation de brûlure améliorée par la chaleur : 5CH, 3 granules tous les matins, par cures de 1 mois.
- Brûlures d'estomac aggravées la nuit avec soif de petites quantités à la fois : 5CH, 3 granules 3 fois par jour, durant 2 à 3 jours.

Arsenicum iodatum

La souche

Minérale (le tri-iodure d'arsenic de formule AsI_3)

En bref

Médicament proche de arsenicum album mais avec moins d'angoisse et moins d'altération de l'état général.

Soigner qui ?

Un anxieux marqué par de l'agitation inefficace et indécise. Aversion pour le travail.

Soigner quoi ?

- Rhumes chroniques et maladies infectieuses respiratoires qui traînent.
- Tendance à la brûlure des muqueuses, du nez, des bronches, et des conjonctives.
- Eczéma et maladies de la peau qui desquament en larges exfoliations.
- Fatigue chronique améliorée par l'air frais.

Exemples d'utilisation

- Anxiété et aversion au travail avec besoin constant de manger (tout en ne grossissant pas) : 9CH, 1 dose par semaine, 1 ou 2 mois.
- Peau sèche et tendance à l'eczéma : 7CH, 3 granules 2 fois par semaine.
- Rhinite traînante avec sensation de brûlure : 5CH, 3 granules tous les matins, 1 ou 2 mois.

Arum triphyllum

La souche

Végétale (variété d'arum à trois feuilles)

On utilise le rhizome.

En bref

Action sur les rhino-pharyngites avec irritation, brûlure et sensation d'excoriation.

Soigner quoi ?

- Rhume brûlant qui descend sur la gorge, sensation « à vif » à l'intérieur du nez.
- Mal de gorge avec langue dépapillée rouge vif et sensation d'être écorché à l'intérieur.
- Laryngite virale ou extinction de voix chez les artistes, avec sensation de brûlure et d'écorchage.

Exemples d'utilisation

- Début de rhume brûlant descendant sur la gorge : 5CH, 3 granules 4 fois par jour.
- Aphonie chez un artiste, en prévention : 9CH, 3 granules avant chaque soirée de chant.
- Laryngite brûlante : 5CH, 3 granules 3 fois par jour.

Aurum metallicum

La souche

Minérale (l'or sous sa forme métallique de formule Au)

En bref

Médicament aux très nombreuses indications. Action sur la tendance dépressive, l'atteinte cardio-vasculaire, l'atteinte des os et des glandes.

Soigner qui ?

- Un déprimé secret et très coléreux.
- Tendance dépressive profonde et surtout peu visible, secrète, masquée.
- Colère très violente par accès soudains avec remords et mauvaise image de soi ensuite.
- Grande susceptibilité, mais dissimulée.
- Tendance secrète au suicide, que personne ne voit venir.

Soigner quoi ?

- Insomnie rebelle aux traitements, nuit blanche.
- Tendance à la consommation d'alcool qui aggrave les colères et la dépression.
- Hypertension artérielle (sous le contrôle du médecin) et palpitations violentes ressenties surtout dans le cou et la tête.
- Rhumatismes inflammatoires à aggravation la nuit ; maladies inflammatoires des os.
- Inflammation des testicules (orchites).
- Frilosité extrême et aggravation par le froid.
- Aggravé la nuit, par les boissons alcoolisées et la fatigue cérébrale.

Symbolique du médicament

Aurum, le métal précieux, est touché au cœur de ce qu'il a de plus précieux en lui : le sentiment d'exister. Il est dégoûté de tout et de tous et rumine en secret. C'est souvent un ancien battant que la vie a « cassé ». Tout ce qui est au centre et au cœur de sa vie est touché : les os, le cœur, les artères, le sommeil, le goût de vivre.

Exemples d'utilisation

Médicament devant être utilisé sous le contrôle du spécialiste :

- Dépression marquée et secrète avec colères : 15CH, 1 dose par semaine, 1 ou 2 fois.
- En accompagnement de fond d'un traitement de l'hypertension artérielle : 9CH, 1 dose par semaine.
- Palpitations violentes, après avis du cardiologue : 9CH, 3 granules 3 fois par semaine.

Aurum muriaticum

La souche

Minérale (le chlorure d'or)

En bref

Médicament des fibromes de l'utérus, chez des femmes ayant un peu le profil d'aurum (hypertension, dépression).

Soigner quoi ?

- Fibromes de l'utérus.
- Utérus globalement fibromateux avec tendance aux hémorragies.

Exemple d'utilisation

Sous le contrôle du gynécologue : 5CH, 3 granules matin et soir, durant 3 mois.

Aviaire

La souche

Biologique (la tuberculine des oiseaux)

En bref

Cette tuberculine est surtout un draineur du terrain tuberculinique, chez les enfants ou chez les personnes âgées. Tendance à la maigreur et aux défenses immunitaires affaiblies avec beaucoup de maladies ORL ou broncho-pulmonaires.

Exemples d'utilisation

- Associé à influenzinum en prévention des maladies de l'automne et de l'hiver chez les enfants minces et fragiles : 7CH, 1 dose par mois d'octobre à février.
- Enfants tuberculiniques aux défenses faibles, associé au traitement de fond : 5CH, 3 granules 3 fois par semaine.

Baryta carbonica

La souche

Minérale (le carbonate de baryum de formule $BaCo_3$)

En bref

Action sur la lenteur physique et psychique chez les enfants en difficulté ou chez les personnes âgées avec vieillissement cérébral.

Soigner qui ?

- Un lent ! Tout est très lent, la mémoire est défectueuse.
- Enfant ayant des difficultés à cause d'une maladie ou d'un retard développement psychomoteur.
- Maladies dégénératives cérébrales chez les plus âgés, quelles qu'en soient les causes, avec désorientation, mémoire très faible et extrême lenteur des gestes et de la pensée.

Soigner quoi ?

- Frilosité importante.
- Inflammations chroniques des amygdales qui sont grosses.
- Certaines maladies de la thyroïde.
- Marche à petits pas.
- Surtout maladies du système nerveux entraînant lenteur et dépendance.

Symbolique du médicament

La sclérose a frappé cet enfant dès le plus jeune âge ou ce vieillard. Tout est ralenti, comme englué dans une dépendance à autrui.

Exemples d'utilisation

Sous le contrôle du spécialiste :

- Enfant ayant un retard au développement psychomoteur avec crainte de la nouveauté et anxiété en présence de gens qu'il ne connaît pas : 9CH, 1 dose par semaine.
- Maladies dégénératives chez le vieillard : 15CH, 1 dose par semaine.

Baryta iodata

La souche

Minérale (l'iodure de baryum de formule BaI_2)

En bref

Action sur les indurations de glande et de ganglions.

Soigner quoi ?

- Ganglions indurés.
- Goitres durs.
- Amygdales grosses et indurées.

Exemple d'utilisation

Sous le contrôle du médecin, sur les grosses amygdales des enfants pour les faire dégonfler : 5CH en granules journaliers.

Belladonna

La souche

Végétale (la belladone)

Cette très belle fleur doit son nom à ses propriétés de dilatation des pupilles (elle contient de l'atropine). Elle était utilisée par les femmes romaines car cela rendait leur regard plus séduisant à l'époque (plus myope aussi !), d'où le nom de « bella donna » (belle femme).

La plante entière est utilisée.

En bref

C'est l'action de l'atropine contenue dans la plante qui lui donne ses propriétés : inflammation avec congestion partout dans le corps ; fièvre brutale ; spasmes et épilepsie. Trois mots clés : rougeur, chaleur, douleur.

Soigner qui ?

- Les enfants turbulents et coléreux qui deviennent rouges de colère et qui tapent.
- Les adultes coléreux au visage rouge et aux pupilles dilatées.
- Ceux que la fièvre fait facilement délirer avec des hallucinations.

Soigner quoi ?

- Fièvre, aiguë, brutale, avec sécheresse de la bouche, des muqueuses, mal de tête battant, visage rouge et moite.
- Toutes les inflammations qui associent douleur, rougeur et chaleur.
- Maux de tête, migraines, avec douleurs battantes et brutales et dilatation des pupilles, avec aggravation par la lumière.
- Insomnie surtout avant minuit.
- Infections respiratoires après avoir pris froid à la tête, rhumes, sinusites.
- Toux sèche plutôt la nuit avec aggravation en touchant le cou.
- Angines rouges avec fièvre élevée.
- Hypertension artérielle en association avec les autres traitements.
- Certaines hémorragies de sang très rouge.
- Colères avec délire furieux et tendance à mordre ou à taper (enfants, vieillards).
- Tous les signes prédominants à la tête.
- Aggravation par le bruit, la lumière et le toucher.

Symbolique du médicament

Belladonna représente la caricature de la vieille expression française « avoir un coup de sang » pour désigner à la fois un accès de colère, une montée de tension, un visage rouge et chaud !

Exemples d'utilisation

- Toutes les fièvres aiguës brutales et élevées avec visage rouge et moite : 5CH, 3 granules toutes les heures.
- Insomnies rebelles avec ou sans mal de tête : 9CH, 3 granules le soir au coucher.

- Migraines avec crainte de la lumière et besoin de repos dans le noir, sensation battante : 9CH, 3 granules au début de la crise.
- Enfants coléreux et insomniaques, tendance à taper : 15CH, 1 dose par semaine, 4 à 5 semaines.
- Angines rouges (avec certitude qu'il ne faut pas d'antibiotique grâce au test) : 5CH, 3 granules 3 fois par jour.

Bellis perennis

La souche

Végétale (la pâquerette)

La plante entière fleurie est utilisée.

En bref

Action sur les antiecchymoses et suite de traumatismes (comme arnica).

Soigner quoi ?

- Traumatismes avec sensation de meurtrissure.
- Action préférentielle sur le sein, les muscles de l'abdomen et du bassin, les membres inférieurs et les veines des jambes, la région du coccyx.

Exemples d'utilisation

- Courbatures des abdominaux après un effort trop intense : 5CH, 3 granules 3 fois par jour.
- Traumatisme des veines, pour éviter les complications : 4CH, 3 granules 4 fois par jour.
- Traumatisme du sein avec ou sans hématome : 5CH, 3 granules matin et soir jusqu'à disparition de la douleur et de toute trace.
- Douleurs par chute sur le coccyx, 9CH, 3 granules 3 fois par jour (associé à 1 dose unique d'hypericum 15CH).

Berberis

La souche

Végétale (l'épine-vinette)

Plante très utilisée pour les haies des jardins, elle présente de petites feuilles de couleur violette.

En bref

Médicament utilisé pour ses propriétés de drainage sur l'appareil urinaire, le foie et la vésicule biliaire, la peau et la région lombosacrée.

Soigner quoi ?

- Pour drainer l'appareil urinaire en cas de lithiases, d'infections récidivantes avec des urines variables en aspect et en quantité.
- Pour drainer foie et vésicule biliaire chez ceux qui digèrent lentement avec alternance de constipation et de diarrhée.
- Pour drainer la peau si tendance aux dartres, aux teignes.
- Pour drainer la région lombaire si tendance aux lumbagos répétés.

Exemples d'utilisation

- Drainage urinaire : 6DH, 20 gouttes dans un peu d'eau matin et soir.
- Drainage digestif, de la peau : 4CH, 3 granules par jour.
- Douleurs fréquentes de la région lombaire : 5CH, 3 granules par jour.

Blatta orientalis

La souche

Animale (le cafard ou cancrelat)

L'animal entier est utilisé.

En bref

Asthme et bronchites avec accumulation de mucus.

Soigner quoi ?

- Encombrement bronchique avec difficulté pour expectorer et gêne respiratoire chez le nourrisson (bronchiolite) ou le vieillard (bronchite chronique, asthme).
- Asthme avec impossibilité de cracher, d'où accumulation de mucus et de râles.
- Très nette amélioration en expectorant.

Symbolique du médicament

Il se noie dans ses bronches.

Exemples d'utilisation

- Crise d'asthme aigu avec beaucoup de mucus : 5CH, toutes les demi-heures.
- Bronchiolite avec râles par accumulation de mucus : 5CH, toutes les heures.
- Bronchite chronique chez le vieillard avec gêne pour expectorer : 9CH, 3 granules par jour.

Borax

La souche

Minérale (le borate de soude de formule $Na_2B_4O_7$ 10 H_2O)

En bref

Action sur les muqueuses (aphtes, diarrhées), sur la peau (herpès) et le système nerveux (vertiges, hypersensibilité, anxiété).

Soigner qui ?

- Un adulte anxieux phobique des descentes (ascenseurs, escaliers, avions).
- Un enfant insomniaque hypersensible au bruit.

Soigner quoi ?

- Aphtes de la langue et des joues saignant facilement avec sensation de brûlure.
- Diarrhée au moment des poussées d'aphtes.
- Herpès autour de la bouche et herpès génital.
- Insomnie vers 3 heures du matin avec hypersensibilité aux bruits.
- Vertiges à tous les mouvements de descente.
- Phobie des ascenseurs et de tout ce qui descend.

Symbolique du médicament

Son monde émotionnel est comme un lac intérieur tranquille et sensible que le bruit, le moindre bruit auquel il est hypersensible, ou pire encore la chute en avant vers le bas va transformer en tsunami.

Exemples d'utilisation

- Aphtes en poussée aiguë : 4CH, 3 granules 4 fois par jour.
- Aphtes en traitement de fond : 7CH, 3 granules 2 fois par semaine.
- Vertiges dans un ascenseur qui descend, en avion lors de la descente : 15CH, 1 dose toutes les 2 semaines en prévention, 9CH, 3 granules en cas de besoin momentané.
- Insomnie chez un enfant hypersensible au bruit : 9CH, 3 granules au coucher.

Bothrops

La souche

Animale (le bothrops de la famille des vipères)

Appelé aussi bothrops fer-de-lance du fait de la forme de sa tête. On en utilise le venin.

En bref

Action sur les hémorragies et thromboses (caillots).

Soigner quoi ?

- Les phlébites surtout.
- Certains accidents vasculaires, sous contrôle médical et en complément des autres traitements.
- Les hémorragies de sang noir.

Exemple d'utilisation

Sous contrôle médical, en relais des anticoagulants : 5CH, 3 granules par jour (pas d'utilisation associée aux anticoagulants, nécessaires à la phase aiguë,qu'il potentialise).

Bromium

La souche

Minérale (le brome de formule Br_2)

En bref

Action sur tout ce qui touche la gorge, laryngite, asthme avec gêne au larynx, inflammation des ganglions du cou, des glandes salivaires, de la thyroïde.

Soigner quoi ?

- Laryngites dues au décalage entre nuit froide et journée chaude.
- Laryngites allergiques.
- Toux sèche en passant du froid au chaud.
- Asthme amélioré au bord de la mer.
- Nodules de la thyroïde.
- Inflammation des amygdales.
- Inflammation des parotides, oreillons.
- Inflammation des ganglions du cou.
- Aggravation par temps chaud.

Exemples d'utilisation

- Hypertrophie des amygdales après des angines : 7CH, 1 dose par semaine.
- Nodules thyroïdiens, après bilan sérieux et avis médical : 7CH, 3 granules 2 fois par semaine.
- Laryngite infectieuse ou allergique : 5CH, 3 granules 3 fois par jour.

Bryonia

La souche

Végétale (la bryone, famille des cucurbitacées)

On utilise soit bryonia alba, la bryone blanche, soit bryonia dioica, le navet du diable. Dans les deux cas, c'est la racine qui est utilisée.

En bref

Action sur la sécheresse des muqueuses, rhumatismes aggravés par le mouvement, fièvre, maladies ORL avec soif.

Soigner qui ?

- Quelqu'un d'assez obstiné, voire psychorigide qui déteste l'imprévu. Horreur du mouvement au propre comme au figuré, désir de rester tranquille et calme.
- Dans la fièvre, peut croire qu'il n'est pas chez lui et désire s'y rendre.
- Anxiété en voyage, loin de chez lui.
- Tristesse avec besoin de solitude et pas de goût pour la compagnie des autres.
- Quelqu'un qui se met en colère facilement dès qu'on dérange ses habitudes.

Soigner quoi ?

- Maladies respiratoires infectieuses avec fièvre et soif de grandes quantités d'eau froide.
- Toux sèches douloureuses nécessitant le repos.

- Maux de tête frontaux lors des maladies infectieuses, grippes, etc.
- Troubles digestifs avec soif, goût amer et constipation avec selles grosses et sèches.
- Douleurs au thorax en points de côté (pneumonies, ou douleurs intercostales) et amélioration en se couchant du côté douloureux.
- Rhumatismes des épaules, genoux, coudes, cervicales, aggravés par le moindre mouvement.
- Vertiges aux mouvements de la tête.
- Tous les symptômes sont aggravés par le mouvement et améliorés par l'immobilité absolue.
- Aggravation générale par la chaleur et amélioration par le froid.
- Prédominance de tous les symptômes à droite.

Symbolique du médicament

La bryone rend allergique au mouvement. Tout se passe comme si Bryonia n'avait besoin que d'une chose : l'immobilité. Immobilité dans son corps, dans ses articulations… et dans sa vie. Que rien ne bouge ! Gare au vertige.

Exemples d'utilisation

- Toux sèche et douloureuse, aggravée en passant du froid au chaud : 5CH, 3 granules toutes les 2 heures.
- Fièvre apparaissant progressivement avec mal de tête et sueurs acides : 5CH, 3 granules toutes les heures.
- Constipation avec sécheresse des muqueuses ; les selles sont très grosses et sèches : 7CH, 3 granules le matin.
- Vertiges le matin en s'asseyant ou aux mouvements de la tête : 9CH, 3 granules le soir.
- Mal du pays, anxiété en voyage, désir de rentrer chez soi (personnes âgées en institution) : 15CH, 1 dose avant le départ en prévention, ou 1 dose sur place.

Cactus grandiflorus

La souche

Végétale (le cactus à grandes fleurs)

On utilise la tige.

En bref

Action sur la sensation de constriction (à la poitrine, l'abdomen, le vagin) et les hémorragies de sang noir.

Soigner quoi ?

- Les douleurs constrictives du thorax chez les anxieux (et après avoir consulté le cardiologue pour être bien sûr(e) que les symptômes sont d'origine nerveuse).
- Sensation de constriction à la tête comme un étau.
- Douleur au ventre ou à la vessie de type constriction.
- Vaginisme avec contracture du vagin lors du rapport.
- Anxiété associée aux symptômes.
- Aggravation à l'effort et amélioration à l'air frais.
- Règles abondantes et noires (après avis du gynécologue).

Exemples d'utilisation

- Angoisses au thorax, après visite chez le cardiologue : 9CH, 3 granules par jour ou au moment des crises anxieuses.
- Mal de tête constrictif à l'effort avec anxiété : 5CH, 3 granules matin et soir.
- Vaginisme : 15CH, 3 granules une demi-heure avant les rapports.
- Règles abondantes et noires : 5CH, 3 granules 4 fois par jour les jours concernés.

Caladium

La souche

Végétale (l'autre nom de caladium seguinum est le dieffenbachia)

Cette plante ornementale très répandue dans les appartements, à feuilles vertes et blanches, est connue pour sécréter un jus toxique. La plante entière est utilisée.

En bref

Traitement antitabac et impuissance.

Soigner quoi ?

- La dépendance au tabac.
- Les effets du tabac sur la mémoire, sur la libido.
- L'impuissance malgré une libido augmentée, tendance à l'obsession sexuelle.
- Démangeaisons sexuelles avec excitation.

Exemples d'utilisation

- Arrêt du tabac : 9CH, 3 granules à chaque envie de fumer (jusqu'à 10 ou 20 fois par jour au début).
- Impuissance avec obsession sexuelle : 15CH, 1 dose par semaine.
- Démangeaisons génitales qui excitent : 9CH, 3 granules par jour.

Calcarea carb

La souche

Animale (la couche moyenne de la coquille d'huître)

Ce médicament possède à la fois les caractéristiques d'un médicament minéral (constitué surtout de carbonate de calcium) et celles d'un médicament animal (l'huître).

En bref

Médicament dominé par les troubles du calcium (médicament minéral) et les troubles psychiques avec lenteur et phobie (médicament animal). Calcarea carbonica est lié à la constitution carbonique dont il est le médicament chef de file (voir chapitre 2).

Soigner qui ?

- Un phobique lent.
- Il a peur de tout et surtout de manquer ; il amasse des provisions à la moindre alerte.
- Nombreuses peurs, en particulier dès qu'il est en altitude et pour tout ce qui est nouveau et demande une adaptation.
- Un lent, fatigué intellectuellement et aux acquisitions difficiles. Un enfant lent, voire attardé, un adulte apathique et vite découragé.

Soigner quoi ?

- Troubles liés au calcium et à la croissance, rachitisme, retard de fermeture des fontanelles.
- Retard de consolidation des fractures.
- Spasmophilie avec crises de tétanie par manque de calcium.
- Tendance aux calculs de calcium dans les reins et la vésicule.
- Intolérance au lait avec vomissements chez les enfants.
- Troubles digestifs variés avec acidité des vomissements et acidité des selles.
- Tendance à manger des choses indigestes, de la craie, de la terre (enfants, pathologies mentales).
- Obésité avec lenteur intellectuelle.
- Frilosité extrême.
- Grosses amygdales.
- Aggravation de tous les troubles à la pleine lune.

Symbolique du médicament

La lenteur est le maître mot. Le calcium, brique fondamentale du corps vient à manquer et tout manque…

Ce calcium est aussi l'ion indispensable à la conduction de l'influx nerveux dans les muscles, d'où lenteur et apathie.

Exemples d'utilisation

- Spasmophilie chez un phobique apathique : 7CH, 3 granules par jour.
- Hypertrophie des amygdales chez un enfant de type carbonique : 4CH, 3 granules par jour.
- Phobie devant la nouveauté et l'adaptation : 9CH, 1 dose par semaine.
- Calcul rénal ou vésiculaire (en plus du traitement du médecin) : 9CH, 3 granules 3 fois par semaine en traitement de fond.

Calcarea fluorica

La souche

Minérale (le fluorure de calcium de formule CaF_2)

En bref

Médicament dominé par les troubles du fluor. Tout ce qui touche aux ligaments, cartilages, fibres élastiques. Tout est en biais, tout se déforme. Calcarea fluorica est lié à la constitution fluorique dont il est le médicament chef de file (voir chapitre 2).

Soigner qui ?

Un individu en déséquilibre nerveux, « en biais » psychiquement comme physiquement, versatile et instable, très préoccupé par l'argent mais le gérant très mal.

Soigner quoi ?

- Les malformations vertébrales à leur début, scolioses.
- Déformations osseuses, exostoses, rachitisme.
- Hyperlaxité ligamentaire et tendance aux entorses à répétition.
- Troubles de l'émail dentaire, caries multiples.
- Varices et hémorroïdes dues à une déformation de la paroi des veines.
- Avarice et relations pathologiques avec l'argent, mauvaise gestion.
- Instabilité et versatilité de l'humeur.

Symbolique du médicament

L'asymétrie est le maître mot. Le fluor est l'élément qui permet au corps d'avoir une structure (os, articulations, ligaments, fibres). La faiblesse du fluor fragilise un sujet qui se retrouve en proie aux distorsions et déformations aussi bien physiques (entorses, scolioses) que psychiques (instabilité, versatilité).

Exemples d'utilisation

- Entorses à répétition : 7CH, 1 dose par semaine.
- Instabilité psychique avec indiscipline et versatilité : 15CH, 1 dose tous les 15 jours.
- Tendance aux caries dentaires multiples et douleurs des dents dévitalisées (parodonte) : 5CH, 3 granules 3 fois par semaine.

Calcarea phosphorica

La souche

Minérale (le phosphate de calcium de formule $Ca_3(PO_4)^2$)

En bref

Médicament dominé par les troubles du phosphore. Tout ce qui touche aux os, à la croissance et au système nerveux. Calcarea phosphorica est lié à la constitution phosphorique dont il est le médicament chef de file (voir chapitre 2).

Soigner qui ?

Un émotif facilement fatigable. Le plus souvent un grand enfant, un adolescent ou un adulte resté ado (adulescent).

Soigner quoi ?

- Les troubles de la croissance des os, à tous les âges (douleurs de croissance, cyphoses, puis ostéoporose).
- Diarrhées et troubles digestifs avec appétit augmenté surtout pour les aliments fumés et salés.
- Fatigue aggravée le matin et maux de tête des étudiants surmenés.

- Émotivité avec fatigabilité, absence d'endurance ; performances scolaires bonnes au début puis chute en cours d'année.

Symbolique du médicament

Le phosphore est l'élément de l'énergie des cellules du corps qui assure la verticalité symbolique, celle qui permet de s'élever physiquement (colonne vertébrale, os) et psychiquement (capacités intellectuelles). Calcarea phosphorica est perturbé à mi-chemin de cette montée.

Exemples d'utilisation

- Résultats scolaires en baisse en milieu d'année : 9CH, 1 dose par semaine.
- Ostéoporose chez une personne de constitution phosphorique : 6DH trituration, 1 mesure par jour.
- Douleurs de croissance (après consultation et radios) : 7CH, 3 granules par jour.

Calcarea sulfurica

La souche

Minérale (le sulfate de calcium de formule $CaSO_4$)

En bref

Action sur la suppuration sans inflammation.

Soigner quoi ?

- Abcès, furoncles, tout ce qui suppure à la peau, avec un pus jaune épais qui coule facilement et sans ou avec très peu d'inflammation.
- Bronchites traînantes, sécrétions ORL purulentes sans inflammation, avec pus jaune épais.

Exemples d'utilisation

- Abcès ou furoncle, pour accélérer la vidange du pus et la guérison : 5CH, 3 granules 3 fois par jour.
- Expectorations jaunes traînantes, pour accélérer la guérison : 7CH, 3 granules par jour.

Calendula

La souche

Végétale (le souci des jardins)

On utilise la fleur de couleur jaune et la partie supérieure de la tige.

En bref

Action désinfectante et cicatrisante.

Soigner quoi ?

- Plaies infectées.
- Plaies qui tardent à se cicatriser.
- Hypersensibilité aux bruits.
- Courbatures après un traumatisme avec plaie.

Exemples d'utilisation

- Pour les plaies qui s'infectent ou qui ne cicatrisent pas : en TM, applications locales et 4CH, 3 granules par jour.
- Suite de traumatismes avec plaie, courbatures : 5CH, 3 granules matin et soir (arnica est le médicament des traumatismes fermés et calendula celui des traumatismes ouverts).

Camphora

La souche

Végétale (le camphre naturel)

Obtenu par distillation du bois de camphrier, il ne doit pas être confondu avec le camphre chimique.

En bref

Action sur les rhumes ou malaises avec sensibilité au froid.

Soigner quoi ?

- Rhumes par coup de froid avec nez bouché et sensibilité à l'air froid.
- Tendance aux malaises par chute de tensions, spasmophilie, anxiété.
- Frilosité avec besoin soudain d'être très couvert, puis la personne ne supporte plus et écarte les vêtements ou couvertures.

Exemples d'utilisation

- Débuts de rhume avec nez bouché : 5CH, 3 granules toutes les 2 heures.
- Anxiété et malaise, tendance aux chutes, évanouissements spasmophiles ou nerveux : 9CH, 3 granules si besoin et en prévention 1 dose par semaine.

Cantharis

La souche

Animale (la cantharide ou mouche espagnole)

C'est un coléoptère et non une mouche malgré son nom. On utilise l'animal entier desséché.

En bref

Action sur les vésicules brûlantes de la peau et brûlures de cystites.

Soigner quoi ?

- Brûlures du second degré avec phlyctènes brûlantes de grande taille.
- Toutes les maladies se traduisant par des vésicules (herpès, zona, varicelles) avec brûlure.
- Brûlures de cystites, d'infections urinaires, avec brûlures avant, pendant et après le fait d'uriner.
- Brûlures des urétrites chez l'homme avec érection douloureuse.

Exemples d'utilisation

- Brûlures du second degré : 4CH, 3 granules matin et soir.

- Herpès, zona, varicelle, avec vésicules brûlantes : 5CH, 3 granules matin et soir.
- Cystites brûlantes : 5CH, 3 granules 3 fois par jour.

Capsicum annum

La souche

Végétale (le piment rouge)

C'est le piment sec qui est utilisé.

En bref

Action sur tout ce qui peut se passer si on mange un piment brut : brûlures de la bouche, de tout le tube digestif avec irradiation aux oreilles !

Soigner qui ?

- Un enfant sujet aux otites.
- Un adulte « bon vivant » avec tendance aux excès d'alcool et de nourriture.
- Un tempérament nostalgique et déprimé loin de chez lui (on l'a comparé à l'extraterrestre E.T.).

Soigner quoi ?

- Pharyngites et inflammations de la langue « comme si on avait avalé du poivre ».
- Brûlures de l'intestin, hémorroïdes brûlantes.
- Otites avec irradiation de la douleur de la gorge aux oreilles.
- Brûlures digestives dues aux excès d'alcool.
- Aggravation de tous les symptômes.

Exemples d'utilisation

- Otites brusques et douloureuses : 7CH, 3 granules 3 fois par jour.
- Angines et pharyngites aggravées par le froid avec irradiation aux oreilles : 7CH, 3 granules toutes les heures.

- Mal du pays, tristesse car on est loin de chez soi : 15CH, 1 dose par semaine.

Carbo animalis

La souche

Animale (le charbon animal)

Il est constitué par du tissu animal, traditionnellement du cuir de bœuf, entièrement calciné sous forme de poudre noire.

En bref

Action sur l'acné rosacée, l'altération de l'état général.

Soigner qui ?

- Un anxieux solitaire et désespéré.
- Un affaibli par une maladie grave, un cancer, qui désire rester seul et en paix.

Soigner quoi ?

- Fatigue intense avec très mauvais état général.
- Acné rosacée avec peau rouge cyanosée et nez enflé.
- Palpitations avec sensation de froid intense.
- Froideur des extrémités avec aspect violacé.

Symbolique du médicament

L'animalité de l'homme a brûlé ! Épuisement de la force vitale par combustion des réserves.

Exemples d'utilisation

- Acné rosacée : 5CH, 3 granules par jour.
- Épuisement chez des malades graves : 15CH, 3 granules par jour.

Carbo vegetabilis

La souche

Végétale (le charbon végétal)

Il est obtenu à partir de bois non résineux.

En bref

Action sur l'aérophagie, la gêne respiratoire, les varices.

Soigner qui ?

- Un gros mangeur, gros buveur.
- Un convalescent de maladie.
- Une personne âgée épuisée.

Soigner quoi ?

- Indigestions dues aux aliments gras, lourds ou de mauvaise qualité.
- Aérophagie qui appuie sur le thorax et coupe le souffle.
- Rots et flatulences de mauvaise odeur.
- Varices avec complications (ulcères, infections de la peau).
- Asthme des gens âgés ou épuisés, avec gêne respiratoire importante.
- Aggravation de tous les troubles par les boissons alcoolisées, les aliments riches et gras.
- Amélioration en étant éventé et en arrivant à roter.
- Maux de tête et bouffées de chaleur après avoir bu de l'alcool.

Symbolique du médicament

Entre estomac et poumons, tout se passe comme si l'un gênait l'autre. L'estomac appuie sur le cœur. Il n'y a pas la place pour respirer et pour digérer en même temps.

Exemples d'utilisation

- Troubles digestifs liés à une indigestion : 4CH, 3 granules toutes les heures.

- Hypersensibilité à l'alcool, en prévention : 5CH, 3 granules une demi-heure avant le repas (avec modération !).
- Varices ulcérées : 7CH, 3 granules 2 fois par jour.

Carduus marianus

La souche

Végétale (le chardon-Marie)

En bref

Draineur du foie et de la vésicule biliaire.

Soigner quoi ?

- Tout ce qui nécessite de drainer, nettoyer le foie et la vésicule biliaire.
- Nausées avec goût amer.
- Maux de tête au-dessus des yeux après indigestion.
- Douleurs de la région du foie et de la vésicule aggravées couché sur le côté gauche.
- Aggravation de tous les maux par l'alcool et la bière particulièrement.

Exemples d'utilisation

- Drainage hépatique et vésiculaire : 6DH, 20 gouttes dans un peu d'eau matin et soir, par cures de 20 jours.
- Mal de tête après une indigestion : 4CH, 3 granules 3 fois par jour.
- Nausées avec goût amer comme si on avait bu de la bière : 5CH, 3 granules toutes les heures.

Caulophylum

La souche

Végétale (la leontice)

Elle fut appelée aussi cohosh bleu au Canada et racine de femme chez les Indiens d'Amérique.

En bref

Facilitateur de l'accouchement et action sur les douleurs des doigts.

Soigner qui ?

Une femme avant, pendant et après l'accouchement. C'est le grand médicament de la salle de travail.

Soigner quoi ?

- Douleurs lors de l'accouchement avec col trop dur et travail qui n'avance pas.
- Fausses contractions avant l'accouchement.
- Épuisement et tremblements après avoir accouché.

Mais aussi :

- Règles douloureuses et peu abondantes.
- Douleurs des doigts lorsque les règles tardent ou sont diminuées.

Exemples d'utilisation

- Faux travail plusieurs jours avant l'accouchement : 15CH, 3 granules par jour (cela ne gênera pas le vrai travail).
- Contractions douloureuses, spasme du col, mauvaise dilatation, travail difficile : 4CH, 3 granules toutes les 20 minutes.
- Douleurs des doigts : 7CH, 3 granules par jour.

Causticum

La souche

Minérale (substance complexe constituée de chaux et de potasse, spécialement préparée pour l'homéopathie par S. Hahnemann.)

En bref

Action sur la dépression, les paralysies et rétractions des tendons, les verrues.

Soigner qui ?

- Un déprimé très anxieux, surtout le soir et la nuit.
- Quelqu'un qui a une compassion exagérée pour autrui.
- Un enfant qui a peur dans le noir.

Soigner quoi ?

- Certaines paralysies, faciales en particulier, lorsqu'elles sont réversibles.
- Certaines surdités avec acouphènes.
- Tendinites et douleurs rhumatismales avec sensation de raccourcissement de la région atteinte.
- Crampes de l'écrivain.
- Certaines énurésies de l'enfant avec peur de l'obscurité.
- Incontinences chez l'adulte.
- Verrues du nez, des lèvres, sous les ongles et verrues saignant facilement.
- Cicatrices douloureuses, chéloïdes avec sensation de raccourcissement et de brûlure.
- Maladies de la peau (eczéma intertrigos) se traduisant par des fissures avec sensation d'écorchure à vif.
- Diminution de tous les troubles par temps humide.
- Aggravation par le froid sec.

Symbolique du médicament

La paralysie et la perte du mouvement caractérisent Causticum. Il se désespère de l'arrivée du soir et de la nuit comme du malheur des autres, se sentant impuissant à remettre de la vie là où elle se ralentit.

Exemples d'utilisation

- Enurésie chez l'enfant : 15CH, 3 granules au coucher.
- Peur de l'obscurité : 9CH, 3 granules au coucher.

- Verrues : 5CH, 3 granules matin et soir.
- Dépression avec peur de la nuit et compassion exagérée : 30CH, 1 dose par semaine.
- Cicatrices : 4CH, 3 granules par jour.
- Douleurs rhumatismales avec sensation de raccourcissement : 9CH, 3 granules par jour.

Chamomilla

La souche

Végétale (la camomille)

La plante entière est utilisée.

En bref

Action sur les douleurs et intolérance à la douleur, la dentition.

Soigner qui ?

- Un enfant coléreux qui ne supporte pas la contradiction.
- Un adulte coléreux qui devient grossier par crises et qui va être anxieux et triste une fois la crise passée.
- Les tempéraments intolérants à la douleur et à la contradiction.

Soigner quoi ?

- Tous les troubles liés aux poussées dentaires : fièvre, douleur, humeur, otites, rhumes, bronchites et diarrhées avec fesses rouges qui sont la suite d'une poussée dentaire.
- Fièvre avec soif et humeur coléreuse, une joue est plus rouge que l'autre.
- Les douleurs quelles qu'en soient les causes, névralgies, douleurs digestives ou gynécologiques, avec intolérance à la douleur. La douleur est tiraillante ou de type crampe et s'accompagne de fourmillements.
- Les colères de l'enfant et tous les signes chez l'adulte sont diminués par les vibrations passives (bercement, transports).
- Insomnie avant minuit chez les enfants.

- Tous les signes sont aggravés par le café (chez l'adulte), la chaleur, la contradiction et la nuit avant minuit.

Symbolique du médicament

La révolte violente envers ce qui contredit. Chamomilla est incapable de tolérer la moindre déviation par rapport à ses plans. La douleur est une forme de contradiction physique, qui contraint celui qui souffre.

Exemples d'utilisation

- Douleurs dentaires : 15CH, 3 granules toutes les heures.
- Colères et insomnies de l'enfant : 15CH, 3 granules le soir et selon le besoin.
- Douleurs « intolérables » : 9CH, 3 granules toutes les 20 minutes.
- Fièvre dans les maladies infantiles : 5CH, 3 granules toutes les heures.

Chelidonium

La souche

Végétale (la chélidoine ou herbe à verrue)

Grande plante très répandue et connue pour son suc jaune réputé actif contre les verrues. On utilise la plante entière.

En bref

Action sur les symptômes liés au foie et à la vésicule biliaire.

Soigner quoi ?

- Douleurs dans la région du foie et de la vésicule avec tendance à irradier vers la pointe de l'omoplate droite.
- Utilisée comme drainage chez les hépatiques avec tendance aux maux de tête et à la somnolence.
- Constipation avec selles jaunes décolorées.
- Douleurs rhumatismales dans la région de l'épaule droite avec irradiation dans le dos à droite.

- Asthme et douleurs pulmonaires droites.
- Aggravation générale vers 16 heures et vers 4 heures.
- Latéralité droite de tous les troubles.
- Amélioration en mangeant et buvant chaud.

Symbolique du médicament

Le suc jaune de cette plante rappelle la couleur de la bile qui résume les signes et leur localisation.

Exemples d'utilisation

- Douleurs de l'épaule droite : 5CH, 3 granules 3 fois par jour.
- Asthme aggravé à 4 heures et 16 heures : 7CH, 3 granules matin et soir.
- Draineur hépatobiliaire : 4CH, 3 granules matin et soir.
- Calculs biliaires (pour drainer en attendant les traitements spécifiques) : 15CH, 3 granules par jour.

China

La souche

végétale (le quinquina)

Médicament historique pour l'homéopathie, liée à la découverte du principe de similitude par Hahnemann.

En bref

Action sur les hémorragies, les diarrhées, la fièvre, les acouphènes.

Soigner qui ?

- Une personne dont les organes des sens sont hypersensibles, surtout les sons et les odeurs.
- Un insomniaque en proie à une permanente excitation sensorielle et de la pensée.

Soigner quoi ?

- Acouphènes (bourdonnements d'oreille) avec hyperacousie.
- Hémorragies de sang plutôt foncé : épistaxis (saignements de nez), saignements dentaires, chirurgicaux, hémorroïdes.
- Diarrhées sans douleur mais entraînant une grande fatigue.
- Diarrhées après avoir mangé des fruits, diarrhées contenant des aliments non digérés.
- Douleurs de névralgies faciales ou maux de tête aggravés par le toucher, même léger.
- Indigestion avec goût amer, ballonnement, appétit disparaissant en commençant à manger.
- Ventre très sensible au toucher.
- Fatigue après une maladie ayant entraîné une perte de liquides.
- Fièvre cyclique qui disparaît la nuit et revient le jour.
- Rougeurs et urticaires hypersensibles au toucher.

Exemples d'utilisation

- Fièvre : 5CH, 3 granules toutes les heures.
- Diarrhées et ballonnements : 5CH, 3 granules matin et soir.
- Névralgies, douleurs aggravées par l'effleurement : 15CH, 3 granules toutes les 2 heures.
- En prévention d'hémorragie avant une intervention dentaire ou chirurgicale : 9CH, 1 dose la veille, puis 4CH, 3 granules 3 fois par jour.
- Acouphènes avec hypersensibilité aux bruits : 9CH, 3 granules par jour.

Chlorpromazine

La souche

Chimique (un neuroleptique utilisé contre les psychoses)

Ce sont les effets secondaires de ce médicament qui lui donnent son action homéopathique (loi de similitude).

En bref

Action sur les effets secondaires d'un neuroleptique : fatigue et hébétude.

Soigner qui ?

- Un mélancolique ralenti, fatigué en fin d'après-midi.
- Tendance au mutisme, inexpression du visage.

Soigner quoi ?

- Tendance au malaise, à la défaillance extrême.
- Insomnie avec rêves d'animaux.
- Fatigue du matin au réveil et tendance à dormir en fin de matinée.
- Bouche sèche en fin de journée avec douleurs d'estomac et impression d'une pierre dans l'estomac.
- Constipation avec tendance aux malaises vagaux.
- Ictère (jaunisse) dans les hépatites.
- Aggravation de la plupart des symptômes en fin de journée.

Symbolique du médicament

Un film célèbre (*Vol au-dessus d'un nid de coucou*) évoque bien le tableau d'abrutissement et de malaise général de chlorpromazine.

Exemples d'utilisation

- Hépatites : pour faire baisser les transaminases et hâter la guérison : 9CH, 3 granules par jour.
- Fatigue après un traitement psychiatrique un peu lourd : 5CH, 3 granules par jour.
- Malaises vagaux chez un déprimé : 15CH, 1 dose par semaine.

Cholesterinum

La souche

Minérale (le cholestérol sous forme chimique)

En bref

Action sur les troubles liés au cholestérol.

Soigner quoi ?

- Les dépôts de cholestérol sous les paupières et sur l'iris.
- Les calculs de la vésicule biliaire formés de cholestérol.
- Les digestions difficiles avec constipation chez quelqu'un qui fait mal son « régime » cholestérol.

Exemples d'utilisation

- Dépôts de cholestérol : 4CH, 3 granules par jour.
- Calculs biliaires : 5CH, 3 granules par jour.
- Troubles digestifs (aide aussi à faire baisser le taux de cholestérol si le régime est correct) : 9CH, 3 granules par jour.

Cicuta virosa

La souche

Végétale (la ciguë d'eau ou ciguë vireuse ou persil des fous)

On utilise la racine.

En bref

Grand médicament des spasmes en tout genre.

Soigner qui ?

- Une personnalité plutôt théâtrale ; tendance à « en faire trop ».
- Ou personnalité effacée et larmoyante.

Soigner quoi ?

- Spasmes de la région du cou, en extension du cou.
- Torticolis spasmodique.
- Spasmes des membres, des muscles des yeux, de l'œsophage.

- Tous les spasmes sont provoqués ou aggravés par le toucher, la lumière ou un bruit.
- Crises de tétanie des spasmophiles facilement impressionnables.
- Tendance à l'épilepsie.
- Impétigos et eczéma suintants, avec croûtes jaunâtres.
- Tous les troubles peuvent être provoqués par la suppression d'une éruption.

Symbolique du médicament

Petite cause grand effet ! Cicuta virosa réagit exagérément à la moindre stimulation.

Exemples d'utilisation

- Torticolis : 9CH, 3 granules toutes les 2 heures.
- Spasmes de l'œsophage empêchant d'avaler : 15CH, 3 granules par jour en fond.

Cina

La souche

Végétale (le semen contra, variété d'armoise)

En bref

Action sur l'infestation par les vers et troubles nerveux consécutifs à des vers.

Soigner qui ?

- Un enfant qui devient capricieux et qui crie lorsqu'il est perturbé par les vers.
- Il ne veut pas être approché, touché.

Soigner quoi ?

- Infestation par les vers (oxyures surtout).

- Troubles nerveux consécutifs.
- Insomnie due aux vers avec grincement des dents.
- Toux sèche la nuit suite de vers.
- Démangeaisons de l'anus, du nez, suite de vers.
- Troubles digestifs, douleurs du ventre.
- Tous les troubles sont aggravés à la pleine lune.

Exemples d'utilisation

- Troubles de l'humeur liés aux vers : 15CH, 3 granules par jour.
- Après un traitement contre les oxyures, pour prévenir la récidive et nettoyer le terrain : 9CH, 1 dose, 2 fois à 14 jours d'intervalle.
- Toux sèche due aux vers, même après traitement : 7CH, 3 granules au coucher.

Cobaltum

La souche

Minérale (le cobalt de formule Co)

En bref

Action sur les douleurs de la région lombaire et les érections faibles.

Soigner quoi ?

- Douleurs de la région lombaire ou lombosacrée.
- Douleurs lombaires qui irradient dans les jambes.
- Faiblesse des jambes avec fourmillements des pieds, dérobement des genoux.
- Aggravation des douleurs en position assise.
- Aggravation des douleurs et faiblesse après un rapport sexuel.
- Érection insuffisante avec désir intact.
- Éjaculation précoce ou sans érection.

Symbolique du médicament

- Tout est bloqué du nombril aux genoux !
- Cobaltum est comme paralysé des lombaires, des jambes et de l'érection.

Exemples d'utilisation

- Douleurs lombaires, lumbagos, aggravés assis ou après les rapports : 9CH, 3 granules matin et soir.
- Impuissance : 15CH, 3 granules le soir, 3 fois par semaine.
- Dans certaines paralysies, en complément de traitement spécifique : 15CH, 1 dose 2 fois par mois.

Coca

La souche

Végétale (la feuille de coca dont on extrait la cocaïne, substance règlementée en France)

En bref

Action sur les troubles divers liés à l'altitude ou aggravés par celle-ci.

Soigner qui ?

- Un grand timide qui craint les mondanités et les réunions.
- Un anxieux aggravé à la montagne.

Soigner quoi ?

- Mal des montagnes avec vertiges et mal de tête.
- Insomnie à la montagne.
- Gêne respiratoire, palpitations liées à l'altitude.
- Gêne pour respirer ou faiblesse de la voix aggravées en parlant.

Symbolique du médicament

La feuille de coca est traditionnellement utilisée (et mâchée) sur les hauts plateaux des Andes pour résister à l'altitude et à la fatigue !

Exemples d'utilisation

- Timidité maladive et handicapante : 15CH, 1 dose par semaine.
- Troubles respiratoires à la montagne : 9CH, 3 granules tous les jours durant le séjour.
- Insomnie à la montagne : 15CH, 3 granules tous les soirs depuis la veille du séjour.

Cocculus

La souche

Végétale (la coque du levant)

Petit arbuste de l'Inde, on utilise le fruit séché.

En bref

Action sur le mal des transports et les vertiges.

Soigner qui ?

Une personne qui semble cérébralement ralentie par fatigue ou décalage horaire, surmenage, veilles prolongées.

Soigner quoi ?

- Mal des transports, surtout voiture, car aggravé par les accélérations et les ralentissements.
- Mal des transports avec nausée, mal de ventre, vide à l'estomac et vertige.
- Nausées de la grossesse.
- Aggravation par l'air (besoin de fermer les vitres de la voiture).
- Vertiges avec mal de tête et nausées.
- Insomnie par fatigue, surmenage, décalage.

Exemples d'utilisation

- Mal des transports : 9CH, 3 granules toutes les heures.
- Nausées de la grossesse : 9CH, 3 granules matin et soir.
- Insomnie et abrutissement par fatigue ou décalage : 15CH, 3 granules par jour au réveil.

Coccus cacti

La souche

Animale (la cochenille)

Ce petit insecte est connu pour sa teneur en carmin et son rouge particulier. Oh, injustice : c'est la femelle fécondée qui est utilisée.

En bref

Action sur la toux de coqueluche ou les toux qui lui ressemblent.

Soigner quoi ?

- La toux de la coqueluche.
- Les toux spasmodiques que rien n'arrête.
- La toux s'accompagnant de mucus gluant et filant qui sort de la bouche ou du nez en longs filaments.
- La toux suffocante, le visage est rouge.
- La toux aggravée le matin et améliorée en buvant froid.

Exemple d'utilisation

Toux de coqueluche ou non ayant les caractéristiques : 7CH, 3 granules après chaque quinte et 15CH, 3 granules au coucher.

Coffea cruda

La souche

Végétale (le café)

Il existe deux coffea en homéopathie : coffea cruda (le grain de café vert) et coffea tosta (la même graine torréfiée).

En bref

Action sur tous les symptômes de l'abus de café.

Soigner quoi ?

- Insomnies par abus de café.
- Insomnie par excitation joyeuse (bonne nouvelle, veille de Noël ou de vacances chez les enfants).
- Insomnie avec afflux d'idées et d'images qui ne sont pas négatives mais empêchent de trouver le sommeil.
- État euphorique avec excitation excessive, suite d'émotions joyeuses.
- Palpitations ou tremblements suite d'abus de café ou comme si… on en avait trop bu.

Symbolique du médicament

L'excitation joyeuse.

Exemples d'utilisation

- Insomnie : 15CH, 3 granules le soir 1 heure avant le coucher.
- Euphorie excessive et troubles suite à des émotions joyeuses : 15CH, 1 dose unique.
- Palpitations et tremblements : 5CH, 3 granules matin et soir.

Colchicum

La souche

Végétale (le colchique d'automne)

Célébré par une vieille chanson française : « Colchique dans les prés, c'est la fin de l'été ». C'est le bulbe qui est utilisé.

En bref

Action sur les crises de goutte, nausées et diarrhées.

Soigner quoi ?

- Prévention des crises de goutte en complément du régime et des traitements spécifiques.
- Nausées à la simple odeur des aliments, et même en y pensant !
- Nausées de la grossesse.
- Nausées de la chimiothérapie.
- Nausées des intoxications alimentaires.
- Diarrhées par surcharge alimentaire ou intoxication, plutôt à l'automne.

Exemples d'utilisation

- Dans la goutte, en prévention de récidives : 4CH, 3 granules 3 fois par semaine.
- Nausées par intoxication ou lors de la grossesse : 9CH, 3 granules par jour.
- Nausées de la chimio : 15CH, 3 granules par jour durant les cures.
- Diarrhées : 5CH, 3 granules 3 fois par jour.

Collinsonia

La souche

Végétale

Une herbe d'Amérique du Nord, d'où son nom complet « collinsonia canadensis », appelée aussi baume de cheval.

En bref

Action sur les hémorroïdes et constipation chez les femmes et lors de la grossesse.

Soigner quoi ?

- Constipation de selles sèches en petites boules.
- Hémorroïdes avec impression d'une boule d'aiguilles dans le rectum.
- Amélioration par l'apparition des règles.
- Lors de la grossesse.

Exemples d'utilisation

- Constipation ou hémorroïdes améliorées par les règles : 6DH, 20 gouttes 3 fois par jour.
- Lors de la grossesse : 4CH, 3 granules 3 fois par jour.

Colocynthis

La souche

Végétale (la coloquinte)

Cucurbitacée qui ne se mange pas, utilisée dans un but décoratif.

En bref

Action sur les douleurs et névralgies diminuées en se pliant en deux.

Soigner quoi ?

- Douleurs violentes de type crampes qui peuvent toucher tout le tube digestif : gastrite, colite, crises de colique hépatique.
- Douleurs de colique néphrétique.
- Douleurs de règles douloureuses.

- Névralgies faciales, névralgies cervico-brachiales, sciatiques.
- Toutes ces douleurs sont diminuées en pliant la région douloureuse et en appuyant fortement.
- Toutes ces douleurs peuvent être la conséquence, la somatisation, d'une colère induite par un sentiment très fort d'indignation.

Symbolique du médicament

Le coup de poing sous la ceinture ! Tout se passe comme si un coup sous la ceinture (indignation) nous avait plié en deux dans une soudaine et forte douleur.

Exemples d'utilisation

- Névralgie sciatique, cervico-brachiale, faciale : 15CH, 3 granules 3 fois par jour.
- Douleurs de règles : 9CH, 3 granules toutes les heures.
- Douleurs digestives crampoïde : 9CH, 3 granules toutes les heures.

Conium

La souche

Végétale (la grande ciguë)

C'est la fameuse ciguë qui aurait tué Socrate.

En bref

Action sur les atteintes du système nerveux (vertiges, dépression, paralysies), des glandes et des ganglions (tumeurs, indurations).

Soigner qui ?

- Pas obligatoirement mais plutôt une personne ralentie et fatiguée intellectuellement comme physiquement, assez dépressive.
- Parfois une personne ayant refoulé sa sexualité par solitude ou raison religieuse.

Soigner quoi ?

- Sensation de paralysie avec engourdissement commençant aux pieds puis montant progressivement jusqu'en haut du corps (comme la description de la mort de Socrate).
- Cette paralysie peut correspondre à une atteinte nerveuse organique (sous le contrôle du médecin) mais aussi à des sensations liées à des maladies fonctionnelles (fibromyalgie, syndrome de fatigue chronique, spasmophilie).
- Dépression avec dévalorisation et faiblesse aussi bien psychique que physique, aggravée par les efforts mentaux ou physiques.
- Vertiges en bougeant la tête, vertiges en position couchée en tournant la tête.
- Nodules dans les seins, la prostate, l'utérus ou augmentation de volume des ganglions, sans aucune douleur (nécessité du suivi médical).
- Impuissance associée à une éjaculation précoce à la moindre excitation (la seule présence d'une autre personne !) après une continence longue.

Symbolique du médicament

Bien que le récit soit controversé par les historiens, c'est l'action lente du poison socratique sur le système nerveux entraînant la paralysie, le froid de la mort et l'atteinte cérébrale.

Exemples d'utilisation

- Sensations de paralysies ascendantes : 9CH, 3 granules par jour.
- Vertiges : 9CH, 3 granules par jour.
- Dépression aggravée par le moindre effort : 15CH, 3 granules 3 fois par semaine.
- Éjaculation précoce : 15CH, 3 granules 2 fois par semaine.

Corallium rubrum

La souche

Animale (le corail rouge)

En bref

Action sur la toux et le rhume aggravés par l'air froid.

Soigner quoi ?

- La toux de la coqueluche ou lui ressemblant avec quintes qui épuisent, et suffocation avant de tousser.
- Les rhumes avec écoulement du mucus vers l'arrière-gorge.
- Aggravation de la toux et du rhume en inspirant de l'air froid.
- Sensation glaciale de l'air inspiré, la personne respire à travers son écharpe, un mouchoir, les couvertures.

Exemples d'utilisation

- La toux en quintes : 5CH, 3 granules toutes les heures.
- Le rhume qui s'écoule en arrière : 4CH, 3 granules 3 fois par jour.

Cortisone

La souche

Biologique (la cortisone)

En bref

Traitement de drainage pour contrecarrer les effets nocifs d'une corticothérapie.

Soigner quoi ?

- La rétention d'eau.
- La prise de poids.
- La sécheresse de la peau.
- Tous les signes consécutifs à un traitement par la cortisone prolongé.

Exemples d'utilisation

- En prévention, en même temps que le traitement à la cortisone (n'empêche pas l'action bénéfique du traitement) : 5CH, 3 granules 3 fois par semaine.
- Après un traitement à la cortisone, comme drainage du terrain : 4CH, 3 granules par jour.

Crataegus

La souche

Végétale (l'aubépine)

On utilise fleurs et fruits.

En bref

Action sur les palpitations avec rythme irrégulier et tension faible.

Soigner quoi ?

- L'hypotension chez les émotifs.
- Les palpitations avec extrasystoles et rythme irrégulier (après feu vert du cardiologue).
- Les poussées d'hypertension liées à la sensibilité des émotifs (après feu vert du médecin).

Exemples d'utilisation

- Hypotension : 4CH, 3 granules par jour.
- Palpitations : 5CH, 3 granules par jour.
- Hypertension d'origine nerveuse : 15CH, 1 dose par semaine.

Crocus sativus

La souche

Végétale (le crocus dont on extrait le safran)

En bref

Action sur l'humeur instable chez les grands émotifs.

Soigner qui ?

- Quelqu'un d'instable qui passe de la plus grande gaieté à la colère.
- Personnes très émotives qui pleurent à la musique, qui aiment le monde entier.
- Personnalité excessive et changeante.

Soigner quoi ?

- Grossesses nerveuses avec perception de quelque chose de vivant dans le ventre !
- Spasmophilie avec fourmillement et engourdissement des membres et du dos.
- Spasmes dans le ventre.
- Battements des paupières.
- Migraines ophtalmiques et névralgies améliorées en fermant fortement les paupières, aves aggravation à la lumière et amélioration à l'air frais.

Exemples d'utilisation

- Les états émotionnels excessifs un peu chroniques : 15CH, 1 dose par semaine.
- Les crises de spasmophilie et les spasmes : 5CH, 3 granules 3 fois par jour.
- Les névralgies et migraines ophtalmiques : 9CH, 3 granules 2 à 3 fois par jour.

Croton tiglium

La souche

Végétale (la graine de Tilly)

Arbuste originaire des îles Moluques (d'où son autre nom : bois des Moluques) donnant des graines proches de l'euphorbe et du ricin.

En bref

Action sur la diarrhée et irritation de la peau.

Soigner quoi ?

- Diarrhée « extrême urgence », à la moindre absorption d'aliment ou de boisson.
- Selles très brûlantes expulsées par une forte pression de gaz.
- Éruptions à petites vésicules purulentes qui peuvent être de l'eczéma mais aussi de l'herpès, localisées plutôt sur les bourses, les régions génitales mais aussi les tempes, le cuir chevelu ou même les yeux.
- Démangeaisons très pénibles et très intenses qui sont atténuées par un très léger frottement.
- Irritation des yeux très sensible au toucher avec sensation d'œil tiré vers l'arrière.

Symbolique du médicament

Le bébé a la diarrhée explosive qui irrite ses petites fesses. On retrouve ce même tableau chez un adulte ayant tendance à l'herpès.

Exemples d'utilisation

- Diarrhée volcanique : 9CH, 3 granules après chaque selle liquide.
- Eczéma et herpès des bourses : 9CH, 3 granules 3 fois par jour.
- Irritation des yeux : 7CH, 3 granules 3 fois par jour.

Cuprum

La souche

Minérale (le cuivre de formule Cu)

En bref

Action sur la contracture musculaire sous toutes ses formes : crampes, spasmes.

Soigner qui ?

Une personne hypersensible aux effets secondaires des médicaments allopathiques et même aux effets des médicaments homéopathiques, avec réactions exagérées.

Soigner quoi ?

- Crampes apparaissant et disparaissant brusquement.
- Crampes des jambes ou des cuisses pendant un rapport sexuel.
- Crampes des mollets, les crampes des muscles fléchisseurs comme les avant-bras (écrivain), les paumes, les plantes.
- Tics du visage lorsqu'ils sont douloureux.
- Torticolis spasmodiques.
- Crises de tétanie où la crampe domine.
- Hoquet violent et douloureux amélioré en buvant froid.
- Spasmes intestinaux violents avec diarrhée.
- Toux par quintes avec contracture des muscles du thorax.

Symbolique du médicament

Le cuivre est le métal utilisé pour tous les fils électriques. Il agit sur notre influx nerveux de la même manière. Crampes, spasmes à début et fin brusques comme animés par un interrupteur invisible.

Exemples d'utilisation

- Crampes en utilisation ponctuelle : 5CH, 3 granules 3 à 4 fois par jour.
- Prévention des crampes répétées : 9CH, 1 dose par semaine.

- Spasmophilie avec crampes : 15CH, 1 dose par semaine.
- Hoquet violent : 15CH, 3 granules sur le moment.
- Coliques spasmodiques : 9CH, 3 granules 3 fois par jour.

Curare

La souche

Végétale (mélange de plantes utilisé traditionnellement par les Indiens d'Amérique pour enduire la pointe des flèches et paralyser l'ennemi).

En bref

Action sur la paralysie faciale et fibromyalgie.

Soigner quoi ?

- Paralysies faciales.
- Sensations de paralysie dans la spasmophilie avec fourmillement et engourdissement du visage ou des membres.
- Douleurs dans la tête avec sensation de contracture de la tête en arrière.
- Douleurs au-dessus des yeux (surtout droit), douleurs des oreilles.
- Douleurs le long de la colonne vertébrale avec faiblesse et sensation de dérobement des jambes.
- Aggravation de tous les troubles au froid humide.

Symbolique du médicament

Comme dans la fibromyalgie et le syndrome de fatigue chronique, sensation soudaine d'être terrassé comme par une flèche et de tomber dans la paralysie douloureuse.

Exemples d'utilisation

- Paralysies faciales : 15CH, 3 granules 3 fois par jour.
- Fibromyalgie : 9CH, 3 granules par jour.

Cyclamen

La souche

Végétale (le cyclamen)

En bref

Action sur les migraines ophtalmiques et vertiges.

Soigner qui ?

- Une personnalité triste, cherchant la solitude et noyée dans les remords et les scrupules.
- Conscience professionnelle pathologique avec soucis excessifs pour le travail inachevé.

Soigner quoi ?

- Les migraines ophtalmiques.
- Les migraines précédées de troubles visuels (mouches volantes, taches sombres, taches brillantes) et accompagnées de vertiges.
- Les migraines déclenchées par un trouble digestif, surtout les aliments gras.
- Les migraines avant et pendant les règles.

Exemples d'utilisation

- Migraines ophtalmiques : 9CH, 3 granules par jour en prévention et 3 fois par jour en crise.
- Migraines liées aux règles : 9CH, 1 dose le 18e jour, 15CH, 1 dose le 20e jour et 30CH, 1 dose le 25e jour.
- Aide à une personnalité trop scrupuleuse : 30CH, 1 dose par mois.

Dioscorea

La souche

Végétale (igname sauvage)

Une sorte de liane dont on utilise la racine souterraine (rhizome).

En bref

Action sur les douleurs diminuées en extension.

Soigner quoi ?

- Douleurs du tube digestif (estomac, intestin) aggravées penché en avant, plié en deux et améliorées en se mettant en hyperextension vers l'arrière.
- Douleurs gynécologiques ayant cette même modalité.
- Sciatiques et maux de dos atténués en se penchant en avant (car cela met les muscles du dos en extension) et aggravés cambré.

Symbolique du médicament

Cette liane d'Amérique du Nord semble nouer les muscles au point qu'il faille se mettre en hyperextension pour défaire le nœud.

Exemples d'utilisation

- Douleur digestive de type crampe, améliorée en extension : 15CH, 3 granules toutes les 20 minutes en aigu, matin et soir en prévention.
- Sciatiques et maux de dos : 9CH, 3 granules toutes les heures.

Diphterotoxinum

La souche

Biologique (corynebacterium diphtheriae, le microbe (bacille) de la diphtérie)

La toxine sécrétée par le bacille sert de souche au médicament.

En bref

Action sur les angines à répétition.

Soigner quoi ?

- Une fragilité de la gorge, après un vaccin combiné type DTPolio.
- Des angines à répétition.
- Des laryngites répétées.

Exemples d'utilisation

Dans tous les cas : 12CH, 1 dose 2 fois par mois.

Dolichos pruriens

La souche

Végétale (le poil à gratter, variété de pois velu)

En bref

Action sur la démangeaison.

Soigner quoi ?

- Toutes les démangeaisons, avec ou sans éruption.
- Les démangeaisons des personnes âgées (prurit sénile).
- Les urticaires.
- Les démangeaisons aggravées lorsqu'on est constipé et atténuées quand on gratte jusqu'au sang.
- Nette aggravation à la chaleur du lit.

Exemples d'utilisation

- Prurit sénile : 4CH, 3 granules matin et soir.
- Démangeaisons : 5CH, 3 granules toutes les heures si besoin, sinon 1 fois par jour.

Drosera

La souche

Végétale (la drosére ou herbe à la rosée)

En bref

Action sur la toux en quintes.

Soigner qui ?

Une personne à l'allure fatiguée, au teint pâle et cerné, au visage creux, aux yeux enfoncés.

Soigner quoi ?

- Toux de la coqueluche et les toux qui y ressemblent.
- Toux par quintes, surtout le soir et la nuit.
- Toux accompagnée de nausée ou de vomissement avec un visage cyanosé (bleu).
- Toux qui commence par un chatouillement au niveau du larynx.
- Toux qui oppresse le thorax (le malade tient son thorax pour tousser).

Exemples d'utilisation

- Laryngites et bronchites sèches et quinteuses : 9CH, 3 granules 3 fois par jour.
- Toux persistant après une coqueluche, par quintes : 30CH, 1 dose unique.

Dulcamara

La souche

Végétale (la douce amère)

On utilise les tiges fleuries.

En bref

Action sur les rhumatismes, rhumes et verrues, en liaison avec le froid humide.

Soigner quoi ?

- Rhumes, rhino-pharyngites, bronchites, trachéites survenues par temps humide et froid ou après avoir transpiré et pris froid.
- Fièvre grippale avec douleurs derrière la tête et frisson dans le dos après froid humide.

- Douleurs des muscles et des articulations après froid humide ou après avoir été mouillé, améliorées par le mouvement.
- Verrues plates, verrues du dos des mains et des doigts, apparues après la piscine.
- Diarrhées après un refroidissement.

Symbolique du médicament

Grand médicament du terrain de sycose (verrues, humidité, voir chapitre 4).

Exemples d'utilisation

- Affections respiratoires : 7CH, 3 granules 3 fois par jour.
- Fièvre d'allure grippale : 5CH, 3 granules toutes les heures.
- Rhumatismes aggravés à l'humidité et diminués au mouvement : 9CH, 3 granules par jour.
- Verrues des doigts et des mains : 9CH, 3 granules par jour.

Echinacea

La souche

Végétale (l'échinacée)

En bref

Grand anti-infectieux surtout antiviral.

Soigner quoi ?

- Toutes les infections, surtout dues à des virus (grippe, rhino-pharyngites, gastro-entérites) par stimulation de l'immunité.
- Infections de la peau avec suppuration.

Exemples d'utilisation

- Infections suppurantes de la peau : 4CH, 3 granules 3 fois par jour.
- Infections saisonnières, surtout virales : en TM, 50 gouttes 3 fois par jour ; chez l'enfant, ne pas dépasser 1 goutte par kilo de poids et par jour.

Elaps

La souche

Animale (le serpent corail)

On utilise le venin, qui est mortel par morsure.

En bref

Action sur les rhumes purulents avec saignement de nez.

Soigner qui ?

Une personne dépressive qui a une horreur de la pluie et qui craint de rester seule.

Soigner quoi ?

- Rhumes qui s'écoulent avec un mucus de très mauvaise odeur.
- Rhumes avec saignement de nez, de sang noir.
- Rhumes et grippes avec mal de tête du front à la nuque.
- Otites avec écoulement suppuré de mauvaise odeur.
- Dans les rhumes et grippes, sensation de froid à l'estomac et spasmes (les aliments descendent par à-coups).

Exemples d'utilisation

- Rhumes et grippes : 5CH, 3 granules 3 fois par jour.
- Dépression avec peur de la pluie : 15CH, 1 dose par semaine.
- Otites traînantes, pour hâter la guérison : 7CH, 3 granules par jour.

Eugenia jambosa

La souche

Végétale (le jambosier)

En bref

Action sur l'acné et le diabète.

Soigner quoi ?

- Acné juvénile avec boutons douloureux et indurés.
- Acné rosacée.
- Draineur pouvant aider dans les débuts de diabète au stade du régime seul.

Exemples d'utilisation

- Acné : 5CH, 3 granules par jour.
- Régime de début de diabète : 4CH, 3 granules matin et soir.

Eupatorium perf

La souche

Végétale (l'eupatoire perfoliée)

Appelée aussi herbe à souder ou herbe à la fièvre.

En bref

Action sur la grippe avec douleurs des yeux.

Soigner quoi ?

- Grippe et fièvres qui s'accompagnent de courbatures et douleurs des yeux.
- Globes oculaires douloureux surtout en appuyant dessus.
- Fièvre très haute le matin au lever entre 7 et 9 heures.
- Trachéite avec toux sèche nocturne et besoin de se tenir la poitrine.

Exemples d'utilisation

- Grippe : 5CH, 3 granules 3 fois par jour.

- Trachéite : 9CH, 3 granules matin et soir.
- Fièvre : 5CH, 3 granules toutes les heures.

Euphrasia

La souche

Végétale (l'euphraise)

Appelée aussi « casse-lunettes ».

En bref

Action sur les allergies au nez et aux yeux.

Soigner quoi ?

- Conjonctivites allergiques avec larmoiement clair très irritant et brûlant donnant la sensation de sable dans les yeux.
- Rhinites allergiques (rhume des foins) avec écoulement nasal comme de l'eau et non irritant pour le bord des narines.
- Toux grasses avec voix enrouée.

Exemples d'utilisation

Dans tous les cas : 5CH, 3 granules toutes les 2 heures.

Fagopyrum

La souche

Végétale (le sarrasin)

En bref

Démangeaisons des zones poilues.

Soigner quoi ?

- Démangeaisons aggravées à la chaleur et atténuées par le froid avec ou sans éruption.
- Démangeaisons des personnes âgées.
- Localisées plutôt aux yeux et aux oreilles.
- Localisées plutôt aux parties velues.
- Aggravées par le grattage.

Exemples d'utilisation

- Démangeaisons ponctuelles : 9CH, 3 granules toutes les heures si besoin.
- Prurit sénile : 9CH, 3 granules matin et soir.

Ferrum metallicum

La souche

Minérale (le fer de formule Fe)

En bref

Action sur la tendance à l'anémie, fatigue, indigestion aux œufs.

Soigner qui ?

- Les personnes fatiguées et fatigables ayant tendance à l'anémie et fixant mal le fer.
- Hypersensibilité aux stimulations, au bruit, au toucher.
- Hypersensibilité du cuir chevelu, douleur au passage du peigne.

Soigner quoi ?

- Appoint dans le traitement des anémies par carence en fer.
- Appoint dans le traitement de l'hémochromatose (surcharge en fer).
- Indigestion aux œufs avec vomissements.

- Rhumatismes de l'épaule et de la hanche avec douleur atténuée par un mouvement lent.

Exemples d'utilisation

- Pour améliorer l'assimilation d'un traitement par le fer : 5CH, 3 granules matin et soir.
- Pour aider l'élimination du fer en complément des autres traitements : 15CH, 3 granules par jour.
- Sensibilité du cuir chevelu : 9CH, 3 granules par jour.
- Périarthrites de l'épaule ou de la hanche : 7CH, 3 granules par jour.
- Indigestion des œufs : 9CH, 3 granules 1 heure avant un repas qui en contient (à tester de façon progressive).

Ferrum phosphoricum

F

La souche

Minérale (le phosphate de fer de formule $Fe_3(PO_4)$, $8H_2O$)

Il s'agit en fait d'un mélange de phosphate ferreux et de phosphate ferrique.

En bref

Action sur la fièvre peu élevée.

Soigner qui ?

Souvent un enfant fatigué mais qui monte peu en fièvre lorsqu'il est malade et qui n'est pas abattu.

Soigner quoi ?

- Les fièvres des maladies infantiles, des rhino-pharyngites, affections saisonnières qui apparaissent lentement et qui montent peu, ne dépassant pas 38,8 ou 39 °C.
- Les rhumes et rhino-pharyngites qui s'accompagnent d'un saignement de nez ou de mouchage un peu sanglant.
- Les otites à la phase de congestion (tympan rose rouge) avec vive douleur mais avec peu de fièvre.

- L'enfant a peu de fièvre et vaque dans sa chambre, ne reste pas couché car il a très chaud et même le visage rouge.
- La fièvre s'aggrave un peu de 4 à 6 heures du matin et à 13 heures (avec frissons).
- Gastro-entérite avec selles légèrement sanglantes.
- Toux sèche des laryngites et trachéites avec crachats pouvant être striés de sang.
- Petits boutons ou furoncles de la peau au stade où ils n'ont pas encore « mûri ».
- Saignements de nez (épistaxis) chez l'enfant apparaissant en se mouchant.

Exemples d'utilisation

- Fièvre inferieure à 39 °C : 5CH, 3 granules 3 fois par jour.
- Début d'otite, sous contrôle du médecin : 5CH, 3 granules toutes les heures.
- Gastro striée de sang : 5CH, 3 granules toutes les 2 heures.
- Épistaxis : 9CH, 3 granules toutes les 10 minutes si besoin.

Fluoric acid

La souche

Minérale (l'acide fluorhydrique de formule HF)

Un des acides les plus forts utilisés pour la gravure sur verre.

En bref

Action sur l'atteinte profonde des tissus de soutien.

Soigner qui ?

- Une personne au caractère profondément instable.
- Versatilité de l'humeur du plus grand enthousiasme jusqu'au désintérêt et à la dépression.

- Hyperactivité infatigable avec projets pharaoniques alternant avec changement brusque de cap et d'envies.
- Besoin de sortir, de marcher très vite, d'activités mondaines et de libertinage.
- Enfant doué et travailleur qui soudain change de cap et ne fait plus rien.

Soigner quoi ?

- L'ostéoporose et les atteintes graves des os chez l'enfant comme l'adulte.
- Les caries dentaires à répétition, qui touchent les racines ; dents devenues friables.
- Infections de la peau se traduisant par des fissures et des fistules.
- Peau dure et sèche avec cicatrices douloureuses.
- Cheveux très cassants et qui tombent, ongles épais et cassants.
- Varices avec déformation importante de la paroi des veines et ulcères variqueux.
- Amélioration par le froid et aggravation des troubles par la chaleur.
- Troubles gastriques avec besoin d'être serré et aggravation debout, faim continue et désir d'aliments épicés.

Symbolique du médicament

Le fluor et la silice sont les éléments qui constituent le squelette de nos tissus mous et de nos os. L'acide fluorhydrique semble avoir cette action de destruction profonde qui touchera aussi bien le physique (os, dents, tissus de soutien) que le psychisme, avec dérèglement de la personnalité et du comportement.

Exemples d'utilisation

- Psychisme instable, tendance cyclothymique et versatilité de l'humeur : 30CH, 1 dose par mois.
- Difficultés scolaires soudaines : 15CH, 1 dose par semaine.
- Caries dentaires, en prévention sur ce type de terrain : 5CH, 3 granules 3 fois par semaine.
- Varices volumineuses et/ou ulcères variqueux : 5CH, 3 granules par jour.
- Maladies des os chez l'enfant (Scheuermann, Osgood-Schlatter), sous surveillance médicale : 7CH, 3 granules 3 fois par semaine.

Folliculinum

La souche

Biologique (la folliculine ou œstrone)

Précurseur de l'œstradiol, une des deux grandes hormones chez la femme (avec la progestérone).

En bref

Régulateur des flux hormonaux chez la jeune fille et la femme.

Soigner qui ?

Les femmes très sensibles physiquement comme psychiquement aux déséquilibres hormonaux.

Soigner quoi ?

- Règles irrégulières.
- Règles douloureuses.
- Syndrome prémenstruel.
- Préménopause.
- De façon générale, tous les troubles « hormono-sensibles » (migraines, problèmes de peau, troubles de l'humeur, tensions mammaires, cystites, etc.).

Exemples d'utilisation

- Les doses en 7CH ont une action de régulation et d'harmonisation.
- Les doses plus élevées (9CH, 15CH ou 30CH) ont un effet modérateur sur les œstrogènes et donc stimulant sur la progestérone.

Schéma de traitement le plus usité :

- 9CH, 1 dose le 7e jour du cycle ;
- 15CH, 1 dose le 14e jour du cycle ;
- 30CH, 1 dose le 21e jour du cycle.

Gelsemium

La souche

Végétale (le jasmin jaune)

On utilise la racine.

En bref

Action sur le trac et l'anxiété paralysante.

Soigner qui ?

- Une personne extrêmement sensible aux émotions et aux situations stressantes, comme les épreuves, les examens, le contact du public.
- Personne venant d'apprendre une mauvaise nouvelle, une catastrophe.
- Personnalité ayant tendance à « éviter » les situations plutôt que de les affronter.
- Tendance aux malaises avec impression que l'on va se trouver mal, et besoin de bouger qui améliore la situation.
- Angoisse que le cœur ne s'arrête si on ne bouge pas.
- Diarrhées dans les situations de stress.
- Toutes les formes de trac.

Soigner quoi ?

- Sensations de paralysie dans le syndrome de fatigue chronique ou dans la fibromyalgie.
- Certaines vraies paralysies (faciale, oculaire, des jambes à la suite de vaccination) en appoint.
- Migraines avec douleur de la nuque ou migraines ophtalmiques.
- Céphalées de stress avec tête serrée, impression d'abrutissement et troubles de la vue.
- Tremblements liés au trac, tremblement des mains ou tremblement ressenti intérieurement.
- Insomnies avant une épreuve, un examen.

- Grippe ou fièvre d'origine virale apparue par temps chaud, grippe d'été, sans avoir soif.
- Aggravation de tous les troubles par la chaleur et amélioration à l'air frais.
- Amélioration par le mouvement, le fait de bouger, surtout les symptômes psychiques.

Symbolique du médicament

Le tableau de Gelsemium est celui de la paralysie et du besoin de mouvement. Une mauvaise nouvelle, une grippe ou toute autre agression conduit à l'immobilité et à la crainte de la mort, de l'inconnu. Bouger, fuir, éviter deviennent alors les seules ressources.

Exemples d'utilisation

- Situations d'anxiété : 9CH, 3 granules par jour.
- Suite de mauvaise nouvelle de choc émotionnel : 30CH, 1 dose.
- Préparation aux examens, avec trac : 9CH, 3 granules matin et soir les jours qui précèdent puis juste avant l'épreuve.
- Migraines ou maux de tête de stress : 15CH, 3 granules toutes les 2 heures.
- Grippe d'été : 5CH, 3 granules toutes les 2 heures.
- Tremblements liés aux émotions : 9CH, 3 granules 1 à 3 fois par jour selon le besoin.

Glonoinum

La souche

Minérale (le trinitrotoluène de la dynamite)

Ses autres noms sont trinitrine et nitroglycérine et indiquent qu'ils sont surtout employés comme explosifs (la dynamite) et dans un but médical (la trinitrine dilate les artères coronaires dans les crises d'angine de poitrine).

En bref

Action sur l'hypertension, les maux de tête, les bouffées de chaleur.

Soigner qui ?

- Une femme au moment de la ménopause.
- Une personne au visage rouge et congestionné, de tempérament sanguin et ayant facilement trop chaud.

Soigner quoi ?

- Appoint dans certaines hypertensions artérielles avec palpitations et bouffées de chaleur à la tête.
- Les bouffées de chaleur de la ménopause, avec afflux de sang à la tête et battements dans les carotides ; besoin de dégrafer le col.
- Maux de tête et migraines avec chaleur à la tête et besoin de tenir sa tête entre ses mains.
- Palpitations avec sensation que les battements du cœur résonnent dans le cou et la tête.
- Aggravation des troubles par les secousses, le bruit et la chaleur.

Symbolique du médicament

Imaginons comme dans un célèbre film (*Le Salaire de la peur*) cette nitroglycérine capable de provoquer une explosion dans les artères et à la tête. Le bruit, la moindre secousse font de nouveau exploser cette onde de chaleur et de violence.

Exemples d'utilisation

- Bouffées de chaleur : 9CH, 3 granules 3 fois par jour.
- Appoint dans certaines hypertensions : 9CH, 3 granules par jour.
- Migraines et maux de tête avec chaleur et battements : 5CH, 3 granules toutes les 2 heures.

Gnaphallium

La souche

Végétale (l'immortelle !)

Variété jaune de l'Amérique du Nord, appelée aussi herbe balsamine.

En bref

Action sur la sciatique améliorée en position assise.

Soigner quoi ?

- Toutes les névralgies (sciatiques, névralgies faciales, etc.) qui alternent entre douleurs et fourmillements.
- La sciatique de type crampe douloureuse aggravée en marchant et améliorée en position assise. Aggravation aussi en position allongée.
- Rhumatismes avec sensation de raideur et alternance entre douleurs et fourmillements.

Exemples d'utilisation

- Sciatique améliorée assis : 9CH, 3 granules toutes les 2 heures.
- Névralgies ou rhumatismes avec alternance de douleurs et de fourmillements : 15CH, 3 granules matin et soir.

Graphites

La souche

Minérale (le graphite ou mine de crayon)

Il s'agit d'une des deux formes de carbone à l'état de cristal, la moins chère ! L'autre forme est le diamant.

En bref

Action sur le ralentissement des glandes, l'eczéma suintant.

Soigner qui ?

- Une personnalité plutôt apathique et craintive, avec tendance à pleurer facilement.
- Une personne à l'intelligence lente et indécise.
- Constitution plutôt frileuse avec net embonpoint.
- Lenteur et apathie chez un enfant trop gros, craintif et constipé.

Soigner quoi ?

- Tous les troubles liés au ralentissement des glandes endocrines.
- Hypothyroïdie.
- Impuissance chez l'homme, libido faible et absence d'ovulation avec règles peu abondantes chez la femme.
- Constipation avec grosses selles difficiles à expulser.
- Douleurs de l'estomac avec brûlures améliorées en mangeant chaud.
- Peau sèche et épaisse avec tendance aux fissures.
- Eczéma suintant avec aspect ressemblant à du miel.
- Impétigos.
- Tendance à l'œdème et à la rétention d'eau.
- Infections fissurées des paupières, des mamelons et de l'anus.
- Tous les troubles sont aggravés par le froid.

Symbolique du médicament

Lenteur et refroidissement sont liés à un système glandulaire en panne. C'est l'hypophyse, chef d'orchestre de toutes les glandes, qui ne tient pas son rôle et ralentit tout le métabolisme.

Exemples d'utilisation

- Eczéma suintant : 5CH, 3 granules matin et soir en plus du traitement local.
- Constipation de grosses selles noueuses : 7CH, 3 granules matin et soir.
- Hypothyroïdie : en appoint 15CH, 1 dose par semaine.
- Déficit des glandes sexuelles, chez l'homme et chez la femme : 9CH, 1 dose par semaine.
- Lenteur et indécision chez un obèse frileux et constipé : 30CH, 1 dose par mois.

Gratiola

La souche

Végétale (la gratiole)

En bref

Action sur la diarrhée après boissons froides, les migraines.

Soigner qui ?

- Un enfant sujet aux diarrhées l'été.
- Une femme ayant tendance aux migraines et à la libido fortement augmentée.

Soigner quoi ?

- Gastro-entérites de l'été ou par temps chaud, aggravées par les boissons froides, avec selles jaillissantes.
- Migraines avec douleur battante, aggravées par la chaleur et améliorées en sortant au grand air, avec vision floue au moment des crises.
- Migraines « digestives » avec vomissements, aggravées après les repas.

Exemples d'utilisation

- Diarrhées : 4CH, 3 granules après chaque selle.
- Migraines : 7CH, 3 granules toutes heures.

Guaiacum

La souche

Végétale (le gaïac)

En bref

Action sur les rhumatismes, la goutte.

Soigner quoi ?

- Rhumatismes « vieillis » avec déformation de l'articulation, raideur et rétractions des ligaments et des tendons.
- Douleurs des épaules, des mains, des chevilles avec articulations gonflées et douloureuses.
- Douleurs du dos, entre les omoplates qui remontent vers la nuque.
- Lumbagos et sciatiques.
- Maux de gorge avec brûlure aggravée par les boissons chaudes, besoin de mettre du froid sur la gorge.
- Tous les troubles surviennent chez une personne sujette à la goutte et au taux d'acide urique augmenté.
- Aggravation générale par la chaleur et le mouvement.

Exemples d'utilisation

- Douleurs rhumatismales : 5CH, 3 granules matin et soir.
- Pharyngite : 5CH, 3 granules toutes les 2 heures.

Hamamélis

La souche

Végétale (l'hamamélis de Virginie)

En bref

Action sur les veines et les capillaires (varices hémorroïdes et ecchymoses).

Soigner quoi ?

- Varices très sensibles au toucher, au moindre contact, aggravées à la chaleur.
- Hémorroïdes très douloureuses et saignant facilement (le sang est noir).
- Ecchymoses et hématomes au moindre choc.

Exemples d'utilisation

- Varices et hémorroïdes : 6DH, 20 gouttes 4 fois par jour dans un peu d'eau.
- Ecchymoses et hématomes : 4CH, 3 granules par jour.

Harpagophytum

La souche

Végétale (la griffe du diable)

Il doit son nom aux aiguillons crochus de son fruit, qui ne sont pas sans rappeler les becs-de-perroquet de l'arthrose et la sensation mordante et griffante des douleurs arthrosiques.

En bref

Action sur les douleurs d'arthrose.

Soigner quoi ?

- Douleurs des mains et des pieds liées à l'arthrose.
- Douleurs liées aux rhumatismes inflammatoires (polyarthrite rhumatoïde, spondylarthrite ankylosante, goutte).

Exemples d'utilisation

- Arthrose des mains et des pieds : 4CH, 3 granules matin et soir.
- Appoint dans les rhumatismes inflammatoires : TM, 50 gouttes trois fois par jour (effet phytothérapique) ou 3DH, 10 gouttes matin et soir (effet homéopathique ; permet d'absorber moins d'alcool que la TM).

Helleborus

La souche

Végétale (l'hellébore noir)

Variété de renoncule appelée aussi rose de Noël car elle pousse en hiver.

En bref

Action sur la dépression grave avec abattement.

Soigner qui ?

- Une personne gravement atteinte par la dépression.
- Une personne affectée d'une maladie grave qui l'a totalement plongée dans la dépression.
- Ne répond pas aux questions qu'on lui pose ou alors très lentement.
- Personne très agacée si on essaie de la consoler.
- Lenteur et abattement, semble presque dans le coma, semble devenue stupide.

Soigner quoi ?

- Dépression grave.
- Mouvements de trituration automatique des lèvres, des habits, de la tête.
- Mouvements automatiques de mastication, avec mâchoire pendante.

Symbolique du médicament

C'est le tableau du « zombi » abruti par une dépression grave, une maladie grave… ou un traitement psychotrope très lourd. Il est très intéressant pour pallier les effets secondaires des médicaments contre la dépression.

Exemples d'utilisation

- Dépressions graves et comateuses, en complément : 15CH, 1 dose par semaine.
- Effets secondaires des traitements psychotropes : 9CH, 3 granules par jour.
- Déblocage d'un abattement mental dans une maladie grave : 30CH, 1 dose unique.

Helonias

La souche

Végétale (la fausse unicorne)

Plante d'origine américaine appelée aussi racine de licorne (*unicorn root*).

En bref

Action sur la « descente d'organes » chez la femme dépressive.

Soigner qui ?

- Une femme qui ressent son utérus comme très pesant et que cela déprime profondément.
- Une femme qui fait une « fixation » sur son utérus.

Soigner quoi ?

- L'inconfort des ptoses (descente d'organes) de l'utérus.
- La sensibilité des seins avant les règles.
- Les leucorrhées (pertes blanches) d'aspect très laiteux avec tendance aux mycoses répétées.
- La salivation abondante chez la femme enceinte.
- Douleurs de lumbago irradiant dans les jambes.
- Amélioration des symptômes en s'occupant d'autre chose, en se distrayant, en faisant de l'exercice.

Symbolique du médicament

Enceinte ou pas, cette femme semble percevoir son utérus comme un intrus pesant et obsédant.

Exemples d'utilisation

- Mycoses à répétition : 5CH, 3 granules par jour.
- Dépression avec obsession sur l'utérus : 15CH, 1 dose par semaine.
- Salivation chez une femme enceinte : 4CH, 3 granules si besoin.

Hepar sulfur

La souche

Minérale (le foie de soufre)

Il s'agit d'une préparation particulière à l'homéopathie consistant à chauffer jusqu'à l'incandescence du soufre et du calcaire (coquille d'huître) en stoppant la combustion à mi-course. Le produit final possède à la fois les propriétés chimiques du soufre et celles du calcium.

En bref

Action sur les abcès et suppurations.

Soigner qui ?

- Un adulte ne supportant pas la moindre douleur, très irritable.
- Un enfant difficile ayant tendance à casser les objets, à mettre le feu, et qui semble obnubilé par l'idée de faire des bêtises graves.
- Les personnes qui ont tendance à suppurer à la moindre petite plaie.

Soigner quoi ?

- Abcès de la peau et des muqueuses, avec hypersensibilité au froid et au toucher.
- Rhumes, otites et infections des sinus, avec hypersensibilité à l'air froid.
- Infections des amygdales et de la gorge avec tendance aux abcès et phlegmons.
- Laryngites avec toux sèche et douloureuse.
- Toutes les infections ont tendance à s'abcéder et à suppurer avec une hypersensibilité au moindre contact et une douleur qui donne la sensation d'une écharde enfoncée.
- Tout est aggravé par le froid.

Symbolique du médicament

Le feu qui a été nécessaire à la calcination du soufre et du calcaire pour la préparation du médicament semble dominer tous les symptômes : feu de la douleur insupportable, feu de l'inflammation, feu du caractère et feu fascinant de la tendance pyromane.

Exemples d'utilisation

- Dans les infections avec tendance à l'abcès et à la suppuration, chaque fois que l'on veut « refroidir » l'infection et désenflammer : 15CH, 1 dose unique.
- Dans les abcès, à condition que le pus ait commencé à couler (formellement interdit sinon), pour drainer et nettoyer : 5CH, 3 granules matin et soir.
- Caractère irritable et tendance à mettre le feu, faire des bêtises graves chez l'enfant : 9CH, 1 dose par semaine.

Histaminum

La souche

Biologique (l'histamine)

C'est la molécule grande médiatrice de l'allergie. Les antihistaminiques (médicaments allopathiques contre l'allergie) visent à bloquer sa fabrication par nos tissus.

En bref

Action sur l'allergie.

Soigner quoi ?

- Toutes les allergies de la peau : urticaires, eczéma, œdèmes.
- Toutes les rhinites, conjonctivites allergiques.
- Les asthmes allergiques.
- Intervient en complément d'autres médicaments homéopathiques plus ciblés sur les symptômes.

Exemple d'utilisation

En complément d'un traitement plus ciblé, comme un « antihistaminique homéopathique » : 9CH, 3 granules matin et soir dans les périodes de crise.

Hydrastis

La souche

Végétale (petite renoncule du Canada)

En bref

Action sur les sécrétions nasales jaunes, la constipation.

Soigner qui ?

- Une personne fatiguée, amaigrie et affaiblie de façon habituelle ou du fait d'une maladie grave.
- Quelqu'un de triste et d'irritable.

Soigner quoi ?

- Sinusites, rhinites qui se traduisent par des sécrétions de mucus jaune visqueux et filant qui s'écoulent vers l'arrière, dans la gorge.
- Infections des yeux, des oreilles et infections urogénitales avec ces mêmes écoulements jaunes visqueux.
- Sinusites frontales avec sensibilité au froid.
- Enrouements douloureux et toux douloureuses.
- Constipation de petites selles morcelées recouvertes de mucosités.
- Constipation de la grossesse ou après abus de laxatifs.
- Troubles digestifs avec lourdeur à droite et hépatisme.
- Sensation de vide à l'estomac sans appétit. Pas d'amélioration en ayant mangé.
- Aphtes de la bouche avec langue chargée et jaune gardant l'empreinte des dents.
- Aggravation générale par le froid.

Exemples d'utilisation

- Rhinites et sinusites avec écoulement jaune : 5CH, 3 granules 3 fois par jour.
- Fatigue et tristesse irritable : 9CH, 3 granules le matin.
- Constipation : 4CH, 3 granules le soir.

Hydrocyanic acid

La souche

Minérale (l'acide cyanhydrique de formule HCN)

En bref

Action sur le spasme de l'œsophage.

Soigner quoi ?

- Sensation douloureuse d'arrêt des aliments au milieu ou au bas de l'œsophage d'origine nerveuse (nécessité de consulter et de faire une fibroscopie d'abord !), avec douleur dans la poitrine.
- Certains asthmes graves et certains états d'origine cardiaque ou pulmonaire se traduisant par de la cyanose (pas en automédication).

Exemples d'utilisation

- Spasmes de l'œsophage, en prévention : 9CH, 1 dose par semaine.
- Spasmes répétés dans une période de grande nervosité ou stress : 7CH, 3 granules 3 fois par jour.

Hyosciamus

La souche

Végétale (la jusquiame noire)

Plante très riche en scopolamine, qui explique en partie ses propriétés hallucinogènes à doses non homéopathiques.

En bref

Action sur l'agitation délirante, les spasmes et la jalousie maladive.

Soigner qui ?

- Une personne épuisée par des soucis prolongés, un manque de sommeil chronique ou un surmenage nerveux.

- Un enfant ou un adulte jaloux de manière excessive, soupçonneux pour tout.
- Une personne en déséquilibre psychique avec tendance au délire, au sentiment de persécution.
- Excitation sexuelle et exhibitionnisme avec désir de rester nu (il peut s'agir d'un enfant ou d'une personne âgée très perturbée).

Soigner quoi ?

- Les tics et les tremblements, les soubresauts musculaires.
- Les toux par spasme, la nuit en se réchauffant dans le lit et en étant allongé.
- Les spasmes de l'œsophage, les spasmes du colon.
- Le hoquet entraînant un visage pâle ou au contraire congestionné.

Symbolique du médicament

La scopolamine, entre autres, explique l'action toxique de cette plante sur le système nerveux, qui aboutit le plus souvent à des spasmes mais aussi, sur des terrains particuliers (enfants, vieillards, déséquilibres mentaux), à du délire sexuel ou de persécution.

Exemples d'utilisation

- Jalousies délirantes et excessives chez l'enfant (arrivée du petit frère ou de la petite sœur par exemple) : 15CH, 1 dose par semaine.
- Toux de spasme au lit : 9CH, 3 granules le soir 1 heure avant le coucher.
- Enfants ou vieillards agités et exhibitionnistes : 30CH, 1 dose par semaine.
- Hoquets : 9CH, 3 granules par jour.

Hypericum

La souche

Végétale (le millepertuis)

Plante utilisée en phytothérapie comme antidépresseur.

En bref

Action sur les douleurs des régions riches en petites terminaisons nerveuses.

Soigner qui ?

- Une personne ayant eu un traumatisme crânien ou une chute sur le coccyx.
- Une personne souffrant des suites d'une exposition prolongée aux UV.
- Une personne souffrant des suites d'un traumatisme des extrémités des membres ayant touché les petites terminaisons nerveuses. Écrasements, piqûres accidentelles ou médicales, péridurales.

Soigner quoi ?

- Les douleurs aiguës et intenses des terminaisons nerveuses, après une blessure, un traumatisme, avec irradiation sur le trajet du nerf de l'extrémité vers le centre.
- Les douleurs des membres fantômes, après amputation.
- Les douleurs du coccyx après une chute ou non.
- Les douleurs de la tête et du cou après un traumatisme ou une chute sur les fesses.
- Les douleurs du zona.

Symbolique du médicament

Hypericum est considéré comme l'arnica des nerfs. Il est indiqué chaque fois que de petites fibres nerveuses ont été abîmées. La région du coccyx (queue de cheval de la moelle épinière), les extrémités des membres sont riches en petites fibres nerveuses.

Exemples d'utilisation

- Douleurs à la suite de traumatisme des nerfs ou de chute sur la tête ou sur le coccyx : 15CH, 3 granules 3 fois par semaine.
- Douleurs des membres fantômes : 15CH, 3 granules par jour.
- Suites de péridurale ou de chute sur les fesses (maux de tête, douleurs) : 30CH, 1 dose 2 fois à 1 semaine d'intervalle.

Ignatia amara

La souche

Végétale (la fève de Saint-Ignace)

Arbuste d'origine asiatique et contenant de la strychnine comme nux vomica (tendance aux spasmes). On utilise les graines.

En bref

Action sur les spasmes, l'anxiété théâtrale, les symptômes paradoxaux.

Soigner qui ?

- Une personnalité anxieuse mais très extravertie, presque théâtrale.
- Une personne qui a des symptômes curieux ou paradoxaux (digère mieux les repas lourds).
- Les humeurs changeantes et capricieuses.
- Tendance dépressive après accumulation de chagrins et de stress.
- Hypersensibilité aux émotions et tendance à être influencé par les maladies des autres ou celles qu'on a lues.

Soigner quoi ?

- Boules, spasmes, troubles fonctionnels en tout genre se traduisant par des douleurs de spasme.
- Fatigue intense de la fin de matinée.
- Sensations de boules sur la ligne médiane du corps (gorge, milieu de la poitrine, creux de l'estomac, bas-ventre) avec besoin de soupirer.
- Migraines avec impression de clou enfoncé dans le crâne.
- Colopathies fonctionnelles avec spasmes et diarrhées aggravés par les émotions.
- Palpitations liées aux émotions.
- Toux nerveuse et sèche au moment où il faut faire silence (concert).
- Tous les symptômes sont très améliorés en pensant à autre chose, en étant occupé ailleurs.

Symbolique du médicament

« Vous ne m'aimez pas parce que vous ne me voyez pas ! » semble être l'expression favorite de cette personnalité en manque d'affection et d'amour et qui, inconsciemment, fait tout ce qu'elle peut pour être remarquée.

Exemples d'utilisation

- Dépression après chagrin, déception en amour : 15CH, 1 dose par semaine.
- Anxiété avec tendance à se trouver toutes les maladies : 9CH, 3 granules 1 à 2 fois par jour.
- Anxiété avec spasmes, sensation de boules, besoin de soupirer : 9CH, 3 granules 1 à 6 fois par jour selon le besoin.
- Fatigue de la fin de matinée : 9CH, 3 granules le soir.
- Migraines avec impression de clou dans le crâne : 7CH, 3 granules toutes les heures.
- Colopathies fonctionnelles : 9CH, 3 granules matin et soir.

Influenzinum

La souche

Biologique (le vaccin antigrippal saisonnier)

Ce médicament est « millésimé » car réactualisé chaque mois de septembre avec le vaccin de l'année.

En bref

Prévention et traitement de la grippe saisonnière.

Exemples d'utilisation

- En prévention : 9CH, 1 dose 3 semaines de suite dès le mois d'octobre, puis 1 dose par mois jusqu'en février ou mars.
- En cure : 9CH, 1 dose 3 jours de suite dès les premiers symptômes, en plus des médicaments correspondant aux symptômes.

Iodum

La souche

Minérale (l'iode de formule I_2)

En bref

Action sur tous les symptômes qui font penser à une thyroïde qui fonctionnerait trop.

Soigner qui ?

- Une personne hyperactive et ne supportant pas l'inaction, toujours en mouvement.
- Quelqu'un qui a toujours trop chaud et dont le rythme cardiaque est rapide.
- Quelqu'un qui transpire beaucoup.
- Appétit très augmenté et aucune prise de poids.

Soigner quoi ?

- Problèmes de thyroïde, sous contrôle médical.
- Inflammations des glandes salivaires.
- Laryngites avec toux sèche très aggravées par la chaleur et améliorées par l'air frais.
- Rhumes avec écoulement transparent et douleur à la racine du nez.
- Bronchites avec toux sèche améliorées en mangeant et en marchant.
- Aphtes avec gencives rouges, salive abondante et mauvaise haleine.
- Tremblement fin des extrémités amélioré en mangeant et en s'activant.
- Palpitations au moindre effort.

Symbolique du médicament

Iodum correspond au tableau de l'hyperthyroïdie. Pour autant, il peut soigner aussi tous les symptômes qui ressemblent à une hyperthyroïdie sans en être une. Les dosages sont normaux, mais la chaleur, les sueurs, la maigreur et les tremblements semblent dire le contraire.

Exemples d'utilisation

- Palpitations : 7CH, 3 granules par jour.
- Incapacité à grossir malgré un fort appétit : 9CH, 1 dose par semaine.
- Laryngites, rhinites, bronchites : 5CH, 3 granules 3 fois par jour.
- Aphtes : 4CH, 3 granules 3 fois par jour au moment des poussées.

Ipeca

La souche

Végétale (l'ipécacuanha)

La racine sèche était traditionnellement utilisée dans les centres antipoisons comme vomitifs (sirop d'ipeca).

En bref

Action sur les diarrhées, vomissements et nausées avec la langue propre.

Soigner quoi ?

- Nausées et vomissements par spasmes avec langue toujours propre.
- Diarrhées verdâtres après avoir pris froid ou avoir mangé des fruits pas assez mûrs.
- Toux de bronchite ou de bronchiolite avec beaucoup de sécrétions et tendance à vomir à cause de celles-ci.

Exemples d'utilisation

- Nausées et vomissements : 9CH, 3 granules toutes les heures.
- Diarrhées : 7CH, 3 granules après chaque selle liquide.
- Toux entraînant des vomissements, bronchiolites : 5CH, 3 granules toutes les heures.

Iris versicolor

La souche

Végétale (une variété d'Iris : le glaïeul bleu)

On utilise la racine (rhizome).

En bref

Action sur la migraine ophtalmique et gastrite.

Soigner quoi ?

- Les migraines, plus souvent à droite, précédées de flou visuel.
- Les migraines hebdomadaires.
- Les migraines du week-end et des jours de repos, lorsque les nerfs « lâchent ».
- Les migraines qui s'accompagnent de brûlures et de remontées acides de l'estomac.
- Les troubles digestifs dus à un affaiblissement du pancréas (pancréatites chroniques).
- Les gastrites et les reflux avec liquide très acide dans la bouche.
- Les colites avec diarrhées et brûlures anales.

Exemples d'utilisation

- Migraines du week-end, avec acidité, avec flou visuel : 7CH, 3 granules 3 fois par jour en crise ou 1 dose 15CH, le vendredi soir en prévention.
- Les reflux, gastrites et colites : 5CH, 3 granules par jour.
- En drainage des pancréas fatigués : 4CH, 3 granules tous les soirs.

Jalapa

La souche

Végétale (le jalap)

C'est un purgatif très violent en usage allopathique.

En bref

Action sur la diarrhée chez l'enfant qui inverse le jour et la nuit.

Soigner qui ?

- Un enfant ou un nourrisson qui est très calme le jour mais qui hurle la nuit.
- Un adulte en décalage horaire (jet lag) avec insomnie et éventuellement turista.

Soigner quoi ?

- Les insomnies par inversion de phase « jour-nuit » chez le nourrisson.
- Les diarrhées violentes de couleur brun clair.

Exemples d'utilisation

- Jet lag : 15CH, 3 granules au coucher, le nombre de jours nécessaires.
- Nourrisson décalé et insomniaque : 15CH, 3 granules au coucher.
- Diarrhées : 5CH, 3 granules 3 fois par jour.

Juglans regia

La souche

Végétale (le noyer)

On utilise le brou vert et frais et les feuilles.

En bref

Action sur le drainage du foie, l'eczéma, la céphalée digestive.

Soigner quoi ?

- Céphalées de tension et de stress sur encrassement digestif, avec troubles digestifs.

- Eczéma infecté et impétigos aggravés par des troubles digestifs.
- Douleurs digestives dans la région du foie et de la vésicule biliaire.
- Diarrhées irritantes s'accompagnant de maux de tête.
- Torpeur après les repas avec sensation de vide à l'estomac.
- Drainage digestif (surtout foie, vésicule, duodénum, colon droit).
- Aggravation générale par les aliments gras et riches.

Symbolique du médicament

La noix, graisse noble riche en oméga-3, nous offre sur le plan homéopathique le revers de sa médaille avec intoxication du foie et maux de tête de surcharge.

Exemples d'utilisation

- Céphalées : 9CH, 3 granules matin et soir.
- Eczéma : 5CH, 3 granules par jour.
- Drainage digestif : 4CH, 3 granules au coucher.
- Diarrhées : 4CH, 3 granules après chaque selle liquide.

Kalium bichromicum

La souche

Minérale (le bichromate de potassium de formule $Cr_2K_2O_7$)

Cette substance très allergisante est présente en faible quantité dans la levure de bière.

En bref

Action sur les rhumes épais, gastrites, les douleurs ponctiformes.

Soigner qui ?

- Un buveur de bière qui souffre de gastrite chronique.
- Un fibromyalgique qui a des douleurs très ponctiformes.

K

Soigner quoi ?

- Rhumes épais s'écoulant vers l'arrière et formant des croûtes élastiques.
- Sinusites avec douleurs du visage, à la racine du nez, aggravées par le froid.
- Aphtes à bords réguliers.
- Douleurs à début et fin brusques, occupant un espace ponctiforme (la taille de la pulpe d'un doigt).
- Migraines, sciatiques, douleurs inexpliquées en général si elles sont ponctiformes, et à début et fin brusques.
- Gastrites aggravées par la bière avec brûlures et vomissements jaunes et épais.
- Fort désir de bière malgré les conséquences.

Symbolique du médicament

Tout est petit et punctiforme (l'aphte, la douleur, l'ulcère d'estomac), tout commence et finit brusquement (le temps de la douleur, les parois à pic de l'ulcère et de l'aphte).

Exemples d'utilisation

- Rhumes et sinusites : 5CH, 3 granules 3 fois par jour.
- Aphtes : 4CH, 3 granules 3 fois par jour.
- Gastrites : 7CH, 3 granules matin et soir.
- Douleurs fibromyalgiques : 9CH, 3 granules par jour.

Kalium bromatum

La souche

Minérale (le bromure de potassium de formule KBr)

Ce bromure était utilisé jadis mélangé à la nourriture pour calmer les ardeurs sexuelles des jeunes soldats et les rendre plus aptes à la guerre.

En bref

Action sur l'acné, l'agitation des mains.

Soigner qui ?

- Un nourrisson qui confond le jour et la nuit et se griffe le visage.
- Un vieillard qui confond le jour et la nuit et est globalement agité.
- Un ado acnéique et volontiers triste qui est globalement agité.

Soigner quoi ?

- Tristesse et dépression après des soucis, des ennuis professionnels.
- Fatigue et insomnie avec somnolence le jour et perte de mémoire.
- Fatigue sexuelle ou sexualité surtout imaginative, peu opérative.
- Acné juvénile avec cicatrices et boutons infectés.

Symbolique du médicament

Le brome calme et le brome agite. Kalium bromatum confond le jour et la nuit et semble être anesthésié de tous les sens (toucher, vue, audition, sexe).

Exemples d'utilisation

- Nourrisson agité la nuit : 9CH, 3 granules au coucher.
- Vieillard en institution, agité la nuit : 15CH, 3 granules au coucher.
- Acné : 5CH, 3 granules matin et soir.
- Tristesse et apathie avec mémoire faible : 15CH, 1 dose par semaine.

Kalium carbonicum

La souche

Minérale (le carbonate de potassium de formule K2CO3)

En bref

Action sur les troubles de la digestion et l'asthme.

Soigner qui ?

- Un hypochondriaque qui s'angoisse pour sa santé.
- Une personne fatiguée et irritable.
- Quelqu'un d'hypersensible au bruit et au toucher (surtout les pieds).

Soigner quoi ?

- Œdème de l'angle interne des paupières supérieures.
- Asthme aggravé la nuit vers 2 à 3 heures du matin et amélioré en position assise.
- Essoufflement au moindre effort chez quelqu'un de trop gros avec palpitations et pouls rapide.
- Spasmes de l'œsophage ou hernie hiatale et tendance à la distension de l'estomac au moindre aliment.
- Fragilité du côté droit du corps (base du poumon droit, foie, vésicule, colon droit).
- Constipation avec sécheresse des selles qui sont grosses et douloureuses.
- Arthrose de la colonne et des genoux.
- Douleurs dorsales et douleurs lombaires diminuées sur un siège dur.
- Lombalgies de la grossesse et de la ménopause.
- Tendance générale à l'œdème et à la frilosité.

Symbolique du médicament

La vie semble ne plus tenir qu'à un fil (parfois véritable sensation que le cœur est suspendu à un fil !). Cela peut être lié à la fatigue hypochondriaque et à l'anxiété considérable mais aussi dans les cas d'insuffisance respiratoire et cardiaque chaque fois que le trio « poumon-foie-cœur » est en faiblesse du fait d'une maladie organique.

Exemples d'utilisation

- Hypochondrie, anxiété avec hypersensibilité au bruit : 15CH, 1 dose par semaine.
- Troubles digestifs : 5CH, 3 granules avant les repas de midi et du soir.
- Œdème des paupières ou tendance à la rétention d'eau générale avec frilosité : 4CH, 3 granules matin et soir.

- Arthrose du rachis et des genoux : 6DH, 20 gouttes le soir dans un peu d'eau.
- Soutien de complément en cas d'insuffisance cardiaque, d'asthme, d'insuffisance hépatique : 4CH, 3 granules matin et soir.

Kalium iodatum

La souche

Minérale (l'iodure de potassium de formule KI)

En bref

Action sur le rhume des foins et les rhumatismes aggravés la nuit.

Soigner qui ?

Un allergique aggravé par la chaleur et amélioré par l'air frais et le mouvement au grand air.

Soigner quoi ?

- Rhinite allergique avec écoulement du nez soit clair et brûlant, soit épais et purulent.
- Sinusite avec sensation de pince à la racine du nez.
- Sinusite avec douleurs dans les os de la face et parfois névralgie ou mal de tête associé.
- Larmoiement associé à la rhinite ou à la sinusite.
- Rhumatismes avec douleurs de tout le dos, des genoux, des talons et des pieds avec aggravation la nuit et amélioration en bougeant.
- Tous les symptômes sont aggravés par la chaleur et la nuit, améliorés par le mouvement au grand air.
- Acné juvénile et acné rosacée.
- Sensibilité du cuir chevelu au peigne et au grattage.

Exemples d'utilisation

- Rhume des foins : 5CH, 3 granules matin et soir durant toute la période.

- Sinusite : 5CH, 3 granules toutes les 2 heures jusqu'à amélioration.
- Rhumatismes aggravés la nuit : 5CH, 3 granules le soir.

Kalium mur

La souche

Minérale (le chlorure de potassium de formule KCl)

En bref

Action sur l'otite séreuse et eczéma.

Soigner qui ?

- Un enfant le plus souvent, au terrain atopique (allergique), associant eczéma et otites répétées avec passage à l'otite séreuse.
- Parfois un adulte très fragile sur le plan ORL et aux sécrétions adhérentes et épaisses.

Soigner quoi ?

- Otites séreuses avec catarrhe tubaire et surdité réversible liée au catarrhe.
- Infections répétées des amygdales avec cryptes remplies de caséum gris et nauséabond.
- Acouphènes en avalant.
- Aphtes à fond gris.
- Eczéma et maladies de la peau se traduisant par des squames très fines comme de la poudre.
- Œdèmes de la peau après un traumatisme ou liés à de la cellulite douloureuse avec peau luisante.
- Tout est aggravé par le froid humide et amélioré par la chaleur sèche.

Exemples d'utilisation

- Otites séreuses : 7CH, 3 granules par jour durant 1 à 2 mois d'hiver.
- Aphtes : 4CH, 3 granules 3 fois par jour.

- Eczéma à squames fines : 7CH, 3 granules par jour.
- Cellulite douloureuse : 7CH, 3 granules par jour.

Kalium phos

La souche

Minérale (le phosphate dit potassique de formule K_2HPO_4)

Il s'agit de la souche actuellement employée en France. Certains auteurs parlent du phosphate monopotassique.

En bref

Action sur la fatigue des « intellos » et anémie.

Soigner qui ?

- Un étudiant, un enseignant, un travailleur intellectuel surmené et fatigué.
- Un intellectuel déprimé par la faiblesse de sa mémoire et son sentiment de ne plus rien comprendre.
- Crainte des autres, tendance à la phobie sociale.

Soigner quoi ?

- Surmenage intellectuel et faiblesse de la mémoire.
- Maux de tête avec poids à l'occiput et tendance au vertige.
- Symptômes nerveux de boule à la gorge et de vide à l'estomac améliorés en mangeant.
- Sursaut au moindre bruit et au contact.
- Fatigue intense physique, psychique et même sexuelle avec désir intact.
- Anémie avec dosages normaux en fer.
- Insomnie avec terreurs nocturnes.
- Tous les signes sont aggravés par le travail mental et l'activité sexuelle.

Symbolique du médicament

Toute l'énergie vitale semble, à force d'avoir été concentrée au seul mental en négligeant le corps, être totalement consommée et consumée.

Exemples d'utilisation

- Dépression, surmenage, faiblesse de mémoire chez les intellectuels et étudiants : 15CH, 3 granules par jour.
- Céphalées et insomnie : 9CH, 3 granules tous les soirs.
- Anémie : (en complément) 5CH, 3 granules par jour.
- En prévention chez les étudiants et les intellectuels fatigables : en sels de Schüssler (voir chapitre 4) 6DH trituration, 1 mesure de poudre sous la langue matin et soir.

Kreosotum

La souche

Végétale (la créosote, produit huileux dérivé de la distillation du goudron de hêtre)

En bref

Action sur les gingivites, stomatites, vaginites.

Soigner qui ?

- Quelqu'un d'amaigri ou dont l'état général est altéré par une maladie sérieuse.
- Un déprimé sensible à la musique, attiré par l'alcool, les aliments fumés.

Soigner quoi ?

- Gingivites avec rougeur, gonflement et saignement au moindre contact.
- Infections de la bouche (stomatites) avec dents cariées, noirâtres, s'effritant.
- Douleurs dentaires avec aggravation en buvant froid et amélioration en buvant chaud.

- Troubles digestifs avec vomissements et haleine très fétide.
- Vaginite avec brûlure en urinant et pertes irritantes, excoriantes et fétides.
- Aggravation générale par le froid et amélioration par la chaleur.

Symbolique du médicament

Ce médicament peut convenir ponctuellement à tout le monde mais il évoque clairement les états de cancer ou d'alcoolisme à un stade avancé. Dans ces cas, il sera un simple complément mais fort utile sur les symptômes.

Exemples d'utilisation

- Gingivites, stomatites, douleurs dentaires : 5CH, 3 granules 4 fois par jour.
- Vomissements : 7CH, 3 granules matin et soir.
- Vaginites : 5CH, 3 granules 3 fois par jour.

Lac caninum

La souche

Animale (le lait de chienne)

En bref

Action sur les douleurs, les migraines, les symptômes passant d'un côté à l'autre.

Soigner qui ?

- Personnes à l'imagination débordante et aux idées profuses, mais qui s'épuisent et passent de l'euphorie à la tristesse.
- Personnes ayant tendance à énormément rêver, en particulier de serpents.

Soigner quoi ?

- Migraines alternant d'un côté à l'autre dans la même crise.
- Angines, sinusites, rhinites, alternant aussi d'un côté à l'autre.

- Syndrome prémenstruel avec seins douloureux alternativement, avant les règles et amélioré pendant.
- Les douleurs des seins sont aggravées par les moindres secousses et diminuées par le soutien-gorge.
- Douleurs des ovaires en alternance.
- Douleurs rhumatismales alternant d'un côté à l'autre.

Symbolique du médicament

Comme tous les jeunes mammifères qui tètent d'un côté puis de l'autre, l'alternance de côté imprègne toute l'action de ce lait de chienne.

Exemples d'utilisation

- Migraines : 9CH, 3 granules 3 fois par jour lors des crises.
- Syndrome prémenstruel : 9CH, 3 granules du 5e au 25e jour.
- Angines, rhinites : 5CH, 3 granules 3 fois par jour.
- Rhumatismes alternant de côté : 7CH, 3 granules matin et soir.
- Rêves excessifs et agités : 15CH, 3 granules au coucher.

Lachesis

La souche

Animale (le serpent lachesis muta)

Serpent d'origine américaine, variété de crotale « muta » car, contrairement à d'autres crotales, il n'a pas de « sonnette », appelé aussi sururucu. On utilise le venin.

En bref

Action sur la ménopause, l'hypertension, l'alcoolisme.

Soigner qui ?

- Une femme en période de ménopause.
- Une personne ayant de l'hypertension, une tendance à la congestion des artères.

- Une personne consommant trop d'alcool.
- Quelqu'un de jaloux de manière extrême, pathologique.
- Quelqu'un qui ne supporte aucun vêtement serré, surtout au cou.
- Tendance à la loquacité excessive (parle sans cesse) et l'humeur très versatile.

Soigner quoi ?

- Bouffées de chaleur de la ménopause.
- Palpitations avec bouffées de chaleur et battement dans les artères.
- Maux de tête du côté gauche, aggravés avant les règles et par leur retard.
- Règles hémorragiques, de sang noir, les ecchymoses et fragilités capillaires.
- Règles douloureuses avec douleurs de l'ovaire gauche.
- Désir d'alcool.
- Contrecoup d'un deuil, d'un chagrin avec tendance à énormément parler de sa peine.
- Intolérance marquée à la chaleur.
- Insomnie avec des rêves de mort et de serpents.
- Angines avec sensation de constriction de la gorge.
- Tous les symptômes sont aggravés par la chaleur et au réveil et améliorés par le saignement, les règles en particulier, et le soir.
- Tous les symptômes siègent plutôt du côté gauche du corps.

Symbolique du médicament

Ce serpent sans sonnette est censé ne pas faire de bruit ! Ce qui n'est pas le cas du sujet lachesis qui saoule tout le monde par sa loquacité intarissable et sa jalousie fatigante.

Exemples d'utilisation

- Bouffées de chaleur : 7CH, 3 granules par jour.
- Règles douloureuses et hémorragiques : 9CH, 3 granules 3 fois par jour durant 1 à 3 jours.
- Céphalées du côté gauche avant les règles : 9CH, 1 dose le 18e jour.

- Désir d'alcool : 9CH, 3 granules matin et soir selon le besoin.
- Régulation d'une personnalité trop loquace et/ou trop jalouse : 15CH, 1 dose tous les 15 jours.
- Insomnie : 9CH, 3 granules au coucher.

Lachnantes tinctoria

La souche

Végétale (le narcisse rouge)

On utilise traditionnellement la racine de cette plante américaine pour la teinture.

En bref

Action sur la raideur du cou et le torticolis.

Soigner qui ?

Une personne souffrant d'arthrose cervicale et soumise au stress chronique.

Soigner quoi ?

- Raideur du cou et du haut du dos.
- Tendance à la contracture des muscles des côtés du cou (sterno-cleido-mastoïdiens et trapèzes).
- Névralgies avec douleurs des cervicales irradiant aux tempes ou à la gorge.
- Maux de tête en casque des arthrosiques stressés.
- Sensation de vertige et d'instabilité en lien avec les cervicales.
- Froid entre les omoplates.
- Torticolis juste avant une angine.
- Rougeur des joues, sensation de brûlure des paumes et des plantes de pied.

Exemples d'utilisation

- Torticolis et maux de tête : 5CH, 3 granules toutes les 2 heures en crise.
- Raideur chronique des cervicales : 7CH, 3 granules le matin.
- Vertiges liés aux cervicales : 9CH, 3 granules le matin.

Ledum palustre

La souche

Végétale (le lédon des marais)

En bref

Action sur les rhumatismes de bas en haut, les crises de goutte, les suites de piqûres.

Soigner qui ?

- Un rhumatisant, un goutteux.
- Quelqu'un qui a été piqué par un insecte, par un geste médical, une péridurale.

Soigner quoi ?

- Rhumatismes avec douleurs commençant par les pieds et remontant vers le haut.
- Rhumatismes améliorés par le froid ! Ils sont aggravés par la chaleur, surtout celle du lit le soir.
- Les régions douloureuses sont objectivement froides (mais amélioration par le froid).
- Douleurs en diagonale du corps (une hanche et l'épaule de l'autre côté).
- Piqûres d'insecte, parfois avec hématome.
- Douleurs ou troubles apparaissant après une piqûre ou un geste médical.
- Douleurs ou troubles après une péridurale.
- Crises de goutte aux pieds améliorées en marchant sur un sol froid.

Exemples d'utilisation

- Rhumatismes : 5CH, 3 granules par jour, par cures de 15 jours.
- Crises de goutte : 4CH, 3 granules toutes les heures.
- Suites de piqûre, de péridurale : 30CH, 1 dose unique.

Lilium tigrinum

La souche

Végétale (le lis tigré)

En bref

Action sur la descente d'organes, l'obsession sexuelle et l'obsession religieuse.

Soigner qui ?

- Une personne nerveuse, précipitée et hypersensible.
- Une personne triste, scrupuleuse et aggravée par le fait d'être consolée.
- Une personne aux préoccupations et à l'excitation sexuelle permanentes.
- Quelqu'un de très préoccupé par la religion, la spiritualité, le salut de son âme.

Soigner quoi ?

- Malaises nerveux dans une pièce trop chaude, surtout debout.
- Anxiété ressentie au sommet de la tête.
- Hyperactivité avec grande agitation, mais peu de résultats.
- Excitation sexuelle excessive et gênante avec aggravation de tous les autres symptômes en cas de manque.
- Pesanteur des organes génitaux, soit par prolapsus, soit pour raison nerveuse.
- Palpitations la nuit avec insomnie ; sensation de pouls irrégulier.
- Douleurs de faux infarctus d'origine nerveuse (irradiation des douleurs du thorax dans le bras droit).

Symbolique du médicament

Les organes génitaux et la préoccupation sexuelle semblent monter au ventre, au cœur, au cerveau et jusqu'au sommet de la tête de ce tableau très agité et très angoissé. Le sexe « en bas » et la spiritualité « en haut » résument le tableau.

Exemples d'utilisation

- Angoisse, agitation, malaises nerveux : 15CH, 3 granules 3 fois par semaine.
- Obsession sexuelle devenue gênante : 15CH, 1 dose par semaine.
- Obsession pour la spiritualité et le salut de son âme : 30CH, 1 dose par semaine.
- Palpitations et faux infarctus nerveux : 9CH, 3 granules 1 à 3 fois par jour.

Lobelia inflata

La souche

Végétale (la lobélie enflée)

Cette plante utilisée fraîche contient une substance autrefois utilisée comme « antitabac » sous forme de cigarettes, puis stoppée du fait de la toxicité (toxicité qui disparaît en dilution homéopathique).

En bref

Action sur le sevrage du tabac, les nausées, l'asthme.

Soigner qui ?

- Un fumeur qui veut arrêter, qui tousse et qui vomit !
- Une femme enceinte sujette aux nausées du premier trimestre.

Soigner quoi ?

- L'envie de tabac, surtout chez les fumeurs qui ne supportent plus l'odeur.
- Nausées du matin avec salivation abondante.

- Malaises avec sueurs froides et nausées.
- Asthme avec oppression au thorax et au creux de l'estomac.

Symbolique du médicament

Cette plante, utilisée par les Amérindiens pour soigner l'asthme, servait aussi de vomitif !

Exemples d'utilisation

- Sevrage tabagique : 6DH, 10 gouttes dans un peu d'eau à chaque envie de fumer.
- Nausées de la femme enceinte, nausées avec salivation : 9CH, 3 granules 1 à 4 fois par jour.
- Malaises avec défaillance au creux de l'estomac et sueurs froides accompagnées de nausées : 15CH, 3 granules le matin.

Luesinum

La souche

Biologique (sérosité du chancre syphilitique)

L'énoncé de cette souche ne donne pas envie de prendre le médicament ! Cette sérosité contient bien sûr le tréponème de la syphilis, mais aussi toutes les cellules humaines qui luttent contre l'infection, chez un sujet qui a été choisi soigneusement car il était indemne de toute autre maladie (hépatite, sida). Cela en fait un médicament agissant contre un mode réactionnel global étudié au chapitre 4 : la luèse.

En bref

Action sur le terrain de luèse, les douleurs nocturnes, l'insomnie, la phobie des microbes.

Soigner qui ?

- Un phobique de tout, surtout des microbes, de la propreté.
- Une personne à la mémoire défaillante, facilement désorientée.
- Une personne déprimée et anxieuse, mais centrée sur elle-même.
- Quelqu'un qui abuse chroniquement de l'alcool.

Soigner quoi ?

- Phobies de propreté avec tendance à se laver constamment les mains.
- Douleurs osseuses, rhumatismales très aggravées la nuit.
- Hyperlaxité des ligaments.
- Insomnie chronique et rebelle ; nuits blanches et moral désespéré, avec appréhension de ne pas fermer l'œil.
- Névralgies aggravées la nuit.
- Maux de tête violents toute la nuit.
- Ulcère de l'estomac avec douleurs nocturnes et haleine très fétide.
- Désir de boire de l'alcool, avec perte de repère des critères moraux.

Symbolique du médicament

C'est l'autodestruction et la destruction qui résument le mieux ce médicament. Par l'alcool, par une maladie grave, historiquement par la syphilis, qui rongeait les os avant la découverte de la pénicilline.

Exemples d'utilisation

- Douleurs nocturnes : 9CH, 3 granules le soir.
- Insomnies rebelles : 30CH, 3 granules le soir, par cures de 10 jours.
- Phobies de propreté et de microbes : 15CH, 3 granules 3 matins par semaine.
- Sevrage alcoolique : 15CH, 3 granules matin et soir.

Lycopodium

La souche

Végétale

Lycopodium clavatum est une plante herbacée vivace à tige rampante. Certaines tiges peuvent atteindre un mètre de haut. La plante est divisée en épis en forme de marteau, d'où son nom de « lycopodium clavatum », et ces extrémités donnent des spores qui servent de matière première au médicament. Ces spores sont connues pour un autre usage traditionnel aujourd'hui abandonné, les feux d'artifice, car elles brûlent en émettant une brusque lumière.

En bref

Les signes digestifs avec ballonnements et perturbation du foie. Les troubles de l'acide urique, du cholestérol, et la tendance aux calculs (lithiases) dans la vésicule et dans les voies urinaires. Action sur la tristesse et l'amertume, le manque de confiance et le refus des autres. Action sur les infections respiratoires, de l'angine à l'asthme.

Soigner qui ?

- Quelqu'un qui a une mauvaise image de lui-même, dont il renvoie la faute sur les autres.
- Tendance paranoïaque très nette ; personne amère et qui semble avoir une dent contre la société tout entière.
- Tempérament taciturne et dépressif et rapport aux autres vraiment difficile.
- Besoin d'être tranquille mais supporte difficilement d'être seul. Besoin des autres pour pouvoir leur être désagréable !

Soigner quoi ?

- Mauvaise digestion, ballonnements, constipation le plus souvent (parfois diarrhée) qui s'associent à n'importe quel autre signe.
- Reflux gastrique acide, appétit dévorant mais très vite rassasié.
- Hémorroïdes.
- Insomnie du milieu de la nuit liée à des gaz et de la colite.
- Prédominance de tous les signes du côté droit (côté du foie).
- Infection du nez ou de la gorge avec toux sèche et gêne respiratoire, qui met de très mauvaise humeur.
- Angine démarrant du côté droit ou prédominant du côté droit.
- Asthme associé à de la colite et battement des ailes du nez.
- Fatigue physique et psychique, fatigue sexuelle avec impuissance.
- Aggravation de tous les signes, surtout la fatigue et l'humeur entre 16 et 18 heures.
- Tendance aux coliques hématiques (calcul dans la vésicule biliaire) et aux coliques néphrétiques droites (calculs dans le rein ou l'uretère du côté droit).
- Augmentation de l'acide urique du cholestérol et des triglycérides.

Symbolique du médicament

Quelque chose dans la vie de Lycopodium est parti de travers. Une blessure narcissique a atteint son ego au plus profond et il en veut à la terre entière. Atteint dans son orgueil, il aura des difficultés à rebondir professionnellement, car il manque de courage pour entreprendre. Il est autoritaire et tyrannise volontiers l'entourage par une crainte de la solitude associée à une grande irritabilité.

On comprend mieux Lycopodium si on se souvient que cette plante est très ancienne et qu'elle fut beaucoup plus grande et majestueuse. Elle est devenue de taille très modeste et à tige rampante. Le parcours de Lycopodium est symboliquement celui de quelqu'un qui « fut » grand, avec de hautes responsabilités et surtout une haute image de lui-même (pour plus de détails sur Lycopodium, voir chapitre 11).

Exemples d'utilisation

- Levée de barrage « hépatique » dans un traitement plus général : 9CH, 1 dose, 1 à 2 fois par mois.
- Suites de blessure de l'ego (licenciement, tromperie) avec tendance à s'enfermer dans la tristesse et l'irritabilité : 15CH ou 30CH, 1 dose unique, à réévaluer ensuite.
- Angines droites avec toux sèche et aggravation en fin d'après-midi : 5CH, 3 granules 3 fois par jour, à stopper dès amélioration.
- Acide urique et cholestérol élevés avec tendance aux calculs : 4CH, 3 granules tous les soirs, 2 semaines sur 4 (en accord avec le traitement du médecin).

Magnesia carb

La souche

Minérale (mélange de deux carbonates de magnésium, basique hydraté et léger)

En bref

Action sur la spasmophilie, les névralgies, les diarrhées.

Soigner qui ?

- Un nourrisson intolérant au lait, avec diarrhées et sueurs acides.
- Une personne au terrain nerveux et spasmophile.
- Quelqu'un d'amaigri et de frileux.
- Quelqu'un d'hypersensible au bruit, au froid et au toucher.

Soigner quoi ?

- Fatigue d'origine nerveuse avec déminéralisation et manque chronique de magnésium, de calcium.
- Symptômes nerveux digestifs chez un spasmophile, vomissements, ballonnements, colite spasmodique avec diarrhée.
- Fourmillements de la bouche et de la langue avec crampes des mains (tétanie de la main d'accoucheur).
- Règles très douloureuses, coulant uniquement la nuit.
- Sueurs très acides.
- Sciatiques et névralgies pudendales aggravées la nuit.
- Névralgies dentaires la nuit.
- Névralgies d'origine cervicale irradiant dans la tête, la nuit, névralgies d'Arnold.

Symbolique du médicament

Le magnésium est central. À la fois pour son action toxique (diarrhée) et son action bénéfique (antispasmophile).

Exemples d'utilisation

- Diarrhées du nourrisson : 5CH, 3 granules 3 fois par jour si besoin.
- Névralgies la nuit : 15CH, 3 granules toutes les 2 heures.
- Spasmophilie : 9CH, 3 granules le matin.

Magnesia phosphorica

La souche

Minérale (le phosphate de magnésium de formule $MgHPO_4$, $3H_2O$)

En bref

Action sur les douleurs et névralgies, les crampoïdes améliorées plié en deux.

Soigner qui ?

Plutôt une personne au terrain spasmophile ou fibromyalgique.

Soigner quoi ?

- Les névralgies faciales.
- Les sciatiques.
- Les douleurs dentaires.
- Les douleurs de colon irritable.
- Les douleurs de gastrite.
- Les règles douloureuses et toutes les sortes de spasmes douloureux, crampes.
- Tous ces symptômes sont améliorés par la flexion de la partie qui fait mal et en appuyant fortement sur la zone sensible.
- Tous ces symptômes sont améliorés par la chaleur et aggravés par le froid.

Symbolique du médicament

Magnésium et phosphore sont les deux carburants de la cellule musculaire et de la cellule nerveuse, donc du spasme, de la douleur… de la spasmophilie et des douleurs nerveuses ou fibromyalgiques.

Exemples d'utilisation

- Douleurs de névralgie faciale, dentaire, sciatiques : 15CH, 3 granules toutes les 2 heures.

- Douleurs et crampes abdominales améliorées plié en deux : 9CH, 3 granules toutes les heures.
- Tendance aux crampes et aux spasmes chez un spasmophile : 9CH, 1 dose par semaine.
- Fibromyalgie avec douleurs diminuées par la pression, la flexion, la chaleur : 12CH, 1 dose par semaine.

Manganum

La souche

Minérale (le manganèse de formule Mn)

Le manganèse est connu pour sa toxicité (maladie professionnelle dans les mines de manganèse) qui touche l'arbre respiratoire et les neurones.

En bref

Action sur la toux, l'enrouement, les troubles de la marche.

Soigner qui ?

- Un enfant ou un adulte très fragile des bronches et du larynx.
- Un rhumatisant qui préfère rester couché.
- Une personne atteinte de maladie neurologique avec troubles de la marche.
- Un déprimé fatigué qui se réfugie au lit qu'il ne veut pas quitter.

Soigner quoi ?

- Enrouement et laryngites répétées, aggravées par le froid humide.
- Toux sèche avec enrouement, aggravée en parlant.
- Bronchites et laryngites avec douleurs irradiant aux oreilles.
- Douleurs des petites articulations aggravées par le froid et l'humidité.
- Douleurs de tendinite, de périarthrite, des parties découvertes des tibias, diminuées couché mais aggravées la nuit.
- Difficultés à marcher du fait d'une maladie neurologique ou d'une très grande fatigue, avec tremblements et visage figé.

Exemples d'utilisation

- Toux sèches et laryngites, bronchites : 7CH, 3 granules 3 fois par jour.
- Douleurs des tibias ou des petites articulations : 5CH, 3 granules matin et soir.
- Fatigue et dépression avec refus de quitter le lit : 15CH, 1 dose par semaine.
- En complément des traitements de maladies entraînant des troubles de la marche : 15CH, 3 granules le matin.

Medorrhinum

La souche

Biologique (pus prélevé dans l'urètre d'une personne souffrant de blennorragie avant tout traitement)

Il s'agit, comme pour luesinum, tuberculinum, psorinum, d'un biothérapique (appelé aussi nosode) qui correspond à un grand mode réactionnel, ou diathèse (la sycose, voir chapitre 4).

En bref

Action sur le terrain de sycose, les rhumatismes améliorés par l'humidité, l'mpatience et précipitation.

Soigner qui ?

- Un enfant agité et irritable qui dort mieux sur le ventre.
- Une personne présentant les signes du terrain de sycose (infiltration, rétention, infections génitales, urinaires, ORL).
- Un dépressif, assez obsessionnel, au tempérament précipité et brouillon.

Soigner quoi ?

- Infections urinaires à répétition.
- Mycoses et infections génitales répétées.
- Impuissance avec érections douloureuses.
- Rhumatismes améliorés par l'humidité et améliorés au bord de la mer.

- Sciatiques du côté gauche.
- Verrues et molluscum contagiosum.
- Asthme amélioré au bord de la mer.
- Érythème fessier des nourrissons.
- Aggravation générale des symptômes par le froid sec et les orages.
- Amélioration de tous les symptômes la nuit.

Symbolique du médicament

Medorrhinum et luesinum sont tous deux préparés à partir de sécrétions liées à une maladie sexuellement transmissible. La syphilis (donc le tréponème) pour luesinum et la blennorragie (donc le gonocoque) pour medorrhinum. Ils se partagent les 24 heures de la journée, puisque luesinum est très aggravé la nuit alors que medorrhinum l'est le jour et est amélioré la nuit.

Exemples d'utilisation

- Le nourrisson grognon amélioré la nuit : 9CH, 3 granules le matin.
- L'enfant précipité qui bâcle son travail et se concentre mal : 15CH, 1 dose par semaine.
- La sciatique gauche : 15CH, 3 granules 2 fois par jour.
- L'asthme amélioré au bord de la mer : 7CH, 1 dose tous les 15 jours.
- Les rhumatismes améliorés par l'humidité, au bord de la mer et la nuit : 9CH, 1 dose par semaine.

Mercurius solubilis

La souche

Minérale (produit complexe à base de mercure préparé spécialement pour le médicament, à partir de mercure métal, de nitrate de mercure et d'acide nitrique)

En bref

Action sur l'agitation et les tremblements, les angines et les infections ORL.

Soigner qui ?

- Quelqu'un d'agité, d'instable et qui parle de manière rapide et confuse.
- Les enfants ayant des difficultés scolaires, surtout pour les matières abstraites comme les mathématiques.
- Un enfant agité qui tripote tout, ne fixe pas son attention.

Soigner quoi ?

- Angines rouges et blanches avec salivation abondante, langue chargée gardant l'empreinte des dents et haleine très fétide.
- Rhumes, sinusites, bronchites au moindre écart de température vers le chaud comme vers le froid.
- Infections des gencives et de la bouche avec goût métallique, salivation abondante et haleine fétide.
- Tremblements des hypernerveux, des agités, des gens âgés, surtout des mains.
- Diarrhées verdâtres et parfois sanguinolentes, la nuit.
- Manifestations digestives des hépatites et des pancréatites (en complément d'autres traitements).
- Vulvo-vaginites avec pertes verdâtres.
- Une transpiration visqueuse accompagne tous les symptômes.
- Tous les signes sont aggravés la nuit, par la chaleur du lit, et par les changements de température.

Symbolique du médicament

Le mercure est à l'image de celui que l'on mettait dans le thermomètre et ne supporte pas les écarts de froid et de chaud. À l'instar de la planète qui porte son nom, la plus rapide du système solaire, et du dieu antique (Mercure = Hermès), le messager, il bouge tout le temps…

Exemples d'utilisation

- Angines : 5CH, 3 granules toutes les 2 heures.
- Infection ORL après un changement de température : 5CH, 3 granules toutes les heures.
- Diarrhées verdâtres : 5CH, 3 granules 3 fois par jour.
- Tremblements des extrémités : 9CH, 3 granules par jour.
- Difficultés scolaires : 15CH, 1 dose par semaine.

Mercurius corrosivus, cyanatus, dulcis, biiodatus et protoiodatus

Les souches : minérales (ce sont les variantes chimiques du mercurius qui sont utilisées dans des cas bien précis)

On y retrouvera les mêmes signes que mercurius solubilis avec des particularités.

En bref

- Mercurius corrosivus : angines, pharyngites ou diarrhées très brûlantes.
- Mercurius cyanatus : angines blanches, mononucléoses infectieuses (sous contrôle médical, après test de dépistage).
- Mercurius dulcis : sensation d'oreille bouchée (catarrhe tubaire), diarrhée verte des enfants.
- Mercurius biiodatus : angine à gauche.
- Mercurius protoiodatus : angine à droite.

Exemple d'utilisation

En 5CH, 3 granules 3 fois par jour.

Mezereum

La souche

Végétale (le bois gentil)

Petit arbrisseau dont l'écorce est irritante pour la peau ; c'est elle qui est utilisée.

En bref

Action sur le zona, la varicelle, l'herpès et les névralgies.

Soigner quoi ?

- Maladies se traduisant par des vésicules (herpès, zona, varicelle) dont le contenu est blanc.
- Maladies se traduisant par des douleurs le long d'un nerf (le zona, les névralgies faciales, intercostales) avec sensation d'air froid sur la zone.
- Névralgies persistantes après un zona.
- Symptômes s'accompagnent de fourmillement et de démangeaisons très intenses qui changent de place après s'être gratté.
- Les symptômes sont aggravés par le simple effleurement et par la chaleur du lit.

Exemples d'utilisation

- Éruptions de varicelle, pour hâter l'évolution et diminuer les démangeaisons : 5CH, 3 granules toutes les 2 heures.
- Zona aigu : 9CH, 3 granules 3 fois par jour.
- Névralgies : 15CH, 3 granules matin et soir.
- Douleurs après un zona : 15CH, 3 granules par jour.

Moschus

La souche

Animale (le musc)

Le musc est produit par une glande proche des organes génitaux de plusieurs animaux et possédant une odeur particulièrement marquée.
Il est très utilisé en parfumerie à très faible dose pour rehausser des senteurs plus évanescentes. L'homéopathie fait appel au musc du chevrotain (petit cerf sans cornes).

En bref

Action sur l'hypersexualité, l'évanouissement en public, la nervosité théâtrale.

Soigner qui ?

- Des personnes très extraverties qui manifestent leur hypersensibilité surtout en public.

- Des personnes à l'excitation sexuelle très augmentée, à la moindre stimulation.

Soigner quoi ?

- Tendance à perdre connaissance ou à faire des malaises dès que l'on est en présence d'autrui (salle de classe, spectacle).
- Palpitations, ballonnements digestifs ou sensation de constriction à la gorge aggravés en public avec besoin d'air frais.
- Malaises au moindre attouchement sexuel, au baiser.

Symbolique du médicament

Moschus correspond à la « diva » telle qu'on l'imagine, qui tombe en pâmoison et réclame l'air frais à la moindre feuille d'arbre qui bouge ! N'en déplaise aux mauvaises langues, ce peut être aussi bien un homme qu'une femme.

Exemples d'utilisation

- Ballonnements, palpitations, spasme de la gorge : 9CH, 3 granules matin et soir.
- Tendance aux évanouissements : 15CH, 3 granules avant une sortie en public.
- Sexualité trop envahissante : 15CH, 1 dose par semaine.

Muriatic acid

La souche

Minérale (l'acide chlorhydrique de formule HCl)

En bref

Action sur l'érythème solaire (« allergie » au soleil).

Soigner quoi ?

- Érythème solaire. Action préventive et curative.
- Rougeur, œdème, vésicules avec démangeaisons et sensation de brûlure, aggravation au toucher.

- Lèvres et langue sèches, avec bouche sèche et haleine nauséabonde.
- Aphtes de la bouche et des gencives.
- Hémorroïdes avec tendance au prolapsus (descente d'organes) du rectum.
- Tendance à l'incontinence aux selles, évacuation involontaire d'un gaz ou d'une selle en urinant.

Exemples d'utilisation

- Prévention de l'allergie au soleil : 9CH, 3 granules par jour, les 3 semaines qui précèdent l'exposition.
- Érythème constitué : 5CH, 3 granules 3 fois par jour.
- Aphtes : 5CH, 3 granules matin et soir.
- Incontinence anale : 9CH, 3 granules le soir.

Naja tripudians

La souche

Animale (le cobra ou serpent à lunettes)

On utilise le venin.

En bref

Action sur les états cardiaques graves et tendance au suicide brutal.

Soigner qui ?

- Des personnes ayant une maladie coronarienne ou valvulaire (les cardiaques).
- Une personnalité suicidaire de façon brutale (adolescents ou personnes terrassées par l'annonce d'un problème cardiaque).

Soigner quoi ?

- Jamais en automédication ; du ressort du médecin.
- Améliore l'état d'anxiété et les symptômes de toux, de palpitations, de douleurs des personnes atteintes d'une maladie du cœur.

- En prévention d'un risque suicidaire, en complément d'une prise en charge psychothérapique nécessaire.
- Migraines du côté gauche (œil, tempe, nuque).
- Les douleurs de l'ovaire gauche, irradiant vers la poitrine.

Exemples d'utilisation

- Migraines : 9CH, 3 granules matin et soir.
- Douleurs de l'ovulation à gauche : 9CH, 1 dose le 10e jour.

Naphtalinum

La souche

Minérale (la naphtaline)

En bref

Action sur le rhume des foins et cataracte.

Soigner quoi ?

- Rhinite allergique avec éternuements violents et écoulement comme de l'eau qui irrite fortement les narines.
- Larmoiement associé très irritant.
- Asthme et quintes de toux associées au rhume des foins.
- Amélioration des symptômes en plein air.
- Action sur la cataracte.

Symbolique du médicament

Respirer de la naphtaline de trop près est très irritant pour le nez, comme pour les yeux et provoque de la toux…

Exemples d'utilisation

- Rhinite allergique : 5CH, 3 granules 4 fois par jour en crise.
- Retarder l'évolution d'une cataracte : 5CH, 3 granules au coucher sur de longues périodes.

Natrum carb

La souche

Minérale (le carbonate de sodium de formule Na2CO3, H2O)

En bref

Action sur le mal de tête, la fatigue intellectuelle, la diarrhée.

Soigner qui ?

- Une personne accablée par le travail intellectuel avec sentiment dépressif et désir de solitude.
- Une femme enceinte qui a trop grossi.
- Un enfant aux articulations trop laxes.

Soigner quoi ?

- Dépression des gens fatigables intellectuellement et hypersensibles au bruit, la lumière, l'orage.
- Fatigue intellectuelle des étudiants et des enfants qui travaillent beaucoup avec peu de résultats.
- Mal de tête en casque accablant après le travail intellectuel ou après l'exposition au soleil ou à la chaleur.
- Diarrhées après avoir bu du lait.
- Diarrhée de couleur orangée, l'été.
- Entorses à répétition.
- Pieds plats par hyperlaxité.
- Douleurs sacro-iliaques de la femme enceinte qui a grossi trop vite.

Exemples d'utilisation

- Mal de tête à la chaleur : 15CH, 3 granules matin et soir.
- Fatigabilité intellectuelle : 15CH, 1 dose par semaine.
- Douleurs articulaires (enfant, femme enceinte) : 9CH, 3 granules par jour.
- Diarrhées : 5CH, 3 granules 3 fois par jour.

Natrum mur

La souche

Minérale (le chlorure de sodium ou sel de mer de formule NaCl)

On utilise le sel de mer naturel, qui contient des traces d'autres sels minéraux et non le chlorure de sodium obtenu chimiquement.

En bref

Action sur l'amaigrissement, le désir de sel et le désir de solitude.

Soigner qui ?

- Un solitaire que la consolation aggrave, qui craint les contacts avec les autres.
- Un amaigri et déshydraté ou dénutri.
- Un rancunier tourné vers le passé.

Soigner quoi ?

- Tous les symptômes sont aggravés au bord de la mer, par le soleil et la chaleur de l'été, par la consolation et le contact d'autrui.
- Désir de sel marqué et soif intense accompagnant tous les symptômes.
- Hyperémotivité, tristesse et dépression avec désir de solitude.
- Difficultés pour le travail intellectuel.
- Maux de tête avec sensation de clou enfoncé dans le crâne.
- Migraines ophtalmiques.
- Conjonctivites, larmoiement et herpès oculaire.
- Anémie et amaigrissement malgré un appétit au-dessus de la normale.
- Terrain spasmophile avec émotivité et désir de sel, tendance aux œdèmes et aux fourmillements du visage.
- Constipation avec selles qui s'émiettent au bord de l'anus.
- Rhumes aggravés vers 10 heures du matin.
- Asthme suite à un rhume, aggravé la nuit.
- Palpitations angoissantes la nuit, en position allongée.

- Douleurs lombaires chez un adolescent ou appuyé sur un plan dur.
- Lèvres sèches avec fissure médiane de la lèvre inferieure.
- Frilosité associée à tous les symptômes.

Symbolique du médicament

Le sel retient l'eau et conserve… les aliments. La personne natrum mur est un rancunier qui garde et retient tout du passé avec la méfiance du serpent pour le contact avec autrui. Tableau aussi sensible et romantique qu'un coucher de soleil au bord de la mer ; les deux éléments qui l'aggravent.

Natrum mur est un immense médicament aux très multiples indications, mais toujours dans un climat d'amaigrissement, de chagrin et d'émotivité.

Exemples d'utilisation

- Constipation : 5CH, 3 granules par jour.
- Migraines avec sensation de clou dans le crâne : 7CH, 3 granules 3 fois par jour en crise.
- Amaigrissement en mangeant bien : 9CH, 3 granules par jour.
- Phobie sociale, crainte des contacts : 15CH, 1 dose par semaine.
- Dépression avec nostalgie et regard vers le passé : 30CH, 1 dose par semaine.
- Spasmophilie : 9CH, 1 dose par semaine.

Natrum phosphoricum

La souche

Minérale (le phosphate de sodium de formule Na_2HPO_4, 12 H_2O)

En bref

Action sur les crises de goutte et les acidités d'estomac.

Soigner quoi ?

- Lenteur de digestion avec acidité et renvois acides, accompagnés de ballonnement du ventre.

- Amélioration (provisoire) des brûlures d'estomac en buvant de la bière.
- Langue très chargée, jaune-orange.
- Crises de goutte avec douleurs aggravées par le temps chaud.
- Douleurs des mains et des doigts chez les goutteux.
- Crampes de l'écrivain.
- Oxyures chez l'enfant avec démangeaisons du nez et de l'anus.

Exemples d'utilisation

- Oxyures en prévention des récidives : 7CH, 1 dose 2 fois par mois.
- Acidité gastrique améliorée à la bière : 9CH, 3 granules le soir.
- Crises de goutte : 5CH, 3 granules 4 fois par jour.

Natrum sulfuricum

La souche

Minérale (le sulfate de sodium de formule Na_2SO_4)

En bref

Action sur la sensibilité forte à l'humidité et la rétention d'eau.

Soigner qui ?

- Une personne frileuse et lente toujours ; aggravation par l'humidité et amélioration après une selle liquide.
- Quelqu'un de triste et d'anxieux, de mauvaise humeur la nuit et le matin.
- Quelqu'un qui a subi un traumatisme crânien et dont l'état de santé est perturbé à tous les niveaux depuis.

Soigner quoi ?

- Tendance à la cellulite et à la rétention d'eau.
- Douleurs des articulations très aggravées à l'humidité avec raideur et craquements, améliorées par temps sec.

- Rhumes et bronchites avec sécrétions épaisses et verdâtres, abondantes.
- Toux avec expectoration jaune verdâtre abondante ; sécrétions nasales coulant dans l'arrière-gorge.
- Diarrhées régulières le matin, en jet violent et sensation de bien-être tout de suite après.
- Indigestion des féculents et des aliments riches en eau.
- Lenteur de digestion avec foie douloureux et gros.
- Verrues du crâne, du visage et des régions génitales.

Symbolique du médicament

Que d'eau, que d'eau. Natrum sulf reflète une sorte d'intoxication par l'eau qui explique l'amélioration par la diarrhée, la frilosité et l'aggravation par temps humide.

Exemples d'utilisation

- Rétention d'eau et terrain à cellulite : 7CH, 1 dose par semaine.
- Rhumatismes aggravés à l'humidité : 7CH, 3 granules par jour.
- Rhinites et bronchites à sécrétions abondantes et vertes : 5CH, 3 granules 3 fois par jour.
- Indigestion chronique avec diarrhées du matin : 9CH, 3 granules 3 soirs par semaine.

Nitricum acidum

La souche

Minérale (l'acide nitrique de formule HNO_3)

En bref

Action sur les ulcères, les fissures, les verrues.

Soigner qui ?

- Quelqu'un d'anxieux et de dépressif, irritable et peu sociable.

- Une personne hypersensible aux bruits et aux secousses.
- Qui ne supporte pas non plus les « secousses » de la vie, les contretemps et changements de programme.
- Un hypochondriaque anxieux pour lui-même mais assez indifférent pour les autres.
- Quelqu'un dont les symptômes mentaux s'améliorent en voyageant.

Soigner quoi ?

- Ulcères et fissures qui touchent les régions où peau et muqueuses se rejoignent : lèvres, anus, vulve.
- Perlèche du coin des lèvres avec fissure et douleur en écharde.
- Fissures anales avec suintement et douleurs d'écharde.
- Petites ulcérations du col et du vagin, intolérance locale aux stérilets.
- Verrues du dos des mains, des paupières et des régions génitales, saignant facilement.

Symbolique du médicament

Cet acide nitrique semble avoir attaqué et fissuré partout où il pouvait.

Exemples d'utilisation

- Verrues saignant facilement : 5CH, 3 granules par jour.
- Perlèche ou fissures anales : 7CH, 3 granules 3 fois par semaine.
- Dépression asociale : 15CH, 1 dose par semaine.
- Anxiété et irritabilité améliorées en voyage : 15CH, 1 dose tous les 15 jours.

Nux moschata

La souche

Végétale (la noix de muscade)

En bref

Action sur la somnolence irrépressible, la sécheresse de la bouche.

Soigner qui ?

- Une personne fatiguée, hypersensible avec tendance aux spasmes et à l'évanouissement.
- Quelqu'un qui a tendance à s'endormir en toutes circonstances.

Soigner quoi ?

- Somnolence excessive, en mangeant, après un effort, après une mauvaise nouvelle.
- Somnolence des femmes enceintes.
- États d'engourdissement psychique avec lenteur des réponses et désorientation.
- Gêne respiratoire et toux d'origine nerveuse.
- Spasmes digestifs et ballonnements avec oppression de nature anxieuse.
- Instabilité nerveuse des femmes enceintes.
- Rhumatismes avec douleurs après avoir été mouillé.
- Sécheresse de la bouche sans soif avec constipation.

Symbolique du médicament

La noix de muscade agit comme une véritable drogue qui endort et assèche tout.

Exemples d'utilisation

- Bouche sèche et constipation : 7CH, 3 granules par jour.
- Douleurs après avoir été mouillé : 9CH, 1 dose.
- Spasmes digestifs ou respiratoires : 9CH, 3 granules matin et soir selon le besoin.
- Somnolence excessive et confusion chez une personne âgée : 15CH, 3 granules par jour.
- Somnolence durant la grossesse : 9CH, 3 granules par jour.

Nux vomica

La souche

Végétale (la noix vomique)

Petit arbuste du Sud-Est asiatique, nux vomica est, avec arnica, le plus célèbre et connu des médicaments homéopathiques.

En bref

Action sur l'indigestion et le mauvais caractère.

Soigner qui ?

- Un irascible sédentaire qui digère mal.
- Un stressé qui se noie dans le travail, autoritaire, et qui abuse d'excitants pour travailler (café, alcool, tabac).
- Quelqu'un qui ne supporte aucune contradiction, aucune contrainte qui le dévie du travail qu'il se fixe.
- Un surmené hyperactif qui se crée plus de besoins qu'il en a réellement.

Soigner quoi ?

- Troubles de l'humeur des stressés hyperactifs, de mauvaise humeur surtout le matin et surtout en manque de café ou de tabac.
- Irritabilité au moindre obstacle avec hypersensibilité au bruit.
- Dépression par surmenage, *burn out* avec dégoût pour le travail.
- Insomnies avec préoccupations pour le travail et mal de tête au réveil.
- Indigestions, brûlures gastriques, aggravées par les excès de nourriture et l'alcool.
- Difficultés à se passer de boissons alcoolisées.
- Constipation avec fausse impression d'avoir envie et parfois selle « à ressort » qui réentre dans le rectum.
- Hémorroïdes après des repas trop épicés avec flatulences.
- Nausées et vomissements après des excès alimentaires, langue chargée d'un enduit épais et blanc jaune.

- Somnolence très marquée après les repas, améliorée par une courte sieste.
- Crampes et spasmes digestifs.
- Rhumes avec obstruction nasale améliorée à l'air frais. Souvent une narine sur deux bouchée alternativement.
- Fièvre déclenchée par un excès avec frisson et besoin de se couvrir.
- Tous les symptômes sont aggravés par les boissons alcoolisées et les excitants.
- Aggravation générale par le froid et amélioration après un court sommeil, un petit repos, une sieste.

Symbolique du médicament

Le faux besoin résume tout. Le personnage nux se crée des besoins en plus de ceux qu'il a réellement, à l'image de sa constipation (avec faux besoins) et de ses désirs d'excitants vécus comme des besoins vitaux.

Il se rajoute des tâches, des responsabilités jusqu'à l'indigestion… existentielle.

Exemples d'utilisation

- Caractère stressé et irascible : 15CH, 3 granules le soir.
- Insomnie avec préoccupations professionnelles : 9CH, 3 granules le soir.
- Constipation avec faux besoins : 5CH, 3 granules matin et soir.
- Indigestion après des excès : 9CH, 3 granules 3 ou 4 fois par jour.
- Rhinite avec nez bouché à bascule : 5CH, 3 granules 3 fois par jour.
- *Burn out* avec dégoût du travail : 15CH, 1 dose par semaine.

Onosmodium

La souche

Végétale (le faux grémil)

Petite plante nord-américaine.

En bref

Action sur la fatigue oculaire douloureuse, la démarche hésitante, l'impuissance.

Soigner qui ?

- Une personne qui a surmené ses yeux par le travail ou un myope, astigmate qui s'ignore.
- Une personne âgée à la démarche hésitante.
- Un dépressif avec impuissance d'origine psychique.

Soigner quoi ?

- Douleurs des yeux avec sensation de raideur, mouvements des yeux douloureux.
- Maux de tête par fatigue visuelle.
- Tremblements en faisant un effort.
- Faiblesse des jambes chez les gens âgés.
- Diminution de la libido chez les deux sexes avec dépression et la perte de la libido aggrave la dépression.

Exemples d'utilisation

- Fatigue oculaire : 5CH, 3 granules matin et soir.
- Troubles de la marche, tremblements chez les gens âgés : 9CH, 3 granules par jour.
- Perte de libido, impuissance, frigidité : 15CH, 3 granules 3 soirs par semaine.

Opium

La souche

Végétale (l'opium)

Latex obtenu avec le trop célèbre pavot (variété somniferum).

En bref

Action sur l'euphorie ou l'abrutissement, la constipation.

Soigner qui ?

- Une personne plutôt euphorique, exaltation qui peut alterner avec des états de torpeur et de somnolence.
- Un insomniaque qui ne ferme pas l'œil de la nuit.
- Quelqu'un qui semble anesthésié psychiquement et indemne de tout sens moral.

Soigner quoi ?

- Les excités euphoriques qui se mettent en danger par leurs idées grandioses mais délirantes.
- Insomnie avec sensation de nuit blanche.
- États de torpeur et de somnolence marqués.
- Constipation par absence totale de besoin.
- Ralentissement du transit après une opération.
- Tendance à la rétention d'urines, après une opération ou du fait d'une maladie neurologique.
- Aggravation de tous les symptômes en buvant de l'alcool ou en consommant des substances illicites.

Symbolique du médicament

Les fumeurs d'opium recherchaient l'état d'euphorie puis de léthargie qui faisait tout oublier. La constipation est l'effet secondaire principal qui était à la base des « élixirs parégoriques » pour lutter contre la diarrhée. On retrouve cette constipation dans les sirops contre la toux à base de dérivés opiacés qui restent commercialisés.

Exemples d'utilisation

- États psychiques d'euphorie et de torpeur : 30CH, 1 dose par semaine.
- Insomnies : 15CH, 3 granules le soir.
- Constipation après une opération ou par absence de besoin : 9CH, 3 granules 3 fois par jour.

Palladium

La souche

Minérale (le palladium, métal de formule Pd)

En bref

Action sur le désir de briller socialement, les douleurs de l'ovaire droit.

Soigner qui ?

- Une personne très dépendante du regard d'autrui, avide de se faire remarquer et de briller.
- Une personne très facilement déçue, triste, voire agressive et injurieuse si on ne la remarque pas ou si elle a le sentiment qu'on ne s'occupe pas assez d'elle.

Soigner quoi ?

- Douleurs de l'ovaire droit avec sensation de gonflement.
- Sensations de poids dans le bas du ventre, aggravées debout, et avec une irradiation dans l'aine du côté droit.
- Douleurs de sciatique, de sacro-iléite en rapport avec des tiraillements des organes digestifs ou génitaux du côté droit.

Symbolique du médicament

Ce métal est mélangé au platine dans les mines. Il aimerait briller autant que celui-ci mais n'y parvient pas…

Exemples d'utilisation

- Régulation douce des egos surdimensionnés jusqu'à la souffrance : 30CH, 1 dose tous les 15 jours.
- Douleurs de l'ovaire droit : 9CH, 1 dose le 12e jour du cycle.
- Sciatiques : 7CH, 3 granules 3 fois par jour.

Pareira breva

La souche

Végétale (variété de vigne sauvage)

Appelée aussi herbe de Notre-Dame, c'est une liane originaire d'Amérique du Sud.

En bref

Action sur les difficultés pour uriner.

Soigner qui ?

- Une personne sujette aux calculs (lithiases) urinaires.
- Une femme qui fait des cystites répétées.
- Un homme qui souffre d'adénome de la prostate.

Soigner quoi ?

- Difficultés pour uriner avec nécessité de faire de gros efforts pour éliminer un peu d'urine.
- Douleurs de la vessie qui irradient jusqu'au gland chez l'homme.
- Douleurs de la vessie qui irradient jusqu'aux cuisses et parfois aux pieds.
- Gêne urinaire ou règles douloureuses améliorées en position accroupie, la tête contre le sol.

Exemples d'utilisation

- Crises de coliques néphrétiques : 15CH, 3 granules tous les quarts d'heure.
- Cystites, gênes urinaires chez l'homme : 9CH, 3 granules 3 fois par jour.
- Règles douloureuses améliorées en position accroupie : 9CH, 3 granules toutes les heures.

Paris quadrifolia

La souche

Végétale (la parisette à quatre feuilles)

Petite plante des bois.

En bref

Action sur la névralgie d'Arnold, la névralgie ophtalmique.

Soigner qui ?

- Une personne qui a des accès subis de loquacité, sans propos très cohérents.
- Tous ceux qui souffrent d'arthrose cervicale.

Soigner quoi ?

- Névralgie d'Arnold, qui démarre aux vertèbres cervicales et qui remonte jusqu'au sommet de la tête.
- Névralgie faciale (du trijumeau), qui touche la branche ophtalmique avec sensation d'œil tiré vers l'arrière.
- Névralgie cervico-brachiale du côté gauche, avec douleur qui part des cervicales et qui trace à l'épaule et jusqu'au bras ou au poignet.
- Douleurs de type élancements, qui s'accompagnent d'une impression d'yeux trop gros et d'hypersensibilité du cuir chevelu.
- Tout est aggravé par le toucher mais amélioré par la pression.

Exemples d'utilisation

- Les douleurs névralgiques en général : 15CH, 3 granules toutes les heures selon le besoin.
- Les loquacités incohérentes et fatigantes (enfants, vieillards, adultes handicapés) : 9CH, 3 granules par jour, par cures de 8 jours.

Passiflora

La souche

Végétale (la passiflore ou fleur de la passion)

En bref

Action sur la nervosité et l'insomnie. Passiflora est le composant principal d'une formule de prescription courante (passiflora composé) très fiable dans les anxiétés et insomnies passagères.

Soigner qui ?

Les hypersensibles, les personnes très facilement stressées.

Soigner quoi ?

- Anxiété dans la journée.
- Difficultés d'endormissement.
- Réveils nocturnes avec anxiété.

Exemples d'utilisation

- Anxiété diurne : 1D, 20 gouttes 3 fois par jour.
- Insomnie : TM, 30 gouttes au coucher.

Petroleum

La souche

Minérale et végétale à la fois (le pétrole blanc purifié)

Cette huile minérale peut être considérée comme un médicament d'origine végétale ; puisque le pétrole est le résultat de la très lente décomposition de nappes de plancton.

En bref

Action sur l'eczéma avec fissures, crevasses et mal des transports.

Soigner qui ?

- Une personne très sensible aux odeurs d'hydrocarbures, de gaz d'échappement.
- Quelqu'un qui a faim la nuit.
- Un anxieux qui voit sa mort prochaine et règle ses affaires.
- Quelqu'un sujet au délire de dédoublement (être double lui-même ou être accompagné par un double).

Soigner quoi ?

- Mal des transports avec nausées et vertiges, amélioré en ayant mangé quelque chose et en fermant les yeux.
- Eczémas qui font des crevasses et des fissures, aux doigts et au nez en particulier.
- Peaux sèches avec tendance aux squames, aggravés l'hiver et au froid.
- Irritations des yeux et des paupières avec fissures des commissures des paupières.
- Douleurs d'estomac ou diarrhées, aggravées après avoir mangé du chou ou de la choucroute.
- Douleurs à la nuque avec sensation de poids et nausée, vertige.

Exemples d'utilisation

- Mal des transports : 9CH, 3 granules juste avant puis tous les quarts d'heure si besoin.
- Fissures des doigts, eczéma aggravé l'hiver : 7CH, 1 dose par semaine.
- Diarrhées après choux : 5CH, 3 granules après chaque selle liquide.

Phosphoric acidum

La souche

Minérale (l'acide phosphorique de formule H_3PO_4)

En bref

Action sur la fatigue psychique et la déminéralisation.

Soigner qui ?

- Plutôt un adolescent ou un jeune adulte.
- Un étudiant surmené qui n'assimile plus.
- Un jeune qui ne se remet pas d'un choc, d'un chagrin.

Soigner quoi ?

- Dépression avec fatigue psychique générale et inaptitude à tout effort physique ou intellectuel.
- Impuissance chez quelqu'un de jeune, par épuisement psychique ou suite à des excès sexuels.
- Troubles de mémoire, difficultés de concentration, aversion à apprendre.
- Maux de tête des étudiants au sommet du crâne et à la nuque.
- Fatigue intense après une poussée de croissance.
- Douleurs de dos chez les jeunes avec fatigue.
- Diarrhées fréquentes après avoir mangé des fruits acides.
- Déminéralisations, en général avec urines laiteuses contenant des sels de calcium et de phosphore.
- Tendance à avoir des cheveux blancs de manière précoce.

Symbolique du médicament

C'est l'image d'Épinal de l'adolescent « grandi trop vite » et fatigué de ce corps trop grand, de ces études trop dures et d'une vie sentimentale trop féroce !

Exemples d'utilisation

- « Dopage » homéopathique pour les examens chez les étudiants qui saturent : 15CH, 3 granules tous les 2 matins.
- Pannes sexuelles trop fréquentes chez un jeune fatigué : 15CH, 1 dose par semaine.
- Dépression avec aversion pour le travail et pour tout effort physique ou mental : 9CH, 3 granules le matin.
- Mal de dos des ados : 7CH, 3 granules le matin.
- Traitement reminéralisant chez un jeune phosphorique fatigué : 5CH, 3 granules par jour.
- Cheveux blancs chez les jeunes : 5CH, 3 granules tous les 2 jours.

Phosphorus

La souche

Minérale (le phosphore de formule P)

En bref

Action sur l'idéalisme exalté, les troubles respiratoires.

Soigner qui ?

- Une personne de constitution phosphorique (voir chapitre 2).
- Un idéaliste aux grandes idées, très enthousiaste, mais facilement épuisé et démotivé.
- Une personne qui a peur d'être seule, peur du crépuscule et de l'orage.
- Quelqu'un qui a besoin d'être aimé et admiré.
- Quelqu'un de brillant intellectuellement, mais qui risque à tout moment de tout abandonner et de renoncer.
- Un cyclothymique aussi bien psychiquement que physiquement qui a des cycles très courts d'un jour à l'autre ou d'une heure à l'autre !
- Un d'hypersensible aux odeurs, à la lumière, au toucher et au simple effleurement, un enfant chatouilleux.
- Un insomniaque qui a besoin de beaucoup de sommeil et qui fait du somnambulisme.
- Une personne qui a faim la nuit, une vive soif et un désir de sel.

Soigner quoi ?

- Maladies inflammatoires des grands organes (pneumonies, hépatites, pancréatites, affections des reins), sous contrôle médical.
- Hémorragies et tendance aux hémorragies répétées ; les saignements de nez, des gencives, les saignements digestifs des maladies inflammatoires de l'intestin.
- Plaies qui saignent abondement.
- Infections des bronches et des poumons avec toux sèche et douloureuse.
- Grippe avec signes respiratoires, et douleur d'arrachement dans la poitrine.

- Laryngites avec enrouement aggravé le soir.
- Vertiges des personnes âgées au moment de se mettre debout.
- Hypertension artérielle, insuffisance cardiaque (en complément des traitements classiques, en vue de traiter le terrain), certaines palpitations.
- Vomissements avec sensation de brûlure, désir d'eau très froide et vomissement dès que l'eau a eu le temps de se réchauffer dans l'estomac.

Symbolique du médicament

Phosphorus est à l'image de Prométhée, idéaliste qui voulait voler le feu du ciel pour l'offrir aux hommes et qui s'est retrouvé sur son rocher, avec une plaie hémorragique faite par un aigle lui mangeant le foie chaque fois que celui-ci repoussait !

Exemples d'utilisation

- Peur de l'orage, peur du crépuscule : 15CH, 1 dose par semaine.
- Perte de motivation chez quelqu'un de brillant et d'exalté habituellement : 30CH, 1 dose à renouveler 10 jours plus tard si besoin.
- Insomnie avec somnambulisme : 9CH, 3 granules vers 18 heures.
- Prévention des saignements avant une opération : 15CH, 3 granules matin et soir les 3 jours qui précèdent.
- Grippe avec toux sèche et douleur dans la poitrine : 5CH, 3 granules toutes les 2 heures.
- Hépatite virale, pour aider les transaminases à se normaliser : 15CH, 3 granules matin et soir.

Phytolacca

La souche

Végétale (la phytolaque)

Cet arbuste, qui forme des fruits en grappe, est aussi appelé raisin d'Amérique.

En bref

Action sur la pharyngite avec gorge rouge ; tensions douloureuses des seins.

Soigner quoi ?

- Angines rouges et pharyngites simples avec gorge rouge, douleur brûlante qui irradie vers le cou et aux oreilles, aggravation par les liquides chauds.
- Grippe et états grippaux avec courbatures aggravées par le mouvement, mais besoin de bouger quand même.
- Douleurs rhumatismales aggravées par le froid humide et la nuit.
- Douleurs névralgiques à l'anus et au périnée (névralgie pudentale) aggravées la nuit et au froid humide.
- Douleurs des seins avant et durant les règles.
- Fissures du mamelon.
- Lait trop épais et insuffisant.

Exemples d'utilisation

- Seins tendus et douloureux avant les règles : 7CH, 3 granules matin et soir dès le 12e jour.
- Lait insuffisant : 9CH, 3 granules 3 fois par jour.
- Lait trop abondant : 4CH, 3 granules 3 fois par jour (1 ou 2 jours pas plus, car risque d'arrêt de la lactation).
- Angines et grippe : 5CH, 3 granules toutes les 2 heures.

Platina

La souche

Minérale (le platine de formule Pt)

Métal précieux gris argent. On utilise la mousse de platine pour la préparation.

En bref

Action sur le tempérament orgueilleux et hautain, les spasmes.

Soigner qui ?

- Une personne réellement ou d'apparence très hautaine, ayant un orgueil certain, ayant tendance à toiser du regard ses interlocuteurs.
- Quelqu'un qui s'habille de vêtements voyants, de bijoux ostensibles et chers, qui a tendance à dire du mal des gens.
- Une personne ayant tendance à voir les gens et les objets plus petits qu'ils ne sont.

Soigner quoi ?

- Spasmes gynécologiques avec douleurs des ovaires mais aussi vaginisme et hypersensibilité au toucher, même de la vulve.
- Rapports sexuels très douloureux malgré des préoccupations sexuelles très envahissantes, des rêves sexuels.
- Spasmes intestinaux avec constipation, à début progressif et à fin progressive, surtout constipation en voyage.

Symbolique du médicament

Le platine est au-dessus de l'or dans l'imaginaire populaire. Platina est au-dessus et plus grand que tout. Sa sexualité est trop haute aussi (mais imaginaire) pour lui permettre une satisfaction physique.

Exemples d'utilisation

- Douleurs des ovaires à l'ovulation : 9CH, 1 dose le 10e jour du cycle.
- Vaginisme : 9CH, 3 granules le soir, 1 heure avant un rapport.
- Constipation en voyage : 7CH, 3 granules matin et soir.

Plumbum

La souche

Minérale (le plomb de formule Pb)

En bref

Action sur la constipation, l'hypertension artérielle.

Soigner qui ?

Plutôt une personne âgée.

Soigner quoi ?

- Constipation avec ventre très dur et intestin spasmé avec selles noires et très petites.
- Douleurs du ventre constipé, diminuées plié en deux.
- Hypertension artérielle des gens âgés avec augmentation du petit chiffre (HTA diastolique), en complément des traitements classiques et sous surveillance médicale.
- Névralgies des membres et du dos avec douleur fulgurante, très aggravée par le moindre toucher mais améliorée par la pression forte.
- Tendance à la paralysie et l'atrophie des muscles extenseurs des mains et avant-bras, des cuisses.

Symbolique du médicament

Le tableau homéopathique du plomb reproduit le tableau du saturnisme (toxicité neurologique et digestive surtout), des réseaux d'adduction d'eau en plomb.

Exemples d'utilisation

- Constipation : 5CH, 3 granules matin et soir.
- Névralgies : 15CH, 3 granules par jour.
- Ralentissement et atrophie musculaires chez une personne âgée : 9CH, 1 dose par semaine.

Podophylum

La souche

Végétale (le podophylle)

On en extrait la podophyline utilisée en dermatologie pour le traitement externe des condylomes. En homéopathie, on utilise le rhizome.

En bref

Action sur la diarrhée.

Soigner quoi ?

- Diarrhée le matin, en jet jaunâtre.
- Diarrhées du nourrisson.
- Diarrhées dans les pays chauds (turista).
- Ventre douloureux, amélioration en frottant le ventre et la région du foie et couché sur le ventre.
- Maux de tête en relation avec un embarras digestif.
- Alternance mal de tête/diarrhée.
- Douleurs de l'ovaire droit irradiant vers la cuisse.
- Prolapsus (descente d'organes) du rectum lors de la selle avec douleur lombaire associée.

Exemples d'utilisation

- Diarrhées et turista : 9CH, 3 granules 3 à 4 fois par jour.
- Maux de tête : 9CH, 3 granules matin et soir.
- Ovulation douloureuse à droite : 9CH, 3 granules 3 fois par jour.

Poumon histamine

La souche

Biologique (poumon de cobaye mort d'allergie)

Ce biothérapique a une préparation peu glorieuse pour les amis des animaux : on provoque un choc allergique par injection à un cobaye et on prélève ses poumons qui contiennent ainsi toutes les cellules et toutes les substances de l'inflammation allergique à son plus haut niveau.

En bref

Action sur les allergies respiratoires.

Soigner quoi ?

- Allergies respiratoires, asthme, rhume des foins et même conjonctivites allergiques.
- Allergies de la peau.

Exemples d'utilisation

- Lorsque l'allergie est là : 15CH, 3 granules toutes les heures.
- En prévention : 30CH, 1 dose par semaine.

Psorinum

La souche

Biologique (liquide prélevé dans une petite vésicule de gale)

Il s'agit, comme pour luesinum, tuberculinum, medorrhinum, d'un biothérapique (appelé aussi nosode) qui correspond à un grand mode réactionnel ou diathèse (la psore, voir chapitre 4).

En bref

Action sur le terrain psorique, l'alternance et la périodicité des maladies, la frilosité extrême.

Soigner qui ?

- Un déprimé chronique qui se croit incurable, qui a peur qu'on l'abandonne.
- Un frileux à l'extrême.
- Quelqu'un qui manque de réaction et qui ne réagit pas aux médicaments homéopathiques qui pourtant lui correspondent.
- Une personne qui présente les signes du terrain de psore : alternance d'une maladie avec une autre et chronicité périodique des maladies.

Soigner quoi ?

- Fatigue et mauvais état général après une maladie fatigante chez un frileux mou sans réactions.
- Maladies de la peau (eczéma, psoriasis, etc.) aggravées l'hiver avec aspect de la peau sale et sans hygiène (alors que cela n'est pas le cas) et démangeaisons.
- Rhume des foins et asthme aggravé tous les ans en hiver.
- Gros appétit avec faim la nuit (mais ne grossit pas).
- Mal de tête chronique amélioré en enveloppant la tête.

Symbolique du médicament

C'est le contraire de Sulfur le flamboyant aggravé par la chaleur. Psorinum est « ratatiné », sans réaction, absolument frileux et allergique à l'hiver (sulfur et psorinum sont les deux grands médicaments de la psore).

Exemples d'utilisation

- Manque de réaction à des médicaments indiqués : 30CH, 1 dose, 1 seule fois.
- Maladies de la peau avec vésicules et démangeaisons : 7CH, 1 dose par semaine.
- Allergies aggravées l'hiver : 15CH, 1 dose par mois à partir de septembre.
- Terrain psorique (voir chapitre 4).

Pulsatilla

La souche

Végétale (l'anémone pulsatile)

En bref

Action sur les sécrétions jaunes du nez coulant facilement, les troubles des règles, le tempérament timide et avide d'affection.

Soigner qui ?

- Quelqu'un à l'humeur hautement variable, passant de la joie aux larmes très facilement.
- Une personne ayant un grand besoin de compagnie, de consolation et d'affection, mais terriblement timide, surtout vis-à-vis du sexe opposé.

Soigner quoi ?

- Timidité et pudeur maladive avec éruption rouge en se déshabillant.
- Indigestions avec douleurs de l'estomac et aliments gras particulièrement mal supportés.
- Rhumes et sinusites avec des écoulements jaunes épais mais qui n'irritent pas les muqueuses et qui coulent facilement.
- Nez bouché la nuit et toux sèche, le nez coule le jour et la toux devient grasse.
- Tendance aux varices et aux hémorroïdes avec aspect marbré de la peau et aggravation par la chaleur et l'immobilité.
- Troubles de règles, qui sont globalement en retard et peu abondantes, mais qui changent d'un mois à l'autre.
- Tous les symptômes sont aggravés par la chaleur.
- Tous les signes sont améliorés par l'affection et la consolation.

Symbolique du médicament

Une légende veut que le bel Adonis fût tué par la jalouse Athéna, en dépit de l'affection qu'Aphrodite et lui éprouvaient l'un pour l'autre. Aphrodite, du haut de son Olympe, en a pleuré des larmes de sang qui, arrivées sur Terre, se transformèrent en discrète anémone, timide et rougissante d'un amour impossible.

Exemples d'utilisation

- Règles variables et surtout en retard : 9CH, 1 dose par semaine.
- Rhumes avec sécrétions jaunes coulant facilement : 5CH, 3 granules 3 fois par jour.
- Timidité anxieuse avant un événement où on rencontrera des gens que l'on ne connaît pas : 15CH, 1 dose la veille et 2 heures avant.
- Varices avec œdème l'été ou sur un sol chauffé : 7CH, 3 granules par jour.

Ranunculus bulbosus

La souche

Végétale (le bouton d'or de nos espaces verts dont le nom scientifique est renoncule bulbeuse)

En bref

Action sur le zona et les douleurs d'un seul côté du corps.

Soigner qui ?

Parfois, mais pas toujours, une personne dépendante de l'alcool, globalement assez excitée et qui souffre de névralgies liées à l'alcool.

R

Soigner quoi ?

- Zona avec ses vésicules qui suivent le trajet d'un nerf (intercostal, ophtalmique) d'aspect bleu-rouge, avec brûlure et démangeaisons.
- Douleurs du zona, même longtemps après l'éruption, avec brûlures aggravées par le mouvement et le toucher, même effleurement.
- Névralgies intercostales aggravées par le mouvement, le changement climatique vers l'humidité, l'orage.
- Douleurs unilatérales entre la colonne vertébrale et l'omoplate chez les travailleurs sédentaires (coup de poignard).
- Névralgie faciale.
- Crampe de l'écrivain.
- Tout est aggravé par la consommation d'alcool, le temps orageux, le changement vers l'humidité.

Symbolique du médicament

L'atteinte d'un nerf d'un seul côté, comme pour le zona résume tous les symptômes de cette petite renoncule.

Exemples d'utilisation

- Zona : 15CH, 3 granules 3 fois par jour.
- Douleurs après zona : 15CH, 3 granules par jour.
- Douleurs intercostales, crampe de l'écrivain, « coup de poignard » à l'omoplate : 9CH, 3 granules matin et soir.

Raphanus

La souche

Végétale (le radis noir)

On utilise la racine comestible.

En bref

Action sur le ballonnement et la constipation après une opération.

Soigner quoi ?

- Ventre douloureux, amélioré par l'expulsion de gaz, aggravé par le toucher et les vêtements serrés.
- Constipation avec ventre très ballonné et sensation de boule qui monte jusqu'à la gorge.
- Symptômes apparaissant après une opération, tous aggravés par les secousses et les vêtements serrés.

Symbolique du médicament

Il reproduit les symptômes dont il est capable en alimentation chez ceux qui ne le tolèrent pas !

Exemples d'utilisation

- Constipation, gaz : 5CH, 3 granules 4 fois par jour.
- En prévention avant une opération sur le ventre : 7CH, 1 dose la veille.

Rhododendron

La souche

Végétale (le rhododendron chrysanthum)

En homéopathie, c'est cette variété à fleurs jaunes qui est utilisée (le genre rhododendron contient plus de 500 espèces).

En bref

Action sur les douleurs des testicules et les rhumatismes à l'humidité.

Soigner qui ?

- Un rhumatisant qui prévoit le temps dans ses douleurs.
- Une personne qui craint l'orage.

Soigner quoi ?

- Rhumatismes très aggravés par le temps humide et au moment de l'orage, juste avant, quand l'atmosphère est électrique.
- Névralgies faciales, dentaires, cervico-brachiales ou sciatiques aggravées par le temps humide et avant un orage, une tempête.
- Rouleurs d'orchite (inflammation des testicules), avec testicules gonflés et chauds, plus souvent le testicule droit.
- Tout est amélioré après l'orage et par le temps chaud et sec.

Symbolique du médicament

La personne à laquelle rhododendron correspond est plus efficace que tous les instituts habilités pour prévoir les orages et les tempêtes.

Exemples d'utilisation

- Orchites, avec avis médical, sur la douleur : 9CH, 3 granules 3 fois par jour.
- Rhumatismes et névralgies : 7CH, 3 granules par jour, et 3 fois par jour par temps orageux.

Rhus toxicodendron

La souche

Végétale (le sumac vénéneux)

Plante originaire des États-Unis et du Japon, connue sous le nom anglo-saxon de *poison oak*.

En bref

Action sur les rhumatismes améliorés par le mouvement, les éruptions cutanées à vésicules.

Soigner qui ?

- Un rhumatisant très sensible à l'humidité.
- Une personne redoutant de rester immobile, ayant toujours besoin de bouger, de sortir.
- Quelqu'un qui déteste l'automne et la saison humide.
- Une personne qui rêve d'exercices fatigants.

Soigner quoi ?

- Syndrome automnal dépressif des gens qui détestent le gris et l'humidité de l'automne.
- Rhumatismes avec beaucoup de raideur qui sont aggravés au début du mouvement mais améliorés après une période de dérouillage.
- Rhumatismes aggravés par le temps froid et humide et améliorés par le temps sec et chaud.
- Douleurs après un effort violent ou un faux mouvement.
- Entorses et foulures qui sont améliorées par le mouvement.
- Eczéma avec des vésicules entraînant démangeaisons et brûlures et améliorées par de l'eau chaude.
- Varicelles, herpès, zona, se traduisant par ces mêmes vésicules.
- Maladies infectieuses avec fièvre (rhino-pharyngites, grippes) et toux en se découvrant, besoin de bouger.
- Dans la fièvre, la langue est sèche et rouge à la pointe. Le malade ne veut pas rester dans son lit. Les courbatures grippales sont améliorées par le mouvement. La fièvre s'accompagne de soif d'eau froide.

Symbolique du médicament

Le besoin de mouvement et la crainte de la rouille du corps comme de l'esprit par l'immobilité humide !

Exemples d'utilisation

- Dépression à l'automne avec besoin de lumière : 30CH, 1 dose par semaine.
- Grippe avec besoin de bouger : 9CH, 3 granules toutes les heures.
- Rhumatismes améliorés au mouvement et aggravés à l'humidité froide : 5CH, 3 granules 3 fois par jour.
- Eczéma à prédominance de vésicules : 7CH, 3 granules par jour.
- Varicelle avec brûlures et démangeaisons : 5CH, 3 granules toutes les 2 heures.

Rumex crispus

La souche

Végétale (la patience crépue ou patience sauvage)

En bref

Action sur la toux au moindre air froid.

Soigner quoi ?

- Toux sèche au moindre courant d'air froid, avec besoin de mettre une écharpe ou un foulard devant la bouche pour respirer.
- Laryngite avec toux en touchant la région du larynx.
- Rhume avec irritation des narines, aggravé par l'air froid.
- Démangeaisons au déshabillage, au moindre contact de la peau avec l'air.
- Diarrhée très tôt le matin obligeant à se lever.

Exemples d'utilisation

- Toux, rhumes : 5CH, 3 granules 4 fois par jour.
- Démangeaisons en se déshabillant : 7CH, 3 granules le soir.

Ruta graveolens

La souche

Végétale (la rue)

En bref

Action sur les tendinites, le surmenage des yeux.

Soigner quoi ?

- Tendinites après un effort ou un traumatisme.
- Douleurs des tendons, des ligaments et de tous les tissus autour d'une articulation.
- Entorses et luxations.
- Aggravation générale par le froid humide et amélioration au mouvement et à la chaleur.
- Fatigue oculaire avec vue brouillée, yeux rouges et douloureux (travail sur écran, travail avec un éclairage insuffisant).
- Névralgies du rectum.

Symbolique du médicament

Ruta atteint tout ce qui contient beaucoup de fibres élastiques ou conjonctives (tendons, ligaments, périoste, yeux, région anale).

Exemples d'utilisation

- Tendinites avec une tendance chronique : 7CH, 3 granules par jour.
- Entorses, foulures, tendinites apparues récemment : 4CH, 3 granules 3 fois par jour.
- Douleurs des yeux : 9CH, 3 granules si besoin et juste avant un travail fin et fatigant.

Sabadilla

La souche

Végétale (la cévadille)

En bref

Action sur les crises d'éternuements, les oxyures.

Soigner qui ?

Une personne qui souffre de phobies sur son corps, croit que son nez est déformé, que son corps a des anomalies, qu'elle est enceinte, etc. ou qui exagère un défaut existant.

Soigner quoi ?

- Crises de rhume des foins ou coryza avec éternuements explosifs précédés de démangeaisons du palais.
- Éternuements avec sensibilité extrême aux fleurs, aux fruits, aux pollens.
- Éternuements avec écoulement fluide du nez et sensation de nez bouché, amélioré par l'air chaud.
- Oxyures à la nouvelle et à la pleine lune avec démangeaisons de l'anus et nervosité accrue.

Exemples d'utilisation

- Illusions corporelles : 15CH, 1 dose par semaine.
- Rhume des foins : 5CH, 3 granules 3 fois par jour.
- Oxyures, pour éviter les récidives et les troubles nerveux, en complément du vermifuge : 9CH, 1 dose à la nouvelle et à la pleine lune.

Sabal serrulata

La souche

Végétale (variété de palmier, le serenoa repens)

Cet arbre est utilisé dans des spécialités pharmaceutiques pour soigner l'adénome simple de la prostate.

En bref

Action sur les envies d'uriner la nuit chez les prostatiques.

Soigner quoi ?

- Adénome de la prostate.
- Envies fréquentes d'uriner la nuit.
- Érections douloureuses la nuit avec perte de sperme.
- Sensation de faiblesse de la région lombaire après avoir fait l'amour.

Exemples d'utilisation

- Prostate : 6DH, 20 gouttes matin et soir.
- Envies d'uriner la nuit : 4CH, 3 granules le soir.
- Faiblesse lombaire après l'amour : 5CH, 3 granules avant.

Sabina

La souche

Végétale (le genévrier sabine)

En bref

Action sur les règles hémorragiques.

Soigner qui ?

- Une jeune femme qui souffre de syndrome prémenstruel.
- Une femme en période de préménopause.

Soigner quoi ?

- Règles hémorragiques, trop abondantes, avec des caillots.
- Hémorragies à l'ovulation.

- Douleurs de la région lombaire avant les règles, irradiant au pubis.
- Polypes de l'utérus.
- Hémorroïdes saignant abondamment avec sensation de plénitude du rectum.
- Aggravation des douleurs ou de l'hémorragie par le moindre mouvement.

Exemples d'utilisation

- Règles trop hémorragiques : 5CH, 3 granules toutes les heures.
- Douleurs lombaires : 9CH, 3 granules matin et soir.
- Hémorroïdes : 5CH, 3 granules 3 fois par jour.

Sambucus nigra

La souche

Végétale (le sureau noir)

On utilise les fleurs et non les baies.

En bref

Action sur la laryngite et le nez bouché chez l'enfant.

Soigner qui ?

Un enfant impressionnable, qui dort la bouche ouverte.

Soigner quoi ?

- Nez bouché chronique chez l'enfant, qui a de grosses végétations.
- Bébé au nez bouché qui s'étouffe en tétant.
- Laryngite qui réveille l'enfant vers minuit avec gêne respiratoire marquée, visage cyanosé et sueurs.
- Toux vers minuit.
- Grande difficulté à faire sortir l'air (gêne expiratoire) et sifflement à l'inspiration.

Exemples d'utilisation

- Nez bouché chez les bébés et les enfants : 5CH, 3 granules 1 à 5 fois par jour.
- Laryngite (avec avis médical toujours requis et en complément) : 9CH, 3 granules toutes les demi-heures.

Sanguinaria

La souche

Végétale (la sanguinaire du Canada)

Petite plante de la famille des papavéracées comme le coquelicot et le pavot à opium.

En bref

Action sur les migraines droites, les bouffées de chaleur.

Soigner qui ?

- Un homme au tempérament sanguin, facilement congestionné.
- Une femme au moment de la ménopause.

Soigner quoi ?

- Migraine avec douleur du côté droit de la tête, douleur battante aggravée au milieu de la journée.
- Migraine tous les sept jours, juste avant le week-end ou pendant le week-end.
- Bouffées de chaleur avec mal de tête, rougeur des joues et chaleur des paumes et des plantes.
- Bourdonnements d'oreille à droite chez un hypertendu.
- Douleurs de l'épaule droite, névralgie cervico-brachiale du côté droit irradiant au muscle deltoïde, aggravées la nuit allongé et par le mouvement.
- Bronchites aiguës et rhino-pharyngites avec sensibilité à l'air froid, toux violente aggravée la nuit et au froid et rougeur des joues.
- Coryza avec polypes des sinus et saignements.

- Tous les signes sont améliorés après avoir roté abondamment ou expulsé des gaz intestinaux.

Exemples d'utilisation

- Migraine droite : 9CH, 3 granules 3 fois par jour.
- Bouffées de chaleur : 15CH, 3 granules matin et soir.
- Polypose nasale : 5CH, 3 granules matin et soir.
- Douleurs de l'épaule droite et névralgie : 15CH, 3 granules 3 fois par jour.

Secale cornutum

La souche

Végétale (l'ergot de seigle)

Ce champignon parasite de la fleur de seigle est puissamment toxique et a fait des ravages dans les campagnes et encore récemment en Éthiopie en donnant l'ergotisme (convulsions, gangrène des membres).

S

En bref

Action sur les troubles circulatoires des extrémités.

Soigner quoi ?

- Artérite des membres inférieurs avec crampes des mollets à la marche (claudication intermittente) avec fourmillements.
- Crampes avec fourmillements dans les jambes.
- Syndrome de Raynaud, avec fourmillements des extrémités et sensations brûlantes améliorées par le froid.
- Fourmillements des mains la nuit, améliorées en se découvrant.
- Règles hémorragiques de sang noir, sans caillots.

Exemples d'utilisation

- Syndrome de Raynaud : 5CH, 3 granules matin et soir dans les périodes froides.

- Claudication de l'artérite : 7CH, 3 granules à chaque douleur durant les trajets de marche (le meilleur médicament avec l'arrêt du tabac).
- Règles de sang noir : 9CH, 3 granules matin et soir.

Selenium

La souche

Minérale (le selenium de formule Se)

En bref

Action sur la fatigue physique, sexuelle, intellectuelle.

Soigner qui ?

- Un homme âgé.
- Une personne qui a accumulé le manque de sommeil.
- Un homme ayant « abusé de sexe » et qui marque un temps de fatigue.

Soigner quoi ?

- Épuisement physique avec amaigrissement après accumulation de manque de sommeil, sommeil non réparateur ou vie sexuelle trop festive.
- Épuisement intellectuel avec mémoire faible et même dépression, pour les mêmes causes.
- Fatigue sexuelle et impuissance, liée à l'alcool ou à une activité sexuelle débridée, ou encore à l'âge, avec rêves érotiques et fantasmagorie conservée (et même augmentée).
- Psoriasis des mains et du cuir chevelu.
- Chute des cheveux et des poils pubiens.
- Peau grasse et acnéique.

Exemples d'utilisation

- Épuisement physique, intellectuel ou sexuel : 15CH, 3 granules matin et soir, pendant 12 jours.

- Chute des cheveux et des poils : 5CH, 3 granules par jour.
- Acné juvénile : 7CH, 3 granules par jour.

Sepia

La souche

Animale (l'encre de seiche)

En bref

Action sur la dépression, la pesanteur du bas-ventre.

Soigner qui ?

- Une femme ayant une tendance aux ptoses (descentes d'organes) ressenties dans le bas-ventre.
- Un homme ou une femme triste et pessimiste, qui voit tout en noir, aggravé(e) par la consolation ou la sollicitude.
- Un dépressif devenu indifférent à ses proches, aux personnes qui lui sont chères.
- Une personne déprimée et découragée, démotivée, qui ne veut plus travailler, plus affronter le monde.
- Une personne éternellement insatisfaite et irritable, qui s'angoisse si elle est seule, mais supporte mal la sollicitude des autres.
- Quelqu'un qui ressent un immense désarroi le matin, au moment d'affronter la journée ; désir de sommeil qui améliore et de repos.
- Une personne dont tous les signes psychiques et physiques sont améliorés par les mouvements violents, la danse, les sports violents.

Soigner quoi ?

- Migraines avec nausées et vomissements avant les règles.
- Baby-blues de la nouvelle maman, avec impression d'être débordée et noyée.
- Nausées du premier trimestre de la grossesse, avec pesanteur dans le bas-ventre.

- Mauvaises digestions avec lenteur digestive et douleurs dans la région de la vésicule biliaire (à droite).
- Constipation avec sensation de rectum plein, parfois hémorroïdes et tendance au prolapsus (descente d'organes).
- Mycoses gynécologiques à répétition, infections urinaires répétées.
- Troubles des règles avec diminution de la libido, et règles de sang noir et peu abondant.
- Bouffées de chaleur de la ménopause chez une femme triste et irritable.
- Sensations de poids dans le bas-ventre ; tendance à croiser les jambes pour mieux tenir son bas-ventre (impression que l'utérus va sortir).
- Eczéma et psoriasis avec éruptions sèches derrière la nuque, autour des oreilles, sur les mains.
- Herpès des lèvres avant les règles.
- Asthme et bronchites améliorés par l'exercice physique avec toux sèche aggravée en position couchée.
- Dégoût de la nourriture, surtout du lait, désir de vinaigre et de choses vinaigrées.

Symbolique du médicament

Sepia ressemble à son animal totem. Terriblement fragile, cette personnalité dépressive choisit l'écran de fumée comme la seiche qui jette son encre pour échapper au prédateur. Chez Sepia, deux mots clés : tout est noir (les idées, le sang des règles) et tout tombe (le moral, les organes digestifs, l'utérus).

Exemples d'utilisation

- Migraines avant les règles : 9CH, 3 granules du 5e au 25e jour.
- Bouffées de chaleur : 7CH, 3 granules par jour.
- Dépression aggravée par la sollicitude d'autrui : 9CH, 1 dose par semaine.
- Symptômes de la descente d'organes (en attendant l'intervention salvatrice) : 5CH, 3 granules matin et soir, par cures de 10 jours.
- Mycoses à répétition : 7CH, 3 granules 3 fois par semaine.
- Eczéma des mains : 7CH, 3 granules par jour.

Sérum anticolibacillaire

La souche

Biologique (sérum préparé sur une chèvre immunisée par le colibacille)

En bref

Action sur les infections urinaires à colibacille.

Exemple d'utilisation

Cystite aiguë : 4CH en granules ou en ampoules buvables, 3 granules toutes les 2 heures ou 1 ampoule matin midi et soir, pendant 5 jours.

Sérum de Yersin

La souche

Biologique (sérum obtenu par immunisation d'animaux contre le bacille de la peste)

La parenté immunitaire entre grippe, maladies virales et peste est connue depuis longtemps.

En bref

Action sur la grippe et les maladies virales aiguës.

Soigner quoi ?

- Grippe en prévention, chez les personnes qui font des réactions de fièvre avec influenzinum.
- Grippe saisonnière dès les premiers symptômes.
- États paragrippaux, rhino-pharyngites.
- Grippes atypiques, en association avec les traitements recommandés.

Exemples d'utilisation

- La grippe, en prévention : 9CH, 1 dose par semaine en octobre puis 1 dose par mois jusqu'en février.
- La grippe et autres maladies virales aiguës : 9CH, 1 dose par jour, 3 jours de suite, dès les premiers symptômes en association avec oscillococcinum® et les médicaments de fièvre (aconit, belladonna, etc.).

Silicea

La souche

Minérale (la silice pure de formule SiO_2)

En bref

Action sur la déminéralisation et les suppurations chroniques.

Soigner qui ?

- Une personne de constitution silicique (voir chapitre 2).
- Une personne fatiguée, épuisée, qui préfère rester au lit.
- Un grand phobique des aiguilles et de tout ce qui pique.
- Un nerveux hypersensible qui sursaute au moindre bruit.
- Un étudiant épuisé, sans mémoire et découragé.
- Un enfant plutôt têtu et qui ne veut pas qu'on l'approche, qu'on lui parle.

Soigner quoi ?

- États de déminéralisation importante, avec amaigrissement et os très visibles.
- Convalescences de maladies épuisantes.
- Suppurations chroniques dans les maladies graves, les maladies nosocomiales ; la moindre plaie suppure très facilement.
- Frilosité extrême, tendance à se couvrir de jour comme de nuit.
- Douleurs avec une sensation d'écharde enfoncée (migraines, peau, muqueuses, mais aussi vrai corps étranger enfoncé dans la chair).

- Très mauvais état général et défenses immunitaires très diminuées après des vaccinations répétées.
- Dents de mauvaise qualité, très tôt cariées et tendance à la parodontose.
- Présence de ganglions lymphatiques enflammés (après bilan médical et sous contrôle).
- Décalcifications, rachitisme, ostéoporose, mauvaise consolidation des fractures, rejet de matériel chirurgical dans les os (avec suppuration).
- Transpiration abondante des pieds avec mycoses, et des mains avec froideur.
- Ongles cassants et peau cicatrisant mal.
- Abcès, furoncles et autres suppurations traînantes et ne guérissant pas.
- Infections urinaires, infections génitales qui traînent et ne guérissent pas, ou se répètent inlassablement.
- Infections respiratoires, rhinos, angines, bronchites avec grande sensibilité au froid, tendance à la suppuration et lenteur de guérison.
- Aversion pour le lait, la viande, tendance à l'anorexie.

Symbolique du médicament

Silicea a peur des aiguilles, de ce qui peut percer sa couche d'énergie déjà mince. Le contact avec autrui est vécu comme une « aiguille sociale ». En plus de le dégonfler davantage, l'aguille l'infecte, lui donne des douleurs d'écharde et l'amène à suppurer davantage.

Exemples d'utilisation

- États de déminéralisation et d'amaigrissement après une maladie : 7CH, 1 dose par semaine.
- Suppurations chroniques malgré les antibiotiques : 7CH, 3 granules 3 fois par semaine.
- Phobie des aiguilles et du contact social : 15CH, 1 dose par semaine.
- Préparation d'une vaccination, pour éviter les effets néfastes : 7CH, 3 granules matin et soir, les 3 jours qui précèdent l'injection.
- Transpiration des pieds : 5CH, 3 granules par jour, pendant 20 jours.

Spigelia anthelmia

La souche

Végétale (la spigelie anthelmintique ou herbe de la Brinvilliers)

Très toxique, elle était utilisée à la Jamaïque pour tuer les vers intestinaux.

En bref

Action sur les migraines gauches, les palpitations.

Soigner qui ?

- Une personne nerveuse et excitable.
- Quelqu'un qui souffre d'hyperthyroïdie.

Soigner quoi ?

- Migraine du côté gauche, en arc de cercle de la nuque à l'œil gauche, d'intensité croissante du lever du soleil à midi, puis décroissante jusqu'au soir.
- Névralgie d'Arnold gauche.
- Névralgie du trijumeau (faciale) du côté gauche.
- Névralgie cervico-brachiale gauche.
- Douleurs aggravées par le mouvement, le temps humide et la survenue de l'orage.
- Palpitations (sous le contrôle du cardiologue) avec cœur qui bat fort plutôt que vraiment vite, diminuées couché sur le côté gauche.
- Yeux brillants des hyperthyroïdiens.

Exemples d'utilisation

- Dans l'hyperthyroïdie, en complément des traitements nécessaires : 9CH, 1 dose par semaine.
- Névralgies gauches et migraines : 15CH, 3 granules 3 fois par jour.
- Palpitations : 9CH, 3 granules matin et soir.

Spongia tosta

La souche

Animale (l'éponge de mer torréfiée)

En bref

Action sur la laryngite, les palpitations.

Soigner quoi ?

- Laryngites avec gêne respiratoire « comme si on avait une éponge coincée dans la gorge ».
- Laryngites et trachéites avec toux la nuit, obligeant à s'asseoir avec respirations faisant un bruit de scie.
- Durant les crises respiratoires, amélioration en mangeant, par les boissons chaudes et aggravation par le moindre contact avec le cou. Anxiété et sensation de mort imminente.
- Palpitations au milieu de la nuit qui obligent à s'asseoir.
- Inflammation des testicules (orchite) avec gonflement et extrême sensibilité au toucher.
- Thyroïde augmentée de volume avec palpitations et gêne au toucher de la région du cou.

Symbolique du médicament

Cette éponge semble s'être coincée au fond de la gorge et dérégler tout par sa présence : le larynx, la thyroïde, le cœur.

Exemples d'utilisation

- Laryngite aiguë, en complément de la consultation du médecin : 5CH, 3 granules tous les quarts d'heure.
- Bronchiolite, sous surveillance médicale : 5CH, 10 granules dans un biberon d'eau, en faisant boire l'enfant chaque fois que cela est possible.
- Palpitations : 9CH, 3 granules au début de la crise.
- Goitres, en complément du traitement recommandé : 7CH, 3 granules par jour, pendant 1 à 2 mois.

S

Stannum metallicum

La souche

Minérale (l'étain de formule Sn)

En bref

Action sur la bronchite chronique, la névralgie.

Soigner qui ?

- Un déprimé physiquement épuisé autant que moralement, ayant des difficultés à faire le moindre effort, surtout monter les escaliers.
- Quelqu'un qui veut rester couché et qui est agacé par la sollicitude.
- Un frileux qui craint les courants d'air et transpire facilement.

Soigner quoi ?

- Névralgies du trijumeau (faciales) avec douleur déchirante de type crampes et serrements.
- Douleurs du creux de l'estomac (plexus solaire), du ventre (diminuées couché sur le ventre).
- Douleurs toujours croissantes du lever du soleil à midi puis déclinant jusqu'au soir.
- Bronchite chronique, broncho-pneumopathie chronique obstructive (BPCO) des fumeurs avec faiblesse extrême, frilosité et sensation de faiblesse dans la poitrine.
- Toux grasse avec expectoration abondante jaune verdâtre, aggravée en parlant et en riant.

Exemples d'utilisation

- Névralgies, douleurs : 15CH, 3 granules 3 fois par jour.
- Épuisement physique et moral : 15CH, 1 dose par semaine.
- Bronchite et BPCO (en adjuvant des traitements nécessaires) : 9CH, 3 granules matin et soir.

Staphysagria

La souche

Végétale (la staphisaigre appelée aussi herbe aux poux)

En bref

Action sur le vécu douloureux des situations injustes ou offensantes.

Soigner qui ?

- Une personne dépressive ou qui souffre moralement après une accumulation de colère rentrée, le vécu d'un viol physique ou symbolique, une vexation, un harcèlement, une situation profondément injuste ou indignante.
- Un enfant qui est susceptible, rejette ses jouets, au tempérament « Caliméro » !
- Quelqu'un qui a subi une intervention chirurgicale, une blessure par un instrument tranchant.

Soigner quoi ?

- Cystites avec un ECBU (analyse d'urines) ne montrant pas d'infection, les cystites après un rapport sexuel ou lors du premier rapport.
- Difficultés sexuelles liées à une trop grande sensibilité des organes génitaux chez l'homme comme chez la femme.
- Verrues des régions génitales.
- Eczéma au bord du cuir chevelu, dans la nuque, derrière les oreilles, sur les sourcils.
- Caries au collet ou entre les incisives.
- Chalazions, orgelets.
- D'une façon générale, toute maladie apparue après une vexation, une injustice, un viol physique ou vécu comme tel.
- Toute maladie apparue après une plaie par instrument tranchant, et donc aussi après une intervention chirurgicale avec bistouri.
- Troubles et douleurs après une épisiotomie en particulier.

Symbolique du médicament

Le viol est le maître mot. Staphysagria correspond aussi bien aux attouchements mal vécus et imposés qu'au viol de « l'ordre des choses ». Une injustice, un harcèlement, une vexation, favorisant une colère contenue, représentent le viol du cours normal des choses. Une blessure, un coup de bistouri chirurgical figurent symboliquement un viol de l'intégrité du corps.

Exemples d'utilisation

- Troubles après un viol, une injustice, une colère rentrée : 30CH, 1 dose par mois, 3 fois.
- Douleurs et troubles après une épisiotomie : 15CH, 3 granules par jour, pendant 10 jours.
- Cystites après un rapport : 15CH, 3 granules matin et soir, pendant 2 jours.
- Orgelets : 9CH, 3 granules 3 fois par jour.
- Eczéma du bord du cuir chevelu : 7CH, 3 granules par jour.

Sticta pulmonaria

La souche

Végétale (le lichen pulmonaire)

Lichen présent sur les vieux arbres et les rochers, utilisé comme antiseptique pulmonaire en phytothérapie traditionnelle.

En bref

Action sur la trachéite avec nez bouché.

Soigner quoi ?

- Rhumes avec nez très sec et bouché, sensation de pincement à la racine du nez.
- Sensation de plein dans les fosses nasales avec besoin constant de se moucher.
- Laryngites et trachéites avec toux très sèche et chatouillement du larynx.

- Rhino-pharyngites et grippe avec toux sèche, nez bouché et courbatures améliorées dès que le nez se met à couler.

Exemple d'utilisation

Toux sèches, grippes, nez bouché : 5CH, 3 granules toutes les heures.

Stramonium

La souche

Végétale (la stramoine ou datura)

Plante très toxique, surtout pour le système nerveux (convulsions).

En bref

Action sur la fièvre élevée, les terreurs nocturnes.

Soigner qui ?

- Un enfant qui souffre d'insomnie avec des terreurs nocturnes, améliorée par la présence de maman et une petite lumière.
- Un adulte agité, anxieux, spasmophile, qui a peur de l'obscurité.
- Quelqu'un en proie à des délires violents, furieux, des hallucinations, déclenchées par les objets brillants, les reflets brillants sur les miroirs.

Soigner quoi ?

- Spasmes du larynx ou de l'œsophage chez un spasmophile.
- Fièvres très élevées et persistant en plateau avec peau sèche et brûlante, la gorge est rouge, les pupilles dilatées.
- Délires et crainte de l'obscurité dans les fièvres élevées.

Symbolique du médicament

La lumière si apaisante la nuit agresse le jour et peut mener au délire le plus furieux.

Exemples d'utilisation

- Tendance aux délires furieux chez une personne ayant un problème psychiatrique (en complément des médicaments nécessaires) : 30CH, 3 granules par jour.
- Insomnie et terreurs nocturnes chez l'enfant : 9CH, 3 granules au coucher.
- Fièvre très élevée : 15CH, 3 granules toutes les heures.

Sulfur

La souche

Minérale (le soufre de formule S)

En bref

Action sur la périodicité des manifestations, l'alternance des symptômes, la sensation de brûlure, le terrain de psore.

Soigner qui ?

- Les personnes qui ont un terrain plutôt psorique avec alternance et périodicité des manifestations.
- Les personnes au tempérament extraverti, assuré, communicatives, qui peuvent aussi avoir leur phase de doute et de dépression.
- Les tempéraments cyclothymiques.
- Les gens qui font autorité, qui savent impressionner et manier les foules, avec intelligence mais aussi colères vite calmées.
- Les gens intolérants à la chaleur, laquelle aggrave tous les symptômes.
- Les personnes qui rechignent à se laver. Hygiène corporelle mauvaise et mauvaise odeur du corps.

Soigner quoi ?

- Insomnie des hyperactifs avec réveil vers 2 ou 3 heures et gêne importante par la chaleur du lit (besoin de sortir les pieds et de trouver une place fraîche). Réveil très tôt par un besoin d'évacuer une selle liquide.

- Fatigue des actifs vers 11 heures.
- Maladies de la peau en général, surtout si sensation de brûlure, démangeaisons et alternance des poussées avec un symptôme interne digestif, respiratoire ou autre.
- Maladies survenant par crises régulières, le plus souvent hebdomadaires, le week-end au moment où le stress se relâche.
- Migraines du week-end.
- Troubles digestifs avec constipation, hémorroïdes, diarrhées le matin au lever, soif et très grand désir de sucre et de sucreries.
- Brûlures de l'estomac chez un gros mangeur qui aime les choses très épicées, les repas bien arrosés.
- Rougeur des orifices avec démangeaisons (lèvres, anus, narines, vulve, urètre, bord des paupières).
- Asthme et allergies respiratoires évoluant en alternance avec des symptômes de la peau et des démangeaisons.
- Rhumatismes, arthrose, lombalgies avec aggravation en station debout.
- Hypertension artérielle avec palpitations.

Symbolique du médicament

Le soufre brûle et dégage de la chaleur. Les symptômes de Sulfur sont centrifuges du dedans vers le dehors et semblent vouloir dégager un feu intérieur inextinguible.

Exemples d'utilisation

- Régulation d'un terrain de psore : 7CH, 1 dose tous les 15 jours (nécessité d'un drainage concomitant sinon aggravation).
- Maladies de la peau avec brûlure et démangeaisons : 7CH, 3 granules 3 fois par semaine.
- Insomnies avec réveil précoce et diarrhée : 9CH, 3 granules au coucher, 3 soirs par semaine.
- Terrain d'hypertension artérielle, en complément du traitement nécessaire : 7CH, 1 dose par semaine.
- Terrain asthmatique avec crises alternantes et périodiques : 9CH, 1 dose par semaine.
- Migraines du week-end : 7CH, 3 granules matin et soir du vendredi au dimanche (avec nécessité d'un drainage).

Sulfur iodatum

La souche

Minérale (le sulfure d'iode de formule SI)

En bref

Action sur les infections ORL récidivantes, les ganglions petits et multiples.

Soigner qui ?

- Les enfants souvent malades sur le plan ORL.
- Les personnes amaigries et fatiguées, très aggravées et intolérantes à la chaleur.

Soigner quoi ?

- Fatigue marquée le matin avec maigreur tout en mangeant très bien.
- Ganglions petits et nombreux chez les enfants souvent malades (après avis médical).
- Otite séreuse chez l'enfant, catarrhe tubaire chez l'adulte avec sensation d'oreille bouchée.
- Eczéma sec et rouge avec tendance au suintement infecté, démangeaisons très aggravées par la chaleur.

Exemples d'utilisation

- Eczéma : 7CH, 3 granules tous les jours.
- Terrain ORL chez l'enfant : 7CH, 1 dose par semaine.
- Enfants fatigués par une maladie infantile, une grippe : 7CH, 1 dose après la maladie.

Sulfuric acidum

La souche

Minérale (l'acide sulfurique de formule H_2SO_4)

En bref

Action sur le reflux gastro-œsophagien très acide.

Soigner qui ?

- Quelqu'un qui souffre de reflux.
- Une personne dépendante de l'alcool avec atteinte grave du tube digestif, du pancréas et du système nerveux.

Soigner quoi ?

- Reflux acide qui arrive jusque dans la bouche et agace les dents.
- Aphtes et irritation de la bouche avec mauvaise haleine chez ceux qui consomment trop d'alcool.
- Ulcères de l'estomac avec vomissements très acides, avec aggravation en buvant de l'eau ! Désir de boissons alcoolisées.
- Hématomes et ecchymoses sur des terrains altérés par l'alcool.
- Tremblements ressentis intérieurement mais peu visibles à l'extérieur.

Exemples d'utilisation

- Reflux gastro-œsophagiens : 9CH, 3 granules 3 fois par jour.
- Troubles digestifs liés à l'alcool, pancréatite (en complément des traitements nécessaires) : 7CH, 3 granules par jour.
- Tremblements des dépendants de l'alcool : 15CH, 3 granules par jour.

Tabacum

La souche

Végétale (le tabac)

On utilise la feuille fraîche non fermentée ; synonyme : nicotiana tabacum.

En bref

Action sur le mal des transports, les vomissements de la grossesse.

Soigner qui ?

- Un enfant, un adulte, malade en voiture, en bateau. Amélioration par l'air frais.
- Une femme dans le premier trimestre de la grossesse.

Soigner quoi ?

- Nausées dans les transports avec vertige, pâleur subite et sensation de froid glacial dans le corps, tendance à se trouver mal.
- Amélioration des nausées par l'immobilité yeux fermés et par l'air frais.
- Nausées et vomissements de la grossesse avec besoin de se découvrir le ventre.
- Vertiges améliorés en fermant les yeux, entraînant des nausées.
- Malaise avec sensation de faiblesse au creux de l'estomac et salivation abondante.

Symbolique du médicament

Les fumeurs et anciens fumeurs qui se souviennent de leur première cigarette retrouveront ces signes de salive abondante, nausées et malaise général avec pâleur et froideur.

Exemples d'utilisation

- Mal des transports : 9CH, 3 granules 1 heure avant puis toutes les demi-heures si besoin.
- Vomissements de la grossesse : 9CH, 3 granules 3 fois par jour.

Tarentula hispana

La souche

Animale (la tarentule d'Espagne)

On utilise la grosse araignée entière.

En bref

Action sur l'agitation, excitation, sensibilité au bruit.

Soigner qui ?

- Un enfant agité, hyperactif, seulement calmé par la musique douce.
- Un enfant insomniaque très sensible au bruit.
- Un adulte très anxieux, très perturbé sur le plan psychique.
- Une personne âgée très perturbée psychiquement et très agitée.

Soigner quoi ?

- À tous les âges, agitation physique avec mouvements désordonnés de la tête et des mains.
- Comportement violent et besoin d'être toujours occupé ; tendance à ne pas tenir en place.
- Hypersensibilité au contact tactile, au bruit, à la lumière.
- Très grande aggravation aux musiques fortes et rythmées.
- Amélioration par la musique douce.

Symbolique du médicament

Dans la région de Tarente, en Italie, on avait coutume de danser la tarentelle (danse animée). Celle-ci était censée guérir ceux qui avaient été piqués par une tarentule. La sueur faisant éliminer le venin.

Exemples d'utilisation

- Enfants hyperactifs : 30CH, 1 dose par semaine.
- Insomnies avec hypersensibilité au bruit : 9CH, 3 granules au coucher.
- Agitation chez une personne âgée à l'état psychique dégradé : 15CH, 3 granules par jour.

Thalium metallicum

La souche

Minérale (le thallium, de formule Tl)

En bref

Action sur la chute des cheveux après chimiothérapie.

Soigner qui ?

Une personne qui suit une chimiothérapie et qui a des effets secondaires.

Soigner quoi ?

- Chute rapide et massive des cheveux, y compris des autres zones pileuses du corps.
- Chute des poils dans des régions limitées mais très rapide.
- Diarrhées après un traitement lourd.
- Douleurs névralgiques des jambes avec fonte des muscles et difficultés à marcher.

Exemple d'utilisation

Traitement de l'état général et des effets secondaires chez une personne qui suit une chimiothérapie : 30CH, 3 granules par jour.

Theridion

La souche

Animale (l'araignée de Curaçao)

En bref

Action sur l'intolérance au moindre bruit.

Soigner qui ?

- Les insomniaques qu'un moindre bruit réveille.
- Les personnes qui souffrent de problème de voisinage lié au bruit.
- Les personnes caractérielles qui ne supportent aucun bruit, même léger.
- Les personnes qui supportent très mal les transports en commun bruyants.

Soigner quoi ?

- Toutes les conséquences d'une hypersensibilité au bruit, insomnie, colère, dépression.
- Vertiges et nausées dans les transports, aggravés en fermant les yeux.

Symbolique du médicament

Une araignée semble s'être logée « dans le plafond » de ces personnes devenues radicalement allergiques au moindre chuchotis ou froissement de papier.

Exemples d'utilisation

- Insomnie : 15CH, 3 granules au coucher.
- Anxiété et dépression liée à un problème de voisinage : 30CH, 1 dose par semaine.
- Épuisement nerveux avec vertiges et nausées dans les transports : 15CH, 3 granules le matin.

Thuya occidentalis

La souche

Végétale (variété de thuya de nos jardins, appelé aussi arbre de vie)

En bref

Action sur le terrain de sycose, les verrues et petites tumeurs bénignes, la dépression et l'obsession.

Soigner qui ?

- Une personne dont le terrain est la sycose, avec sensibilité à l'humidité, rétention d'eau et de cellulite, tendance à fabriquer des verrues ou des kystes, fibromes.
- Quelqu'un de déprimé, triste avec idées fixes ruminantes.
- Un angoissé qui a toujours l'impression d'être suivi ou surveillé.
- Une personne souffrant de cancérophobie, avec idée fixe.

Soigner quoi ?

- Insomnie de la fin de la nuit à partir de 3 heures avec cauchemars.
- Infections génitales répétées, la tendance aux mycoses.
- Infections urinaires à répétition.
- Infections répétées de tout ordre avec faiblesse des défenses immunitaires suite à de trop fréquents traitements antibiotiques, ou des vaccins trop rapprochés.
- Infections ORL, sinusites avec beaucoup de sécrétions jaune-vert et aggravation par l'humidité.
- Fibromes et kystes bénins des ovaires.
- Verrues et molluscum contagiosum.
- Transpirations excessives, épaisses et de mauvaise odeur (odeur de soupe de poireaux !).
- Tendance à la cellulite.
- Impossibilité de maigrir même avec un régime alimentaire correct.
- Indigestions chroniques, la colite avec grande sensibilité à la bière, aux oignons, aux farineux et aliments trop gras, avec flatulences et réveil vers 3 heures du matin.
- Rhumatismes aggravés par l'humidité.

Symbolique du médicament

Le thuya est un arbre qui aime les zones humides et qui absorbe l'eau du sol. Il est utilisé comme haie pour délimiter les jardins. Cela rappelle ses deux caractéristiques principales : la sensibilité à l'humidité et la tendance à contenir, retenir.

Exemples d'utilisation

- Verrues sur peau huileuse, verrues génitales : 7CH, 3 granules par jour.
- Préparation du terrain avant des vaccins : 7CH, 3 granules par jour les 5 jours qui précèdent et qui suivent chaque vaccin.
- Insomnie vers 3 heures du matin : 9CH, 3 granules au coucher.
- Idées fixes de cancérophobie avec angoisse : 9CH, 1 dose par semaine.
- Sinusites traînantes sur terrain de sycose : 7CH, 1 dose par semaine.

Tuberculinum

La souche

Biologique (la tuberculine brute Pasteur)

Tuberculine utilisée pour les tests tuberculiniques, appelée aussi TK en homéopathie.

En bref

Action sur le terrain tuberculinique, les mauvaises défenses immunitaires au plan respiratoire.

Soigner qui ?

- Une personne de terrain tuberculinique (voir chapitre 7).
- Un émotif fragile et instable, éternel insatisfait qui pense que c'est toujours mieux ailleurs (voyages, déménagements).
- Un adolescent cyclothymique et qui s'isole volontiers.
- Un anxieux qui a très peur des chiens particulièrement mais aussi de tous les animaux.
- Une personne plutôt maigre ou amaigrie très facilement fatigable.
- Enfants ou adolescents qui ont mal au dos.
- Personnes spasmophiles, sensibles et surtout fatiguées le matin.

Soigner quoi ?

- Infections ORL à répétition, surtout les rhino-pharyngites, laryngites et otites.
- Bronchites à répétition avec toux sèche la nuit.
- Allergies respiratoires (rhinite allergique, asthme, laryngite).
- Maladies respiratoires, en général avec ganglions enflammés et grande sensibilité au froid humide.
- Migraines ophtalmiques et maux de tête des étudiants surmenés.
- Infections urinaires à colibacille répétées.
- Eczémas secs et fissurés, avec beaucoup de démangeaisons.
- Diarrhées répétées avec amaigrissement.

- Appétit augmenté surtout la nuit, sans aucune prise de poids.

Symbolique du médicament

Il n'y a pas de lien direct avec la tuberculose, mais un lien historique et métaphorique qui, grâce son tableau bien connu, permet de mieux retenir les signes du médicament.

Exemples d'utilisation

- Maladies ORL à répétition : 7CH, 1 dose tous les 15 jours dans le cadre d'un traitement de fond global.
- Terrain tuberculinique, sous le contrôle du spécialiste : 9CH, 1 dose tous les 15 jours.
- Peur des chiens : 15CH, 3 granules 2 fois par semaine.

Tuberculinum residuum

La souche

Biologique (la tuberculinum modifiée, ne contenant que les substances liposolubles)

Synonyme homéopathique : TR.

En bref

Action sur l'arthrose avec raideur.

Soigner quoi ?

- Douleurs d'arthrose avec raideur articulaire, aggravation des douleurs et de la raideur aux premiers mouvements et au repos.
- Amélioration générale par le mouvement après un dérouillage.
- Tendance à la rétraction des tendons, des capsules articulaires, avec déformation de l'articulation et ankylose progressive.
- Acné du haut du dos et des épaules avec beaucoup de cicatrices fibreuses.
- Maladie de Dupuytrens (rétraction fibreuse de la paume des mains).

- Chondrocalcinose (dépôt de calcium dans les articulations).

Exemples d'utilisation

- Arthrose avec raideur et ankylose : 15CH, 1 dose 2 fois par mois.
- Acné avec cicatrices : 9CH, 1 dose par semaine.

Urtica urens

La souche

Végétale (l'ortie brûlante)

En bref

Action sur l'urticaire et les démangeaisons aggravées par l'eau et le froid.

Soigner quoi ?

- Engelures, piqûres d'insectes, urticaire alimentaire ou médicamenteuse avec démangeaisons aggravées par le contact avec de l'eau froide.
- Urticaires et inflammations de la peau avec œdèmes, picotements et démangeaisons très fortes.
- Crises de goutte avec œdème de l'articulation et démangeaison aggravée au contact de l'eau.

Exemples d'utilisation

- Piqûres d'insectes : 5CH, 3 granules toutes les heures.
- Urticaire après avoir mangé du poisson, des fraises, etc. : 5CH, 3 granules toutes les heures.

Vaccinotoxinum

La souche

Biologique (le vaccin antivariolique)

En bref

Action sur l'herpès et le zona.

Soigner quoi ?

- Zona en poussée aiguë.
- Douleurs qui persistent après un zona.
- Herpès des lèvres et autres formes d'herpès en crise.
- Poussées d'herpès à répétition.

Symbolique du médicament

La vésicule du zona ou de l'herpès est similaire à la cloque du vaccin antivariolique aujourd'hui oublié.

Exemples d'utilisation

- À chaque poussée d'herpès, pour traiter la crise et éviter la suivante : 9CH, systématiquement 1 dose 3 jours de suite, en association avec les médicaments homéopathiques plus ciblés.
- Douleurs de zona : 15CH, 1 dose par semaine.

Valeriana

La souche

Végétale (la valériane)

En bref

Action sur les spasmes et émotions volcaniques.

Soigner qui ?

- Un nourrisson ou un enfant très nerveux qui souffre de hoquet, de douleurs au ventre liées à des spasmes.
- Une personne agitée et hypersensible, à l'émotionnel très réactif.
- Quelqu'un qui passe du désespoir à la grande euphorie et inversement très rapidement.

Soigner quoi ?

- Douleurs de colite, boules au larynx ou à l'œsophage par spasme.
- Douleurs névralgiques intenses et intolérables, aggravée à la moindre émotion.
- Sciatiques améliorées en marchant et en posant le pied sur une chaise, aggravées debout.
- Augmentation des souffrances de spasmes lorsque l'humeur va mieux.
- Insomnie avec endormissement très tard dans la nuit.

Exemples d'utilisation

- Insomnie : 6DH, 30 gouttes le soir.
- Douleurs de colite : 9CH, 3 granules 3 fois par jour.
- Sciatiques : 9CH, 3 granules toutes les heures.
- Hypersensibilité volcanique aux émotions : 15CH, 1 dose par semaine.

Veratrum album

La souche

Végétale (l'hellébore blanc)

En bref

Action sur la gastro-entérite avec sueurs froides et malaise.

Soigner quoi ?

- Vomissements très violents, douloureux avec tendance à perdre connaissance.

- Diarrhées abondantes et violentes avec sueurs froides et tendance à se trouver mal.
- Très grande faiblesse avec sueurs froides dans les maladies aiguës et tendance à la syncope.
- Malaises vagaux avec sueurs froides, aggravées au moindre mouvement et améliorées en se couvrant.

Exemples d'utilisation

- Gastro-entérites violentes : 9CH, 3 granules toutes les heures.
- Malaises vagaux : 15CH, 3 granules par semaine ou au moment des crises.

Viola tricolor

La souche

Végétale (la pensée sauvage)

En bref

Action sur l'eczéma suintant de la tête.

Soigner quoi ?

- Eczéma du cuir chevelu avec croûtes et sécrétions jaunes qui collent les cheveux.
- Eczéma du visage infecté et suintant.
- Impétigos.
- Douleurs articulaires avec éruption autour de l'articulation atteinte.
- Brûlures et démangeaisons aggravées la nuit dans toutes les manifestations.

Exemples d'utilisation

- Eczéma suintant : 4CH, 3 granules matin et soir.
- Impétigos : 6DH, 10 gouttes 4 fois par jour dans un peu d'eau.

Vipera redi

La souche

Animale (la vipère aspic)

C'est le venin qui est utilisé.

En bref

Action sur les varices graves et les phlébites.

Soigner quoi ?

- Varices avec sensation de jambes très lourdes et tendance aux ecchymoses, aux varicosités (petits réseaux rouges) et pétéchies (taches et points rouges).
- Varices avec cordon dur et sensation de veine qui éclate.
- Débuts de phlébite et phlébites superficielles (en appoint d'un traitement nécessaire).

Symbolique du médicament

Tout se passe comme si une vipère avait mordu la jambe : douleur, hémorragie.

Exemples d'utilisation

- Varices douloureuses avec sensation d'éclatement : 5CH, 3 granules 3 fois par jour.
- Phlébites, en complément de traitement : 7CH, 3 granules matin et soir.

Zincum metallicum

La souche

Minérale (le zinc de formule Zn)

En bref

Action sur le syndrome des jambes sans repos.

Soigner qui ?

- Une personne fatiguée et surmenée physiquement et intellectuellement.
- Un déprimé à la libido diminuée.
- Une personne épuisée par un manque chronique de sommeil.
- Quelqu'un d'hypersensible au bruit et à tous les sens (comme lorsqu'on manque de sommeil).
- Quelqu'un qui se dope au café, à l'alcool mais que tout cela finalement aggrave.

Soigner quoi ?

- Insomnie avec agitation incessante des jambes, des pieds et réveils en criant.
- Syndrome des jambes sans repos la nuit.
- Tendance à bouger les jambes sans cesse le jour.
- Névralgies avec fourmillements et besoin de s'étirer.
- Eczéma et maladies de peau avec éruptions sèches et douloureuses.

Exemples d'utilisation

- Insomnie avec jambes sans repos : 15CH, 3 granules le soir.
- Surmenage et fatigue des jeunes qui veillent tard et consomment de l'alcool, des excitants : 15CH, 1 dose par semaine.
- Syndrome des jambes sans repos : 9CH, 3 granules matin et soir.

Sixième partie

L'homéopathie demain

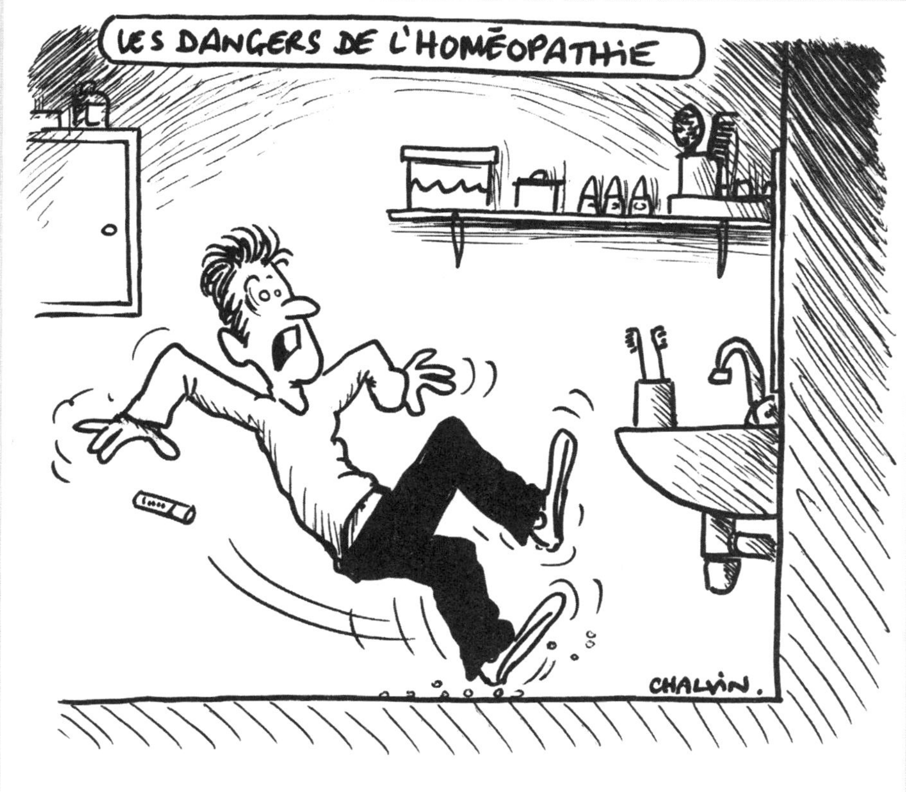

Dans cette partie…

L'homéopathie fait et fera encore longtemps débat. Si elle n'était qu'une illusion, elle aurait déjà disparu et ne serait pas le recours de plus d'un Français sur deux. D'un autre côté, si on parvenait à expliquer son mode d'action, elle cesserait d'être perpétuellement attaquée. Sa réalité est entre les deux.

Dans cette partie, le sujet souvent polémique de la recherche fondamentale et des preuves sera détaillé pour que vous puissiez vous faire votre propre opinion de manière éclairée. On évoquera aussi la recherche clinique et la recherche à venir.

Chapitre 18

L'homéopathie du futur

Dans ce chapitre :

- Que sera l'homéopathie dans un avenir proche ?
- Un tour du monde de l'homéopathie
- Les espoirs de la médecine de demain

L'homéopathie est une très jeune discipline puisqu'elle vient à peine de dépasser ses deux siècles. Malgré les attaques et les polémiques, elle se maintient et ne cesse de gagner la confiance des populations qui la connaissent.

Après avoir étudié son passé et ses origines, fait le bilan et l'état des lieux de son présent, levons le regard et posons-le sur un avenir que nous souhaitons radieux pour le bien de tous.

L'homéopathie dans le monde

Le monde est malade ! Cela n'est pas une bien grande révélation. La planète souffre de deux siècles d'ère industrielle des pays riches, et donc l'humanité souffre.

Les grandes pandémies ne sont pas jugulées. Nous ne parlons pas ici des pandémies grippales fantomatiques qui coûtent bien cher et soignent bien peu. Nous parlons de la tuberculose, du paludisme, de la lèpre, du sida et de quelques autres.

Surtout, une pandémie séculaire et universelle demeure : la faiblesse des plus faibles, des plus démunis.

Outre le scandale de la faim sur une planète qui pourrait nourrir tout le monde, il existe cette injustice inouïe que les fléaux touchent toujours plus particulièrement ceux qui n'ont déjà rien. Nous avons tous en mémoire les images du tsunami et celles d'Haïti.

Que peut donc faire l'homéopathie dans ce monde si malade et si malheureux. L'homéopathie est-elle une médecine de riches qui n'ont pas grand-chose ?

Nous citerons deux exemples pour montrer quel rôle cette médecine des semblables joue et pourrait jouer si on lui faisait confiance.

- **Soigner le choléra par homéopathie**

  Le choléra est, dans de nombreux pays, en Afrique, en Amérique du Sud, en Asie, une cause de mortalité importante, surtout infantile, par la déshydratation qui résulte des diarrhées liées à la maladie.

  Les années 1980 et 1990 ont vu cette pandémie tomber sur les pays d'Amérique du Sud avec des systèmes de santé mal préparés et inaptes à résister à une telle vague épidémique.

  Des médecins homéopathes ont eu l'audace, la folie peut-être, de préférer soigner avec de l'homéopathie (le médicament le plus souvent utilisé était china) plutôt que de ne pas soigner du tout. Il faut dire que le traitement du choléra consiste à réhydrater (par perfusion) le malade jusqu'à ce qu'il guérisse tout seul.

  Parmi les malades qui furent soignés par homéopathie, le nombre de ceux qui eurent besoin de réhydratation fut moindre. Ainsi ces perfusions au nombre limité purent-elles être mieux utilisées pour le plus grand nombre.

- **Arsenic contre arsenic**

  Le delta du Gange est le théâtre d'une intoxication de masse des populations à l'arsenic.

  L'eau du Gange est infestée par cet élément dont on sait les dégâts qu'il peut faire par intoxication chronique. De nombreux puits ont été aménagés pour éviter à la population de boire cette eau du Gange, mais c'est tout l'écosystème qui est touché et le riz de la région est un riz à l'arsenic au moment même où on le récolte.

  On sait maleureusement peu que des homéopathes et biologistes français de renom ont repris des travaux qui avaient été menés dans les années 1960 en France sur des lapins que l'on intoxiquait à l'arsenic après leur avoir donné le médicament arsenicum album.

  Il n'est malheureusement pas su que lorsque les populations prennent le médicament homéopathique, cela stimule l'élimination de l'arsenic dans les urines et leur permet de compenser ce fléau chronique qui les empoisonne à petit feu.

Combien de temps encore va-t-on ignorer les immenses possibilités de certains médicaments homéopathiques en termes de médecine humanitaire ?

> Savez-vous que fabriquer china en granules ou arsenicum album en granules dans ces pays, nécessite du savoir-faire, une transmission de ce savoir… mais pas beaucoup d'argent ?
>
> À bons entendeurs…

Des ONG homéopathiques

À RETENIR

Deux magnifiques associations travaillent, en France, pour venir en aide aux plus démunis en utilisant les médecines alternatives. Il s'agit d'Homéopathes sans frontières et de Solidarité homéopathie.

Soigner les plus démunis, ceux qui n'ont rien avec des médecines qui ne coûtent pas cher semble une assez bonne idée.

Il faut dire que les problèmes de santé publique dans les pays pauvres souffrent des effets néfastes de la période de colonisation. Beaucoup de ces pays, pour ne pas dire tous, possédaient autrefois une médecine traditionnelle, plus ou moins efficiente. On a veillé à détruire ces médecines populaires, traditionnelles, pour mettre en avant la médecine scientifique, la seule, la vraie, l'occidentale. Cette médecine seule et vraie, scientifique et logique, bénéficiant d'études et de protocoles coûteux (dont la validité, on le sait, n'est pas proportionnelle à son coût, loin de là) est précisément celle qu'ils ne peuvent s'offrir.

Une des grandes missions humanitaires serait (beaucoup le font déjà) de faire renaître les médecines traditionnelles, les phytothérapies locales, qui avaient leur efficacité et leur intérêt.

L'apport de médecines simples et faciles à produire sur place, comme l'homéopathie, est une chance à saisir. Certes, cela ne réglera pas tout. Certes, l'homéopathie ne remplacera pas les traitements contre le VIH, contre le diabète et la cécité. Mais elle aurait sa place, pour peu d'argent et beaucoup d'avantages.

Homéopathes sans frontières

En 1984 se regroupaient des femmes et des hommes de bonne volonté, soucieux de souscrire à l'injonction de l'Organisation mondiale de la santé : l'accès à la santé pour tous.

Deux tiers de la population mondiale est pauvre et démunie et, sur ces deux tiers, seuls 7 % ont accès aux soins. C'est sur ce constat que, depuis plus de 25 ans, Homéopathes sans frontières a choisi l'homéopathie comme fer de lance de cet accès au soin pour ceux qui n'ont rien.

Homéopathes sans frontières intervient un peu partout dans le monde, surtout en Afrique, mais aussi en Asie et en Amérique du Sud, au Liban.

L'association y assure plusieurs axes d'action humanitaire essentiels :

- La formation des équipes médicales et soignantes locales. Car, pour être pérenne, une aide sanitaire doit privilégier la transmission du savoir auprès des médecins, infirmiers et sages-femmes des pays démunis et désireux d'offrir à leurs patients une médecine efficace, non toxique et peu coûteuse.
- La formation et la transmission du savoir en matière d'homéopathie proprement dite.
- Le soutien de projets de développement adaptés aux besoins réels des populations (problématiques alimentaires, problème de l'eau).
- Une action de recherche et d'évaluation de l'efficacité de l'homéopathie sur les grandes maladies de ces pays, afin d'asseoir la crédibilité, et donc la promotion de ce type d'aide humanitaire.

Tous les acteurs et effecteurs de l'association sont bénévoles et les ressources de l'association reposent sur les dons, subventions et adhésions.

Solidarité homéopathie

L'association Solidarité homéopathie créée en 1994, a pour but d'aider, en France et dans le monde, toute personne qui a besoin de soins médicaux, en privilégiant comme thérapeutique l'homéopathie mais aussi toute autre médecine alternative reconnue

En ex-Yougoslavie, de 1995 à 1997, des médecins de cette association ont pratiqué avec succès une médecine homéopathique d'urgence.

Depuis juillet 1999, elle a étendu son action au Pérou, depuis 2002 au Congo -Brazzaville, puis en Inde, au Mali, au Niger et aux Philippines.

Elle agit de plusieurs manières :

- Elle assure des consultations auprès des populations les plus pauvres ;
- Elle forme aux différentes médecines alternatives les thérapeutes s'occupant bénévolement de ces populations (médecins, infirmiers, aides-soignants) ;
- Elle aide à la création d'officines et à la formation d'assistants en pharmacie pour produire des médicaments à base de produits naturels et des dilutions homéopathiques ;
- Elle anime un observatoire des plantes médicinales locales, afin de mieux les connaître et donc de mieux les utiliser.

L'association fonctionne entièrement avec des bénévoles et se finance de différentes manières. Elle vit des cotisations de ses adhérents, des dons et des subventions, des dons de médicaments, en particulier homéopathiques. Elle assure des conférences publiques sur les thèmes de l'homéopathie et des médecines alternatives et des événements artistiques. Le but de ces manifestations est à la fois de mieux faire connaître l'association mais aussi de mieux faire connaître l'homéopathie et de financer les actions.

Les courants de pensée

L'homéopathie a deux siècles passés d'existence. C'est une science jeune et pleine d'espoir. Elle doit continuer à marteler ses preuves, qui, bien qu'existantes et non contestables (voir chapitre 19), continuent d'être ignorées ou déformées.

Elle doit montrer qu'elle est une réponse adaptée au siècle de la planète en péril et du creusement des inégalités planétaires. Elle peut soigner beaucoup, beaucoup de gens, beaucoup de choses.

Depuis le départ, depuis son fondateur Samuel Hahnemann (voir chapitre 3), elle repose sur une épistémologie (méthode et système de pensée) résolument scientifique.

- Si certains ont voulu la dévoyer vers du mystique ou de l'ésotérique à leur profit, elle a su garder son cap rationnel et pragmatique. Science de l'observation et du respect de l'autre, elle est traversée par différents courants de pensée dans ses domaines d'utilisation.
- Certains y voient une nouvelle vision de l'homme, avec la notion de terrain, la notion de drainage, la notion de similimum.
- D'autres, et ce n'est pas antinomique, y voient surtout l'action pharmacologique d'une substance et son effet hormétique (voir chapitre 19). Pour ceux-là, l'homéopathie n'est pas une médecine spéciale mais avant tout l'action de médicaments.
- Pour d'autres encore, c'est une chance pour les peuples de la planète et un espoir pour demain, car fabriquer des granules demande du sérieux du savoir-faire, mais peu d'argent.
- Certains encore, et ce n'est toujours pas antinomique, y voient une éthique retrouvée après les excès d'une pharmacologie devenue folle où les études qui semblent les plus sérieuses finissent par se révéler être des supercheries et des fraudes planétaires.

À RETENIR

L'homéopathie est tout cela : une réponse écologique à la santé publique, une réponse fiable, une réponse peu coûteuse, une solution non dangereuse dans un monde où la confiance des citoyens vis-à-vis des responsables de la santé publique est souvent mise à mal.

L'homéopathie est enfin une éthique, une vision respectueuse de l'homme qui souffre, dans une biosphère qui souffre tout autant.

La médecine de demain

Nous résisterons à l'envie de dire que la médecine de demain sera homéopathique ou ne sera pas.

D'abord, parce que cette phrase a déjà été utilisée plus que de raison. Ensuite, parce que la médecine ne sera jamais totalement homéopathique et les médicaments classiques ne disparaîtront jamais. Il y aura toujours besoin de pallier les dégâts de problèmes qui n'auront pas été vus à temps. Même avec la meilleure prévention du monde, la meilleure hygiène de vie du monde, il y aura toujours des lésions, des troubles avancés qui la nécessiteront.

Mais nous pouvons affirmer que l'heure de gloire des médicaments allopathiques est derrière nous. De plus en plus, ils prouvent leurs limites et, de plus en plus, les nouvelles molécules qui arrivent ajoutent leurs risques et leurs problèmes, mais représentent très rarement un réel progrès.

En étant un tout petit peu provocateur et approximatif, nous pourrions dire que l'heure de gloire fut le début du XXe siècle. Ce fut l'époque des drogues héroïques (c'est le nom qui leur fut donné). Cortisone, phénobarbital, pénicilline, antituberculeux (streptomycine® puis rimifon®), famille des antiallergiques avec le phenergan® et la polaramine®, famille des benzodiazépines avec le librium® et le valium®, famille des neuroleptiques (ces médicaments essentiels qui ont changé la vie des malades psychotiques).

Depuis cette époque, on change, on améliore les molécules de base, mais bien peu de progrès réels sont constatés (il y en a avec la cyclosporine, les antiviraux anti-VIH) pour beaucoup d'effets secondaires nouveaux et toujours non prévus par les études coûteuses avant mise sur le marché.

Dans le même temps, les mœurs changent et la judiciarisation des soins galope, imitant ce qu'il se passe aux États-Unis.

On peut y voir une dégradation regrettable de la confiance. On peut y voir un progrès, car le patient se veut éclairé et non plus passif. Tout est affaire de regard et de point de vue.

Mais un fait est là : l'allopathie a un problème.

ATTENTION !

Les deux tiers de la planète ne sont pas solvables et le tiers restant, les riches, ne veulent plus absorber impunément des médicaments qui les rendent plus malades qu'ils ne l'étaient avant.

Nous pourrions parler par exemple :

- Du traitement substitutif de la ménopause, aujourd'hui raisonnable, mais qui était hier encore proposé comme alternative sans danger pouvant être utilisé de manière très prolongée ;
- Du cholestérol, que l'on voudrait traiter à partir de seuils bien trop stricts qui feraient de tout citoyen occidental un bon client pour les laboratoires. C'est ignorer que, chez les seniors, faire baisser le cholestérol est dangereux… pour les neurones et l'avenir du cerveau ;
- Des enfants qui se retrouvent sous des traitements qui les droguent dès qu'ils sont un peu turbulents (aux États-Unis essentiellement, mais la France commence à imiter) ;
- Des traitements de l'ostéoporose, si lourds et si chargés d'inconvénients. On donne ces médicaments alors que le meilleur des traitements des os qui se fragilisent reste le maintien d'une activité physique avec contrainte osseuse forte (marche en montagne, randonnée avec sac à dos) et une alimentation alcalinisante (dans le Sud-Est asiatique, les femmes ne connaissent pas l'ostéoporose).

Pour toutes ces raisons, nous pouvons prédire, par la seule action de notre réflexion et sans lire dans les étoiles, que l'homéopathie, comme ses cousines l'acupuncture, l'ostéopathie, la sophrologie, les thérapies cognitives et comportementales, la diététique, sera la médecine de première intention de demain.

L'allopathie sera le deuxième recours, indispensable et irremplaçable lorsque les premiers recours auront échoué, avec l'acceptation alors sans regret des risques éventuels.

Redécouvrir l'unique dans le semblable

Les conséquences de ce changement à venir sont essentielles, car c'est tout le regard de la société qui change.

Les XIXe et le XXe siècles furent dominés par une pharmacologie de masse. Seule la statistique compte. Seules les preuves statistiques comptent et malheur à celui qui sort du lot en ayant une réaction non prévue à un médicament. Celui-là est un hypersensible, un malade un peu « psychosomatique » qui dérange.

Le XXIe siècle sera celui dans lequel la notion d'individu unique reviendra au-devant de la scène.

Les espoirs de la thérapie génique vont déjà dans ce sens, car nous sommes tous des êtres uniques. Même les jumeaux homozygotes que l'on croyait identiques se révèlent avoir de microdifférences dans leur développement qui montrent que le code génétique n'est pas tout et que la recette n'est pas le plat achevé.

À RETENIR

L'homéopathie est une médecine de l'individu et du semblable. Elle soigne un être unique en recherchant le médicament qui lui ressemble.

Nous sommes bien loin de la médecine de masse. Nous sommes arrivés à la médecine de la personne.

Une médecine de l'humain

L'avenir de l'homéopathie est de servir et de participer à cette grande mutation des mentalités. Cela se retrouvera dans tous les domaines, en psychiatrie, en pédagogie. Nous sommes amenés dans les temps à venir à redécouvrir l'humain. L'homéopathie tiendra toute sa place dans ce nouveau décor.

Chapitre 19

Homéopathie : où en est la recherche ?

Dans ce chapitre :

- La recherche fondamentale
- La recherche clinique
- La recherche à venir

La recherche fondamentale

Avez-vous remarqué que les rares débats et émissions télévisées consacrés à l'homéopathie sont toujours organisés de la même manière ? On met face à face un défenseur de l'homéopathie et un détracteur. Jusque-là rien d'anormal, puisque c'est le jeu journalistique de la confrontation.

Le défenseur de l'homéopathie est toujours quelqu'un qui se bat correctement avec de bons arguments et qui (évidemment) connaît bien son dossier. Petite particularité, il n'est pas connu du grand public, tout simplement parce les homéopathes sont des praticiens de ville, donc non hospitaliers.

Le détracteur est quelqu'un de connu, un grand professeur qui a fait ses preuves dans la médecine et qui peut être cru sur parole. Petite particularité, il n'a pas lu les études dont on lui parle et il dénie de manière péremptoire, et cela résonne de manière tout à fait crédible, car c'est un grand professeur. Il n'a pas lu les études, car il pense « à priori » qu'elles sont fausses… puisqu'il n'est pas possible que des produits aussi dilués agissent.

Il est temps de définir ce que sont les preuves et surtout comment elles s'organisent.

Les trois vecteurs de la preuve

Prouver que quelque chose est valable et valide peut se faire (et doit se faire) dans trois directions différentes :

- Montrer qu'il y a une action, sur une cellule, un animal ou autre modèle simple de laboratoire. C'est l'objet de la recherche fondamentale.
- Montrer que cela marche chez l'homme ou les animaux supérieurs, que cela soigne réellement. C'est l'objet de la recherche clinique.
- Montrer comment cela marche. C'est l'objet de l'explication du mode d'action exact.

Toutes les recherches sur les médicaments obéissent toujours aux deux premiers vecteurs mais pas forcément au troisième.

Cela n'est pas grave et ne gêne en général personne, sauf lorsqu'il s'agit de l'homéopathie.

Aspirine et pénicilline dispensées de preuve du mode d'action

L'aspirine, découverte par la société Bayer fut brevetée et mise sur le marché en 1899. C'est seulement en 1971 que fut élucidé son mode d'action (inhibition des prostaglandines). Personne n'a pourtant jamais contesté son action sur la fièvre, la douleur, la fluidité du sang.

La pénicilline mise au jour par le grand Flemming en 1928 fut une découverte empirique (les moisissures empêchent les microbes de se développer) mais le mode d'action (comment la pénicilline détruit la paroi des microbes et les perce), de même que la formule chimique, ne fut découverte qu'à la fin du xxe siècle. Cela n'a pas empêché ce grand médicament de changer le monde face aux infections.

C'est tout le domaine de la preuve et de l'épreuve !

Qu'a-t-on envie d'appeler preuve lorsque le dogmatisme empêche toute objectivité ?

La mémoire de l'eau

Cette expression de mémoire de l'eau est apparue dans les années 1980 à la suite des travaux de Jacques Benveniste, un chercheur français, connu et réputé pour ses travaux dans les domaines de l'allergie (il a découvert le

PAF-acéther). Ce chercheur auquel nous souhaitons rendre l'hommage qui lui est dû (mais l'histoire le fera) avait mis en évidence qu'une très haute dilution d'anticorps (anti IgE) avait la possibilité d'agir sur le déclenchement de l'allergie (dégranulation des globules blancs basophiles).

Cette très haute dilution était telle qu'il ne restait aucune trace de la substance de départ (les anticorps) et que, par conséquent, la seule explication était que l'eau utilisée avait gardé, après toutes ces dilutions et dynamisations, une sorte de mémoire qui lui permettait d'avoir une action biologique.

Cela valut à J. Benveniste, malgré sa réputation, une volée de bois vert de la communauté scientifique, car ses découvertes étaient trop précoces et pouvaient difficilement faire face à la résistance psychique de toutes les communautés scientifiques de tous les temps ! Pensons à Galilée et à Copernic.

Depuis, de multiples autres études, certainement plus rigoureuses dans leur méthodologie, sont venues appuyer l'idée que l'eau est un liquide merveilleusement mystérieux et aux grandes capacités.

Études et métaanalyses

Histamine fantôme contre allergie

À la suite des travaux de Benveniste sur l'allergie et en tenant compte des critiques qui avaient été formulées, un groupe de chercheurs a établi que l'histamine (le médiateur de l'allergie) très hautement diluée (15CH à 19CH) était capable d'inhiber les fameux globules blancs basophiles de l'allergie.

Nous savons que 15CH équivaut à une dilution à 10^{-30}. Cela signifie une dilution avec 30 zéros après la virgule ! C'est vertigineux si l'on se souvient que le nombre d'Avogadro (le nombre de molécules dans une molécule gramme, donc le nombre de molécules d'eau dans 18 grammes d'eau en l'occurrence) est de $6{,}02 \times 10^{23}$.

À partir de 13CH, il n'y a plus aucune molécule de la substance de départ. C'est bien la preuve qu'un autre mécanisme entre en jeu, qui fait intervenir l'eau. L'eau n'est plus alors juste un liquide de dilution, mais le vrai support d'une information qui se transmet.

De l'aspirine qui épaissit le sang !

On connaît tous la propriété de l'aspirine de fluidifier le sang en empêchant l'agrégation des plaquettes sanguines. Une vingtaine de publications scientifiques ont montré que cette même aspirine diluée et dynamisée de la 5CH à la 15CH produit un effet strictement inverse : elle favorise la coagulation !

La preuve que gelsemium agit contre le trac

On connaît bien l'action de gelsemium (préparé à partir du jasmin de Virginie) sur les symptômes de trac et d'anxiété. Une étude a prouvé que cette plante hautement dynamisée et diluée (de 5CH à 15CH) était capable d'agir sur un neurostéroïde du cerveau, ce qui explique son efficacité. Mieux encore, on a comparé l'action du placebo neutre, de gelsemium en dilution et de la gelsemine (une substance contenue dans la plante). Le placebo arrive en queue de peloton. Mais gelsemium (la plante entière diluée et dynamisée) a dépassé en action la simple molécule de base qu'est la gelsemine. Cela prouve non seulement l'action de l'homéopathie, mais aussi qu'une plante agit par l'ensemble de ses constituants et non par une seule molécule active (notion de totum chère aux phytothérapeutes).

NOTE TECHNIQUE

L'étude lumineuse du Pr Louis Rey

Il s'agit d'une étude sans précédent au retentissement énorme pour l'homéopathie, car non seulement elle ne concerne pas un être vivant, pas même une cellule, mais simplement de l'eau congelée. Elle se situe donc tout entière dans le domaine de la physique et non pas de la biologie.

Lorsque de l'eau est congelée à très basse température, elle est un cristal qui possède certaines caractéristiques physiques et optiques, comme tous les cristaux.

Lorsque l'on monte la température de ces cristaux (mais toujours en dessous du 0 °C qui les ferait fondre), on observe une modification de leur structure intime, qui se traduit par l'émission d'une très faible lumière, uniquement détectable par des appareils (la thermoluminescence).

Le Pr Rey a mis en évidence que, lorsque ces cristaux ont une « histoire », la thermoluminescence n'est pas la même.

Si l'on congèle à très basse température de l'eau dans laquelle on a dilué et dynamisé du chlorure de lithium ou du chlorure de sodium, jusqu'à une très haute dilution qui fait que rien de la substance de départ ne subsiste, et une eau témoin (celle qui n'a pas d'histoire), lorsque l'on monte la température des cristaux pour observer la thermoluminescence, celle-ci n'est pas la même dans l'eau provenant de la dilution-dynamisation et dans l'eau témoin.

Preuve encore, et incontestable, qu'une action physique peut exister alors qu'aucune trace de molécules de départ ne peut l'expliquer.

Si cette information peut modifier la luminescence de cristaux d'eau, c'est qu'elle existe quelque part à la surface de nos granules !

La recherche clinique

La recherche fondamentale montre la réalité de l'action de l'homéopathie. Elle utilise toutes les sciences dures, comme la physique, la chimie, mais aussi les sciences biologiques. Son rôle est de montrer une action.

Le rôle de la recherche clinique est de prouver que cette action est « thérapeutique », qu'elle soigne quelque chose.

Service médical rendu

Cette expression récente de « service médical rendu » est en général employée par les caisses de sécurité sociale pour évaluer la pertinence du remboursement d'un médicament ou d'un soin.

Mais il recouvre une notion plus large, qui permet d'apprécier de façon mesurable des choses qui, habituellement, sont surtout subjectives.

Il est courant de dire qu'avec l'homéopathie, les patients sont « contents ». Mais le fait d'être satisfait ne constitue pas un gage de sérieux scientifique à lui seul. Ce sont la statistique et la méthodologie de certaines études qui vont transformer cette impression subjective en certitude statistique.

Les bronchiolites, le plus de l'homéopathie

Une étude a montré que, comparée à la prise en charge classique de la bronchiolite du nourrisson (hydratation, kinésithérapie, surveillance et hospitalisation des cas graves) dans laquelle on sait que ni les antibiotiques ni la cortisone n'ont d'action, l'homéopathie permettait de :

- Réduire la fréquence des crises aiguës et leur durée ;
- Réduire le nombre de complications ;
- Entraîner moins de dépenses de santé pour une meilleure efficacité, en évitant les antibiotiques et corticoïdes inutiles pour cette maladie.

Des anxieux mieux pris en charge par les médecins homéopathes

Une étude montre que, globalement, en termes d'efficacité et de satisfaction chez des patients qui consultent pour de l'anxiété, les résultats sont aussi bons lorsque le médecin est homéopathe que lorsqu'il ne l'est pas. En revanche, cette égalité de résultats s'obtient sans besoin de prescrire des tranquillisants et avec bien moins d'arrêts de travail dans le groupe pris en charge par des médecins homéopathes.

Les antibiotiques, loin d'être automatiques avec l'homéopathie

Lorsqu'un enfant qui fait des rhino-pharyngites est pris en charge par un médecin homéopathe, il fait progressivement moins de récidives, a sensiblement moins de complications et, surtout, consomme bien moins d'antibiotiques que celui qui est pris en charge de façon classique (rappelons que même en allopathie, les antibiotiques sont la plupart du temps inutiles dans la rhino-pharyngite non compliquée).

Les preuves cliniques

Il s'agit là du nec plus ultra pour une thérapeutique : montrer qu'elle soigne des gens, réellement, efficacement. Lorsque, en plus, cela s'adresse aux plus fragiles et aux plus démunis, c'est un message fort pour les grands de ce monde d'encourager une médecine efficace et peu coûteuse, donc accessible.

Désintoxiquer les enfants « arseniqués » du Gange

En Inde, l'arsenic est un fléau. Ce poison célèbre et réputé pour ne pas laisser de traces marque la vie des habitants dans leur chair, enfants inclus.

Lorsque l'arsenic ne tue pas de façon foudroyante, il tue à petit feu. Véritable toxique de la cellule, il bloque la respiration cellulaire et les répercussions sur l'organisme sont catastrophiques, aussi bien sur le plan de la peau, du système nerveux, des artères qui se bouchent et du fait de survenue de cancers multiples.

Dans ces régions du Gange, les nappes phréatiques ont été polluées par l'arsenic, et même les populations qui ne boivent pas l'eau du Gange mais utilisent les puits peuvent être chroniquement contaminées.

Or, l'administration d'arsenic dilué et dynamisé homéopathiquement permet d'éliminer plus facilement l'arsenic et de résister à cette terrible pollution, surtout pour les atteintes de la peau.

Vaincre la diarrhée infantile là où l'eau manque

Dans plusieurs pays, au Népal et en Amérique centrale (Honduras, Nicaragua), ont été menées des études montrant l'effet bénéfique de traitements homéopathiques dans la prise en charge des diarrhées des nourrissons. Chaque enfant était traité selon le médicament qui lui était adapté (son similimum) et les études furent menées de manière plus complexe que celles consistant à simplement comparer la substance X contre le placebo.

Pouvoir vaincre facilement et à moindre coût les terribles diarrhées qui emportent les nourrissons de ces pays où l'eau est souvent rare ou polluée est une chose essentielle.

La confrontation des études

Dans le jargon de la recherche, on appelle cela des « métaanalyses ». Cela consiste à prendre un grand nombre d'études cliniques telles que celles que nous venons de voir et à les comparer avec de puissants outils statistiques. C'est, de l'avis des spécialistes, le meilleur garant de l'efficacité de quelque chose.

Des centaines d'études disponibles

Avis aux septiques qui disent que les études n'existent pas parce qu'ils ne les ont pas lues !

Sur ces centaines d'études, six métaanalyses ont été publiées, reprenant de manière statistique un grand nombre de celles-ci, selon une méthodologie stricte qui n'est pas propre à l'homéopathie.

Le résultat des six métaanalyses montre qu'il est absolument impossible d'expliquer l'action de l'homéopathie par un simple effet placebo et que cela mérite la poursuite d'études.

L'homéopathie chez l'animal

Nous avons montré au chapitre 16 que les médicaments homéopathiques fonctionnaient très bien chez les animaux. Mais il est facile de penser que, si le maître y croit, le « toutou à son pépère » ou le « chachat à sa mémère » cherchera à guérir pour faire plaisir.

C'est déjà un peu plus difficile à admettre lorsqu'il s'agit de bovins. Le regard amoureux bien connu de la vache est peut-être sensible à l'effet placebo, mais encore faudrait-il, perdue au milieu du troupeau, qu'elle comprenne qu'on lui a donné un médicament (et pas un granulé d'aliment en plus).

Lorsque les études portent sur des lots de volailles (un lot représente entre 15 000 et 20 000 individus), l'explication placebo ne tient vraiment plus.

Des dindes non stressées pour Noël !

Les dindes élevées pour notre consommation ne bénéficient pas du confort d'un palace. Les élevages bio et l'agriculture raisonnée, de même que les Label rouge ont des conditions moins difficiles, mais la dinde ordinaire est élevée de manière intensive.

Ces pauvres animaux sont ainsi soumis à un stress permanent. Elles se bousculent, se piétinent et un certain nombre meurt avant l'abattage. Lorsque l'abattage a lieu, beaucoup de dindes présentent, après avoir été plumées, des hématomes (conséquence du piétinement) qui les rendent peu appétissantes et donc impropres à la vente.

Une solution allopathique rendrait la viande non commercialisable. C'est pourquoi un mélange associant arnica (hématomes), nux vomica (agressivité) et gelsemium (stress) est mélangé à l'eau de boisson. Il a été observé une diminution significative des hématomes après abattage, surtout aux ailes.

Des vaches qui vêlent en douceur

Depuis de longues années, les agriculteurs ont recours à un complexe homéopathique du nom de Wrombyl®, associant actea racemosa et aletris farinosa pour simplifier le vêlage des vaches qui est toujours un moment délicat. On aboutit à moins d'avortements, moins de métrites et moins de non-délivrance du placenta avec ce complexe.

Pas d'antibiotiques chez les vaches laitières grâce à l'homéo

Les mammites (infections des glandes mammaires) sont un vrai casse-tête pour l'industrie du lait. Elles sont de plus en plus fréquentes du fait de l'agriculture intensive. Les pis sont sollicités plus que de raison (normalement, ils sont destinés au petit veau) et les mamelles n'arrêtent pas de s'infecter. Si on donne des antibiotiques, on va vers l'escalade des résistances aux antibiotiques et, surtout, on jette le lait, dès lors interdit à la commercialisation.

Un mélange avec belladonna, apis, pulsatilla, staphylococcinum, streptococcinum, conium, phytolacca, pyrogenium et hepar sulfur donne des résultats étonnants permettant de guérir les mammites en améliorant la qualité du lait !

Des pintades moins frileuses

Le colibacille fait des ravages chez les pintades, en entraînant le syndrome « entérite frilosité » qui peut tuer entre 20 % et 100 % des populations jeunes.

Un traitement homéopathique est efficace dans la prévention de ce syndrome chez les jeunes pintadeaux.

La recherche à venir

La recherche coûte de l'argent, nous le savons, et cela est vrai dans tous les domaines. C'est un effort d'investissement qui ne rapporte rien à court terme, mais qui est toujours nécessaire quel que soit le domaine scientifique.

En homéopathie, le prix du médicament, inchangé depuis des décennies, limite les efforts importants des laboratoires. Les institutionnels (organismes publics, universités) se mettent progressivement à ce type de recherche mais les à priori ont la vie dure et les crédits ne coulent pas à flot.

Malgré ces difficultés réelles, dans tous les pays du monde, l'homéopathie est l'objet de recherches aussi bien fondamentale que clinique.

Prochainement, des études devraient montrer l'intérêt de l'homéopathie dans les infections saisonnières, et la grippe tout particulièrement. Des travaux en recherche fondamentale sont en route partout et les résultats viendront abonder dans le sens d'une homéopathie devenue incontestable.

Parmi ces recherches à venir, une piste originale mérite d'être soulignée. C'est celle de l'hormesis.

La loi de l'hormesis, une piste pour comprendre

La légende raconte que le roi Mithridate, craignant d'être empoisonné, absorbait chaque jour une faible dose de poison pour s'immuniser. Il finira sa vie tué par un glaive !

Le verbe « mithridatiser » est devenu commun pour désigner au sens propre comme au sens figuré le fait de se préparer à une forte agression par de faibles doses de cette même agression.

Il s'agit là d'un principe universel redécouvert très récemment dans le domaine de la radioactivité et dans le domaine médical. Il porte le nom d'effet « hormesis ».

Le radon à faible dose protège du cancer bronchique, même ceux qui fument !

Le radon est un élément de la radioactivité naturelle dans les régions riches en uranium connu pour entraîner des cancers bronchiques. Il a été montré que, chez les gens exposés à de faibles doses de radon de façon quotidienne, la survenue de cancer bronchique en cas d'exposition forte était moins importante que chez ceux qui rencontraient le radon pour la première fois. Cette diminution était même plus forte chez les sujets fumeurs !

Le principe d'hormesis

« Rien n'est poison, tout est poison, tout dépend de la dose », disait Paracelse. L'hormesis est le principe selon lequel il existe une inversion d'effet entre une faible dose et une forte dose d'une substance quelconque.

De l'hormesis dans tous les domaines

Des produits qui inhibent la croissance de levures peuvent stimuler la croissance à faible dose. L'aspirine qui fluidifie le sang peut au contraire favoriser les caillots à très faible dose.

Des médicaments immunosuppresseurs à faibles doses peuvent stimuler les défenses immunitaires. Les exemples sont multiples et sujets à de nombreuses publications (voir bibliographie en annexe).

Hormesis et homéopathie ?

Depuis l'Antiquité, on connaît les vertus des sources thermales radioactives, en particulier sur certaines maladies de peau (eczéma, psoriasis) qui ressemblent à s'y méprendre à des radiodermites induites par les rayons.

Ce rapport d'inversion entre faible et forte dose peut-il expliquer l'homéopathie ?

L'hormesis concerne de très faibles doses alors que l'homéopathie concerne le domaine de l'infinitésimal. Les recherches sur l'hormesis ne remplacent pas celles sur les très hautes dilutions. Mais il s'agit là d'une piste forte et d'un espoir de voir le mur des mentalités bornées s'ouvrir à une vision différente de l'action de la matière sur les systèmes vivants.

L'homéopathie pourrait représenter un cas particulier d'un principe d'hormesis plus large où, de la matière lourde jusqu'à la trace qu'elle laisse sur son solvant, les effets pourraient différer et s'inverser.

Les espoirs pour demain

Que faut-il espérer pour l'avenir de l'homéopathie ?

Des preuves, toujours des preuves ? Non, là n'est pas la question. Ce que souhaitent les médecins et les professionnels de santé homéopathes, ce que peuvent souhaiter les familles qui ont constaté l'effet positif de l'homéopathie et qui y sont attachées peut se résumer en trois points.

- **Faire une pause dans la mauvaise foi**

  Nous en avons plus qu'assez d'entendre que l'homéopathie n'a pas fait la preuve de son efficacité. C'est faux, archi faux. Elle n'a simplement pas démontré le mécanisme intime de son mode d'action, comme l'aspirine et la pénicilline, ou encore la cortisone lors des premières années de leur utilisation.

  Que les détracteurs chroniques nous accordent la faveur de lire les études qui existent.

- **Comprendre le mode d'action**

  Nous sommes les premiers à attendre impatiemment que l'on comprenne le mode d'action exact. Comment une information biologique sans molécule peut-elle agir sur une cellule, sur un récepteur ? Le jour où nous saurons cela, nous pourrons faire de grands progrès en thérapeutique. Nous ne serons pas plus convaincus de la réalité de l'homéopathie (car c'est chose faite), mais nous pourrons mieux encore cerner les bonnes dilutions, les bonnes manières de prendre les médicaments, etc.

- **Arrêter la chasse aux sorcières**

  Notre espoir, surtout, est de pouvoir continuer à exercer dans la sérénité et l'espoir pour nos patients est de pouvoir toujours disposer de médicaments de qualité et de praticiens compétents. Il faut pour cela que cessent les procès en sorcellerie et que patients et praticiens soient traités dignement. Cette dignité doit se retrouver aussi bien dans le remboursement du médicament, dans les crédits alloués à la recherche qu'au niveau des tracasseries administratives auxquelles médecins, laboratoires, praticiens en tout genre sont exposés.

  L'exemple des sages-femmes, que leurs instances empêchent de prescrire de l'homéopathie, est très évocateur quant à cette chasse aux sorcières qui nuit en premier lieu aux futures mamans.

Géopolitique de la mauvaise foi

Au terme de cet ouvrage, il peut être intéressant de voir comment et où les choses bloquent pour que l'homéopathie soit pleinement reconnue.

- Du côté des patients, il n'y a pas de problème puisque plus de 50 % en France et dans de nombreux pays d'Europe ont recours à l'homéopathie.

- Du côté des politiques, il y a peu de problèmes car les dirigeants de tous horizons sont surtout pragmatiques et reconnaissent l'homéopathie comme un fait. D'ailleurs, beaucoup d'entre eux, sans s'en vanter publiquement, se soignent par homéopathie. Ils sont prêts à nous aider, le plus souvent, mais se heurtent aux résistances des détracteurs chroniques.
- Du côté des scientifiques (les vrais, ceux qui savent que la science est ouverture d'esprit et non psychorigidité et dogme, ceux qui lisent les études, pas ceux qui nient leur existence), il y a peu de problèmes également. Un scientifique digne de ce nom ne se prononce pas s'il n'est pas dans son domaine de compétence et possède un avis avisé et une attitude de critique constructive lorsqu'il est dans son domaine. Ainsi, des scientifiques de renom abondent de plus en plus dans la défense de l'action de l'infinitésimal. Mais ils risquent leur réputation face aux détracteurs chroniques.
- Du côté de ceux que nous appellerons les hospitalo-universitaires, de ce côté-là, vraiment… il y a un problème. C'est là que nous rencontrons le plus de résistance, là que se situent les détracteurs chroniques. C'est là que nous devons convaincre. Pourquoi résistent-ils ? Avant tout par dogmatisme et par routine. Mais aussi car l'influence de l'industrie pharmaceutique sur le savoir médical est devenue préoccupante. Or, l'industrie pharmaceutique, dans l'état actuel des choses, ne semble pas souhaiter l'essor d'autre chose que de médicaments coûteux, rentabilisant les frais occasionnés par leur propre recherche.

Septième partie

La partie des Dix

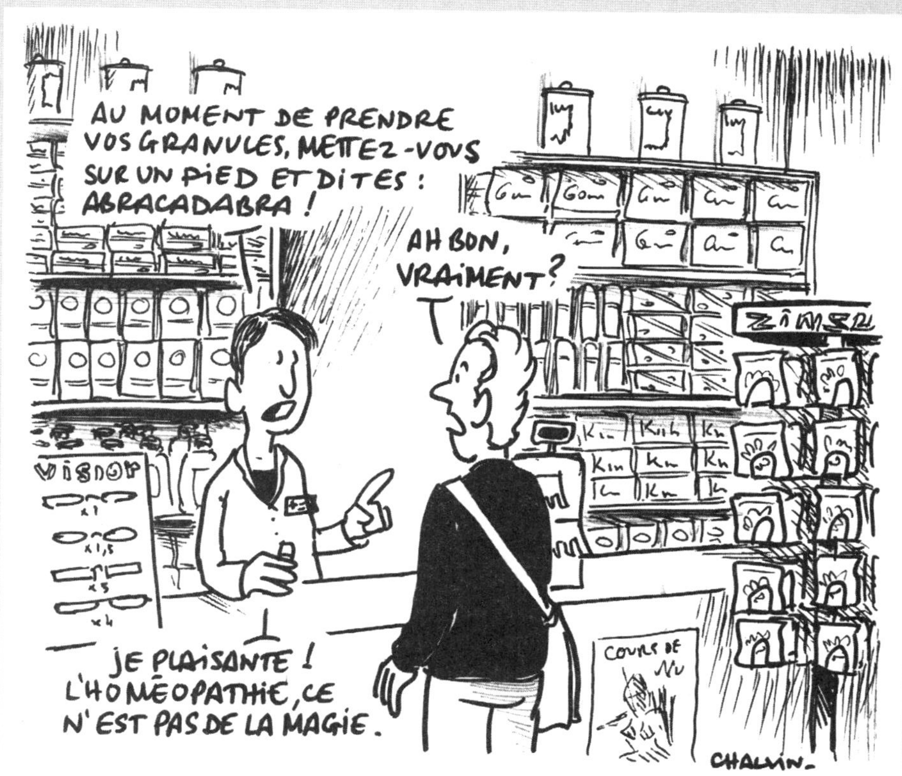
AU MOMENT DE PRENDRE VOS GRANULES, METTEZ-VOUS SUR UN PIED ET DITES : ABRACADABRA !
AH BON, VRAIMENT ?
JE PLAISANTE ! L'HOMÉOPATHIE, CE N'EST PAS DE LA MAGIE.
CHALVIN

Dans cette partie...

Voici, en dix points, le résumé de l'essentiel à retenir de ce livre. Les dix grands principes qui guident cette thérapeutique souvent connue de façon incomplète précèdent les dix médicaments « stars » de l'homéopathie. Vous trouverez aussi dans cette partie dix conseils, dix questions, dix idées reçues et dix interdits.

Enfin, vous rencontrerez les dix personnalités du monde homéopathique à connaître et les organisations qui font autorité en la matière.

Chapitre 20

Les dix grands principes de l'homéopathie

Dans ce chapitre :

- Loi de similitude, raisonnement global, totalité des symptômes, granules et doses…
- Les dix grands principes à l'origine de la méthode homéopathique

La loi de similitude

Toute substance capable de provoquer des symptômes chez un sujet sain peut soigner ces symptômes chez une personne malade.

Cette loi, établie par Samuel Hahnemann en 1796, est la base de l'homéopathie.

Le principe de globalité

En homéopathie, il est essentiel de tenir compte de la totalité des symptômes du moment. Les signes locaux, régionaux, généraux psychiques et émotionnels avec leurs modalités permettront une vision globale du malade.

La dilution et la dynamisation

La préparation des médicaments homéopathiques nécessite une dilution au dixième (DH) ou au centième (CH) entrecoupée chaque fois d'une dynamisation qui consiste à secouer le tube de préparation un très grand nombre de fois.

La hiérarchisation des symptômes

Selon le principe de globalité, il faut distinguer ce qui est de la sphère psychique, générale, locale et ce qui concerne les modalités.

Le raisonnement diathésique

Plusieurs maladies n'arrivent pas par hasard chez une même personne. Le fil invisible qui les relit est le terrain ou diathèse.

La nécessité du drainage et les biothérapies

Pour qu'un traitement fonctionne, il faut que les organes d'élimination soient aptes à assurer la guérison. Cela se fait au moyen du drainage et de certaines biothérapies, comme la gemmothérapie, la lithothérapie ou l'organothérapie.

Les granules et les doses

Les formes pharmaceutiques les plus courantes en homéopathie sont les tubes de 80 granules qui se prennent le plus souvent trois par trois et les doses globules qui contiennent de fins globules, comme une poudre, et qui se prennent en vidant le tube en une seule fois

Les basses et les hautes dilutions

Les basses dilutions sont pour les signes locaux, le drainage et pour stimuler une fonction ou un organe. Les hautes dilutions sont pour les signes psychiques, et pour freiner une fonction ou un organe.

La loi de l'hormesis

La loi de similitude est un exemple particulier de la grande loi de l'hormesis, qui veut que l'action d'une substance ne soit pas la même selon la dose, ce que l'on voit en radioactivité par exemple.

L'automédication raisonnée

Être un(e) patient(e) éclairé(e) et responsable ne consiste ni à jouer l'apprenti sorcier ni à être passif(ve) face à sa propre guérison. L'homéopathie permet cet état d'esprit et une automédication raisonnable autant qu'un regard sur soi-même.

Chapitre 21

Les dix médicaments homéopathiques essentiels

Dans ce chapitre :

- D'arnica à colocynthis en passant par gelsemium, nux vomica ou apis mellifica, les dix médicaments homéopathiques les plus connus
- Leur action première et leurs principales caractéristiques

Arnica

Le médicament de tous les coups et des traumatismes, physiques et psychiques, depuis la dose en 30CH du mauvais coup et de la mauvaise nouvelle jusqu'aux granules en 5CH ou 9CH qui font disparaître les hématomes et les ecchymoses que toute maman doit avoir dans son sac au cas où… (voir page 326).

Nux vomica

Le médicament du stress qui déborde et des digestions difficiles, de l'insomnie avec tracas professionnels à la migraine de la gueule de bois après des excès. C'est le médicament de l'ingestion dans tous les sens du terme (voir page 452).

Gelsemium

Le médicament des émotions négatives, du stress qui paralyse, de la mauvaise nouvelle qui frappe et qui pétrifie. En 9CH et en granules dans toutes les poches où la vie est parfois secousse et tremblement (voir page 393).

Chamomilla

Le grand et magnifique médicament des enfants dont les dents poussent (5CH, 7CH ou 9CH). Mais il est très utile aussi chez l'enfant insupportable qui refuse de dormir s'il n'est pas bercé ou calmé par les vibrations de la voiture (voir page 358).

Belladonna

Le médicament de la fièvre élevée qui monte brusquement. Un grand classique connu de toutes les mamans « homéo ». Il agit et permet d'attendre le médecin ou parfois de réagir si rapidement que la venue de celui-ci devient inutile (voir page 335).

Apis mellifica

Le médicament des piqûres d'insectes et des allergies en général, toujours améliorées par le froid (voir page 324).

Mercurius solubilis

Le médicament du rhume et de l'angine des gens qui ne supportent aucun écart de température dans un sens ou dans l'autre (voir page 438).

Rhus toxicodendron

Le médicament incontournable des arthroses et des rhumatismes dans lequel le mouvement est douloureux au départ mais s'améliore après un dérouillage (voir page 473).

Influenzinum

Le médicament de la prévention immunitaire contre la grippe. On attend la nouvelle version de l'année tous les débuts de mois d'octobre où il est réactualisé (voir page 410).

Colocynthis

Le médicament du ventre douloureux qui se calme lorsqu'on se plie en deux. Gastros, colites, règles douloureuses bénéficient de son action rapide (voir page 371).

Chapitre 22

Dix conseils pour les apprentis homéopathes

Dans ce chapitre :

- Que faut-il absolument savoir avant d'« entrer en homéopathie » ?
- Dix conseils pour bien user de l'homéopathie et en retirer tous les bénéfices

Évitez de toucher les granules et globules avec les doigts

Le médicament homéopathique est chose fragile. Les granules sont imprégnés à cœur, mais c'est une bonne habitude de les laisser tomber dans le bouchon et de ne pas les manipuler avec les doigts. On bénéficiera ainsi de manière optimale de l'action du médicament.

Déterminez votre profil de médecin homéopathe

Uniciste ou pluraliste ? Puriste ou médecin généraliste qui s'oriente un peu vers l'homéopathie et l'associe à ses autres traitements ? Choisissez le mode de pratique qui vous convient et le praticien qui y correspond.

N'essayez pas de tout apprendre par cœur

Si l'homéopathie vous intéresse vraiment et que vous souhaitez mieux la connaître, une grande règle pédagogique s'impose. Apprendre les signes des médicaments par cœur est voué à l'échec. Mieux vaut vous imprégner de l'idée générale, du parfum et du génie de chaque médicament.

Posez des questions à votre entourage

Le questionnement homéopathique est fin et détaillé. Certaines questions peuvent vous dérouter. Vos proches auront souvent la réponse qui vous manque pour savoir si vous êtes facilement susceptible ou si vous êtes de mauvaise humeur le matin, par exemple.

Livrez-vous sans intellectualiser

Lorsque vous consultez votre médecin homéopathe, les questions qu'il vous posera ne vous engagent pas pour la vie, la tête sur le billot ! Plus vous réfléchirez, plus vous embrouillerez les cartes. Laissez-vous aller, lâchez-vous et livrez-vous par l'intuition plus que par la raison.

Ne prenez pas trop de médicaments de façon rapprochée

Si vous optez pour une certaine automédication raisonnable, attendez que le médicament ait agi avant de reprendre votre raisonnement et d'en choisir un autre. Au début, la tentation est grande de se reconnaître dans tous les profils de médicaments, et donc de tout prendre.

Ne devenez pas obsessionnel(le) du granule

N'oubliez pas que les autres médicaments existent. Ne laissez pas traîner une maladie que vous ne maîtrisez pas et consultez votre médecin.

Stockez et gardez les médicaments en les classant

Assez vite, vous serez envahi(e) par un grand nombre de tubes entamés. Ils se conservent très bien dans un endroit frais, non exposé à l'humidité. Petites boîtes ou petits tiroirs, élastiques… tout le monde a sa technique et l'ordre alphabétique est le plus simple pour retrouver, le moment venu, celui que l'on cherche.

Vérifiez les dates de péremption

Vérifiez régulièrement les dates de péremption et faites le ménage des tubes périmés. Attention aux gouttes et pommades, sirops, etc. entamés. Une fois ouverts, ils doivent être utilisés assez vite.

Choisissez un pharmacien qui vous ressemble

Il existe une foule de pharmaciens merveilleux que l'homéopathie passionne et au moins autant de préparateurs qui acquièrent au cours de leur exercice un très bon niveau de compétence. Il y a par ailleurs ceux que cela n'intéresse pas (ils ont le droit). Choisissez un pharmacien « homéo enthousiaste » qui vous guidera, et qui partagera avec vous vos découvertes et vos questionnements.

Chapitre 23

Dix questions que vous vous posez sûrement

Dans ce chapitre :

- Peut-on faire prendre des granules homéopathiques aux bébés ? Les femmes enceintes peuvent-elles prendre de l'homéopathie ? Les médicaments sont-ils remboursés ?…
- Les réponses aux questions les plus fréquentes sur l'homéopathie

Faire fondre les granules sous la langue est-il obligatoire ?

Oui, c'est la règle habituelle pour les adultes, car l'absorption est optimale (granules et doses), mais non pour les gouttes que l'on peut avaler loin des repas

Coment faire prendre des médicaments homéopathiques aux enfants ?

Le plus simple est d'habituer bébé dès le départ aux granules dans la bouche (pas de risque de « fausse route », les granules sont trop petits pour boucher les bronches). Vous éviterez ainsi de toujours les faire fondre, ce qui à la longue est fastidieux. Les premières prises, il les crachera. On ne s'énervera pas et on laissera ce temps d'apprentissage de quelques prises. Donnez deux granules à chaque prise et non trois comme pour l'adulte.

Les femmes enceintes peuvent-elles prendre de l'homéopathie ?

Il n'y a aucune contre-indication des médicaments homéopathiques avec la grossesse à partir de 4CH jusqu'à 30CH. La prise de teintures mères peut en revanche poser problème, car certaines plantes sont contre-indiquées et il y a de l'alcool. De même, les dilutions de TM à 3CH (ou 6D), sous forme de gouttes, contiennent de l'alcool.

Où trouver les médicaments ?

Chez votre pharmacien habituel. Le médicament homéopathique est inscrit à la pharmacopée française et européenne et disponible dans toutes les pharmacies. Le terme de « pharmacie homéopathique » montre simplement que celle-ci est tenue par un pharmacien motivé qui fait du conseil et qui a un stock assez conséquent.

Mon bébé vomit après les granules, que faire ?

Il peut s'agir d'un granule qui est passé par « le trou du dimanche ». Cette petite fausse route n'est pas grave car le granule a une taille suffisamment petite, même pour le nourrisson. Veillez à donner les granules en position assise.

Les médicaments sont-ils remboursés ?

La plupart oui. Il existe une liste de 1 163 médicaments remboursés (les plus usuels). Les préparations magistrales ne seront remboursées que sous certaines conditions de prescription. La plupart du temps, une ordonnance homéopathique est composée de médicaments remboursables au taux de 35 %.

La consultation chez le médecin homéopathe est-elle remboursée ?

Cela ne dépend pas de l'homéopathie mais du mode de conventionnement du médecin lui-même avec la Sécurité sociale :

- secteur 1 : 22 euros (23 euros au 1er janvier 2011) ou un peu plus en cas de dépassement exceptionnel seront remboursés sur la base des 22 euros ;
- secteur 2 : selon tarif établi par chaque médecin, la caisse rembourse sur la base des 22 euros ;
- secteur hors convention : le remboursement est quasi inexistant, et le tarif est fixé par le médecin.

L'homéopathie est-elle prouvée scientifiquement ?

Oui, une fois pour toutes oui. Preuve de l'action des hautes dilutions en recherche fondamentale et preuve clinique (le bienfait chez le patient) ont fait l'objet de nombreuses études que seule la mauvaise foi ou les intérêts financiers peuvent nier. Ce qui n'est pas démontré, c'est le mode d'action précis à la surface des cellules.

Un médecin homéopathe peut-il être choisi comme médecin traitant ?

Oui, si vous le souhaitez et s'il l'accepte aussi. Un médecin homéopathe est un médecin à part entière avec les mêmes devoirs et les mêmes droits.

Pourquoi les traitements changent-ils tout le temps ?

Contrairement à la médecine classique, qui est souvent palliative, l'homéopathie traite le fond de la maladie et donc fait bouger la maladie. Il est donc logique, d'ordonnance en ordonnance, en avançant vers la guérison du problème, que le traitement s'adapte avec des médicaments chaque fois différents.

Chapitre 24

Dix idées reçues sur l'homéopathie

Dans ce chapitre :

- La menthe a-t-elle les effets qu'on lui prête ? Les traitements homéopathiques excluent-ils tout autre médicament ? L'homéopathie est-elle une médecine par les plantes ?…
- Les dix fausses idées dont il faut se défaire

La menthe empêche l'homéopathie d'agir

VRAI et FAUX. La menthe n'est pas un antidote de l'homéopathie. Elle a simplement la propriété de resserrer les vaisseaux sanguins de la bouche, ce qui entraîne la sensation de fraîcheur. Il suffit de ne pas fermer la porte à l'information « granule » et ne pas avoir le goût de menthe dans la bouche au moment de la prise.

Les médicaments doivent être pris à jeun

FAUX. Que l'estomac soit plein ou vide est sans importance. Il faut juste veiller à n'avoir le goût de rien au moment de la prise pour que les granules puissent agir efficacement.

Il ne faut pas mélanger allopathie et homéopathie

FAUX. Il n'y a jamais d'incompatibilité entre médicament classique et homéopathique.

Le type sensible est nécessaire pour prendre un médicament

FAUX. Les types sensibles décrits dans les pathogénésies de nos médicaments sont des arguments supplémentaires, mais ils n'ont rien d'absolu. Il ne faut pas seulement être une jeune fille blonde qui rougit pour prendre pulsatilla !

Il existe des médicaments pour les hommes et d'autres pour les femmes

FAUX. Les vieux ouvrages d'homéopathie ont été écrits aux XIXe et XXe siècles. Leurs descriptions sont imprégnées de la culture de l'époque. La vision « macho » de nux vomica ou « misogyne » de platina doit être dépoussiérée et oubliée.

Quand on a trouvé un médicament, c'est pour la vie

FAUX. Même si l'on est suivi par un uniciste, on ne garde pas son médicament pour la vie. On peut avoir été phosphorus durant sa jeunesse et devenir arsenicum album ou lycopodium en vieillissant.

L'homéopathie, c'est la médecine par les plantes

FAUX. On confond toujours homéopathie et phytothérapie, mais l'homéopathie utilise aussi le monde animal et le monde minéral. De plus, contrairement à la phytothérapie (la vraie médecine par les plantes), les végétaux sont dilués et dynamisés.

L'homéopathe a un chapeau pointu

FAUX. L'homéopathie est une discipline scientifique exercée par des professionnels correctement formés. Ceux qui en font un usage ésotérique n'engagent qu'eux-mêmes dans leurs interprétations qui n'ont rien à voir avec la méthode.

À l'étranger, c'est mieux

FAUX. La législation européenne, et française en particulier, est contraignante pour notre plus grand bien et notre sécurité. Commander ou acheter à l'étranger des produits non autorisés en France n'est pas du tout conseillé.

La fabrication artisanale est bien mieux que la fabrication industrielle

FAUX. Le médicament homéopathique nécessite pour sa fabrication des normes de salubrité et de contrôle très peu compatibles avec la fabrication sur un coin de table. Il est nécessaire de faire confiance aux laboratoires dont c'est le métier.

Chapitre 25

Dix interdits dans le monde de l'homéopathie

Dans ce chapitre :

- Que ne faut-il absolument pas faire en homéopathie ?
- Les dix interdits à respecter pour sa santé et celle de ses proches

Stopper un traitement classique sans avis de son médecin

Certains médicaments sont absolument nécessaires et ne doivent pas être stoppés sous prétexte que l'on préfère les granules. Le médecin homéopathe et le médecin traitant sauront faire la part entre ce qui peut être stoppé et ce qui ne peut pas l'être.

Commander des médicaments hors de France sur Internet

La réglementation française et la réglementation européenne sont peut-être contraignantes mais visent à nous protéger. Certaines souches homéopathiques ne sont pas disponibles en Europe et peuvent être achetées sur le Net. Mais leur origine est toujours douteuse et la pharmacopée européenne est largement suffisante.

Refuser un traitement nécessaire sous prétexte que l'on préfère l'homéopathie

On ne soigne ni le cancer, ni la plupart des maladies graves par l'homéopathie. Un traitement homéopathique peut être destiné à améliorer les défenses, l'état général, les effets secondaires. Il ne peut jamais faire de miracles et ceux qui en promettent sont de dangereux menteurs.

Prendre plusieurs traitements en même temps

Certains spécialistes (rhumatologues, dermatologues, ophtalmologistes, etc.) sont aussi homéopathes et peuvent vous donner un traitement. Si vous avez déjà un premier traitement avec un homéopathe généraliste, les deux ne se combineront pas forcément et il faut en informer les différents praticiens que vous consultez.

Prendre des granules ou une dose en même temps que de la nourriture

Ces médicaments ne s'avalent pas comme un médicament classique mais nécessitent le contact avec la muqueuse de la bouche.

Dire que l'homéopathie n'a pas de base scientifique ni de preuves

Cela est un discours obsolète de ceux qui n'ont pas pris le temps de lire les nombreuses études sur le sujet. C'est aussi le discours des pseudo-scientifiques qui connaissent tout par apriorisme sans avoir rien lu.

Laisser les enfants jouer avec les tubes

Ce n'est pas très hygiénique. Les granules doivent rester à l'abri des tubes. Enfin, si un granule ne donne jamais de « fausse route », il faut se méfier des bouchons qui sont sur les tubes !

Donner à Pierre ce qui a fait du bien à Paul

L'homéopathie est personnalisée et ce qui a guéri la toux de l'un ne correspond pas forcément aux modalités de la toux de l'autre. Il faut apprendre à raisonner en symptômes et à réfléchir en connaissant les médicaments.

Confier le diagnostic à un non-médecin

Si les professionnels de santé ont tous les compétences, y compris en homéopathie, pour du conseil, le diagnostic de la maladie passe toujours par le médecin. Se fier au diagnostic d'un non-médecin est dangereux.

S'obstiner même si cela ne va pas mieux

Lorsque des symptômes ne s'améliorent pas, c'est que cela ne marche pas ! Que ce soit vous-même par automédication ou un médecin qui a établi le choix du médicament, en cas de persistance des symptômes, il faut consulter sans hésitation.

Chapitre 26

Les dix personnalités d'hier à aujourd'hui

Dans ce chapitre :

- De Samuel Hahnemann, le fondateur né en 1755, à Jacques Benveniste, chercheur en immunologie, né en 1935
- Les grands acteurs de l'homéopathie depuis sa naissance jusqu'à ses plus beaux succès

Samuel Hahnemann

Fondateur de l'homéopathie, médecin allemand né en 1755. Il établit en 1796 que toute substance qui peut provoquer des symptômes chez un sujet sain peut les guérir chez un sujet malade.

François Guizot

Ministre de l'Instruction publique né en 1787. On lui doit cette réponse à l'Académie de médecine qui réclamait (déjà !) l'interdiction de l'homéopathie (c'était dans les années 1830) : « Si l'homéopathie est une chimère ou un système sans valeur propre, elle tombera d'elle-même. Si elle est au contraire un progrès, elle se répandra malgré toutes nos mesures de préservation, et l'Académie doit le souhaiter avant tout autre, elle qui a la mission de faire la science et d'encourager les découvertes. »

Constantin Hering

Né en 1800 à Orschatz en Saxe, il est l'inventeur de la croix qui porte son nom, associant la localisation du trouble, la sensation, les modalités et les concomitants. Il a introduit l'homéopathie en Amérique et est connu pour son courage à ingurgiter force venins et plantes toxiques afin de les expérimenter.

Benoît Mure

Né en 1809. Missionnaire de l'homéopathie et propagateur de la doctrine au Brésil, en Égypte, au Soudan et en Sicile.

James T. Kent

Américain disciple de Hahnemann et de Hering, né en 1849. Il est l'auteur du répertoire qui porte son nom, le plus utilisé en homéopathie.

Antoine Nebel

Médecine suisse, né en 1870. Il enrichit la méthode de multiples apports, en particulier la quatrième diathèse : le tuberculinisme.

Léon Vannier

Né en 1880, il développe les notions de constitution. Il fonde en 1912 la revue *L'Homéopathie française*, le Centre homéopathique de France, et le Dispensaire Hahnemann.

Jean et Henri Boiron

Frères jumeaux, pharmaciens nés en 1906, ils sont les fondateurs du laboratoire Boiron et nous leur devons l'inscription du médicament homéopathique à la pharmacopée française en 1965. Ils créent le Centre d'études et de documentation homéopathique (CEDH).

Othon André Julian

Né en 1910, il introduit les biothérapies et crée la Société médicale de biothérapie (SMB) ainsi que la revue *Les Cahiers de biothérapie*. Nous lui devons un bon nombre de nouveaux médicaments.

Jacques Benveniste

Médecin né en 1935, chercheur en immunologie. Il atteindra la plus grande notoriété en 1971 avec la découverte d'un facteur important de l'allergie (le PAF-acéther). Il est à l'origine des premiers travaux sur la mémoire de l'eau, pour prouver l'action de l'homéopathie. Il subira une ignoble chasse aux sorcières. Les *minus habens* qui l'ont traîné dans la boue seront oubliés. La mémoire de Jacques Benveniste sera sans nul doute réhabilitée et honorée (elle le fut déjà en 2007 par le Pr Luc Montagnier).

Chapitre 27

Les dix organisations à connaître

Dans ce chapitre :

- À la rencontre des organismes et associations de l'homéopathie
- Leur rôle, leurs objectifs et l'adresse de leur site internet pour en savoir plus et trouver son médecin homéopathe

Association pour la promotion de la médecine homéopathique (APMH)

Association de patients qui se veut être l'association « pour que l'homéopathie existe encore demain ». Elle vise à informer, rassembler, être vigilant et au besoin s'opposer, défendre et promouvoir l'homéopathie, et participer à la recherche par son soutien. ▶ http://apmh.asso.fr

Fédération française des sociétés d'homéopathie (FFSH)

Fédération regroupant un grand nombre d'écoles de formation pour les médecins et les professionnels de santé. Elle comprend, entre autres, la prestigieuse Société médicale de biothérapie (SMB), fondée par O. A. Julian et M. Tetau. ▶ http://www.smb-fr.com

Homéopathes sans frontières

Organisme humanitaire ayant pour objectif l'accès à la santé pour tous. Il missionne de manière bénévole des médecins homéopathes et des équipes à travers le monde pour soigner les plus démunis. ▶ http://www.hsf-france.com

Planète homéo

Site internet de référence en homéopathie, il informe sur l'homéopathie, les médicaments, les traitements. Site d'information des professionnels et du grand public. ▶ http://planete-homeo.org

Pôle Most

Mouvement de rassemblement des associations de patients, des syndicats, des sociétés savantes et des compagnies d'assurance désireux de promouvoir et défendre les médecins à orientation spécifique thérapeutique (ceux qui pratiquent les médecines alternatives et complémentaires, dont l'homéopathie). Il a créé une société savante, véritable interlocutrice auprès des pouvoirs publics pour l'ensemble des médecines alternatives et complémentaires : la Société savante pour les spécificités thérapeutiques (SSST). ▶ http://www.polemost.fr

Société française d'homéopathie (SFH)

Elle a pour but d'approfondir, de transmettre et de faire admettre par la médecine contemporaine le message homéopathique. Elle organise des journées de formation continue et a établi le premier référentiel homéopathique agréé par la Haute Autorité de santé (HAS). ▶ http://www.homeopathie-francaise.com

Société savante d'homéopathie (SSH)

Société savante regroupant les différents acteurs du monde homéopathique en vue d'être un interlocuteur auprès des pouvoirs publics et de la Haute Autorité de santé (HAS). ▶ http://www.assh.fr

Solidarité homéopathie (SH)

Organisme humanitaire dont le but est de soigner les plus démunis de façon bénévole, en France et à travers le monde par l'homéopathie mais aussi par d'autres médecins alternatives. ▶ http://www.solidarite-homeopathie.org

Syndicat de la médecine homéopathique (SMH)

Syndicat ayant pour but la défense de l'homéopathie auprès des pouvoirs publics et des institutions et la défense des médecins homéopathes. Il met à la disposition des patients la liste de ses adhérents par département. ▶ http://www.smhomeo.fr

Syndicat national des médecins homéopathes français (SNMHF)

Syndicat qui a pour objet la défense des intérêts matériels et moraux de ses membres, tant sur le plan individuel que sur le plan collectif. Il met à la disposition des patients la liste de ses adhérents par département. ▶ http://www.snmhf.net

Huitième partie

Annexes

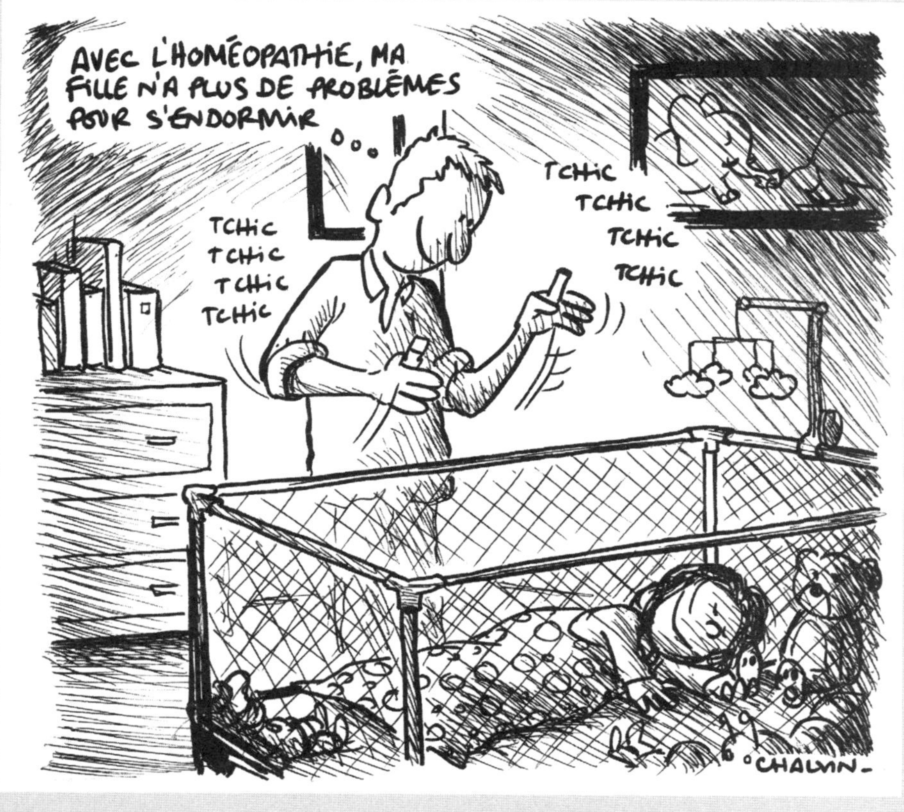

Dans cette partie…

Cette dernière partie s'adresse à ceux qui veulent aller plus loin dans leur approche de l'homéopathie et leurs connaissances de l'organisation de la profession. Vous trouverez tout d'abord ici la liste des laboratoires d'hier et d'aujourd'hui, puis un court récapitulatif des acteurs de la profession. Il vous sera aussi possible de poursuivre vos recherches à partir de la bibliographie sélective.

Annexe A

Les laboratoires d'hier et d'aujourd'hui

L'homéopathie est une méthode mais c'est surtout un médicament. Dès le début s'est posé le problème de la fabrication et les pionniers furent très souvent obligés de prendre en charge eux-mêmes la fabrication des médicaments.

Puis, très vite, les officines pharmaceutiques préparèrent les médicaments « à la demande » comme des préparations magistrales. Mais au début du XXe siècle commença l'ère industrielle de ce type de médicament. Plusieurs laboratoires voient le jour.

La date marquante est 1965, année où le médicament homéopathique est inscrit à la pharmacopée française. C'est l'acquisition du statut de médicament à part entière, passage véritable à l'âge adulte de cette pharmacologie particulière.

Les grandes dates et les grands labos

- XIXe siècle : Pas de laboratoire mais des pharmacies qui fabriquent, entre autres préparations des médicaments homéopathiques.
- 1911 : Un pharmacien, René Baudry, crée la Pharmacie générale homéopathique française, premier laboratoire à proprement parler.
- 1921 : Création, en Suisse, des laboratoires Weleda.
- 1922 : René Baudry crée le Laboratoire central homéopathique.
- 1926 : Le Dr Léon Vannier crée les Laboratoires homéopathiques de France.
- 1930 : René Baudry crée le Laboratoire central homéopathique rhodanien, à Lyon. Il fait la connaissance et prend comme collaborateurs Henri Boiron et Jean Boiron.

- 1932 : René Baudry crée à Paris, le Laboratoire central homéopathique de France.
- 1933 : René Baudry et Henri Boiron assurent le développement des Laboratoires homéopathiques modernes (LHM) ; Jean Boiron développe la Pharmacie homéopathique rhodanienne (PHR).
- 1935 : Création des laboratoires Lehning.
- 1936 : Jean Tetau (1901-1972), pharmacien et oncle de Max Tetau, crée à Paris le Laboratoire de pharmacologie homéopathique (LPH), qui deviendra en 1976 le laboratoire Dolisos.
- 1965 : La monographie *Préparations homéopathiques* est introduite à la pharmacopée française.
- 1967 : Les Laboratoires homéopathiques Jean Boiron (PHR), les Laboratoires homéopathiques Henri Boiron et les Laboratoires homéopathiques modernes (LHM) fusionnent pour devenir le laboratoire Boiron.
- 1988 : Les Laboratoires homéopathiques de France (LHF) s'unissent avec le laboratoire Boiron.
- 2005 : Fusion du laboratoire Dolisos avec le laboratoire Boiron.

Annexe B

La profession et ses acteurs

L'homéopathie est une rencontre entre un symptôme et un médicament. C'est par conséquent surtout la rencontre entre un être en souffrance ou en demande et une thérapeutique, une tradition, des savoir-faire.

Les professionnels de l'homéopathie sont multiples :

- Les médecins homéopathes, fidèles à une vision de l'homme et de la médecine, qui partout se dévouent à leurs patients dans la discrétion, la patience, la sagesse.
- Les sages-femmes, les chirurgiens dentistes, qui, dans leur domaine, appliquent avec talent les possibilités de notre art.
- Les pharmaciens sans lesquels, par leur dévouement et leurs conseils, on ne pourrait se procurer nos médicaments.
- Les laboratoires homéopathiques, qui ont su associer l'héritage, la tradition avec les normes les plus modernes, pour faire du médicament homéopathique un élément fiable et performant de la pharmacopée.
- Les multiples autres intervenants, dont les naturopathes, qui ne bénéficient pas en France d'un statut solide, mais qui, partout en Europe, savent utiliser leur talent tout en restant dans leur domaine de compétence, non médical.
- Les syndicats, qui défendent aussi bien au titre individuel que du point de vue de l'honneur de la méthode.
- Les écoles d'homéopathie, universitaires ou privées, qui veillent à ce que les générations futures puissent avoir des médecins homéopathes de qualité.
- Les sociétés savantes, qui s'organisent et luttent pour un respect et une représentativité vis-à-vis des instances officielles.
- Enfin, et surtout, les patients. Ils se regroupent en associations, car leur niveau d'exigence est grand. Ils ont raison ! Sans eux, tous les discours deviendraient vains et inconsistants.

Je voudrais rendre moi-même hommage à mes propres patients. Ils ont été mes professeurs, car toute science est vaine si elle ne se préoccupe de l'humain.

Annexe C

Bibliographie sélective

Bibliographie générale

- Boericke W., *Matière médicale*, Similia, 1996
- Coulamy A. et Jousset C., *Basses dilutions et drainage en homéopathie*, Similia, 2000
- Daniaud J., *Les Points de Weihe*, Pietteur Marco, 2004
- Demarque D., Jouanny J., Poitevin B. et Saint-Jean Y., *Pharmacologie et matière médicale homéopathique*, CEDH, 1993
- Guermonprez M., Pinkas M. et Torck M., *Matière médicale homéopathique*, Doin, 1985
- Hahnemann S., *Organon de l'art rationnel de guérir*, Boiron, 2007
- Jouanny J., Crapanne J.-B., Dancer H. et Masson J.-L, *Thérapeutique homéopathique*, Boiron, 1988
- Kent J. T., *Répertoire de matière médicale homéopathique*, Similia, 1998
- Tetau M., *Les Diathèses homéopathiques*, Similia, 1996
- Vithoulkas G., *Essence des remèdes homéopathiques*, Similia, 1988
- Voisin H., *Matière médicale du praticien homéopathe*, 1976

Bibliographie sur la recherche homéopathique

- ASKRI, *Contribution à l'étude de l'efficacité d'un produit homéopathique, le Wombyl, dans la prévention des complications du vêlage dans le déroulement du postpartum chez la vache*, thèse de doctorat vétérinaire, Sidi Thabet, 2001

- Belon P., Cumps J., Ennis M., Mannaioni P. F., Sainte-Laudy J., Roberfroid M. et Wiegant F. A. C., « Inhibition of human basophil degranulation by successive histamine dilutions: results of a Europeanmulti-centre trial », *Inflammation Research*, 48 suppl., 1999, p. S17-S18
- Belon P., Banerjee A., Karmakar S. R., Biswas S. J., Choudhury S. C., Banerjee P., Das J. K., Pathak S., Guha B., Paul S., Bhattacharjee N. et Khuda-Bukhsh A. R, « Homeopathic remedy for arsenic toxicity?: evidence-based findings from a randomized placebo-controlled double blind human trial », *Science of the Total Environment*, 384, 2007, p. 141-150
- Calabrese E., « Hormesis: a revolution in toxicology, risk assessment and medicine », *in EMBO reports*, vol. V, 2004, p. S37-S40
- Doucet-Jabœuf M., Guillemain J., Piechacryk M., Karouby Y. et Bastide M., « Évaluation de la dose limite d'activité du facteur thymique sérique », *CRAcad. Sci.*, 295, III, 1982
- Eizayaga F.-X., Aguejouf O., Desplat V., Belon P. et Doutrepuich C., « Modifications produced by selective inhibitors of cyclooxygenase and ultra low-dose aspirin on platelet activity in portal hypertension », *World Journal of Gastroenterology*, 13 (38), 2007, p. 5065-5070
- Jacobs J., Jiménez L. M., Gloyd S. S., Carares F. E., Gaitanm P. et Crothers D., « Homeopathic treatment of acute childhood diarrhea », *British Homeopathic Journal*, 82, 1993, p. 83-86
- Oberbaum M. et Cambar J., « Hormesis; dose dependent reverse effects of low and very low doses », *in Ultra High Dilution, Physiology and Physics*, Dordrecht, Endler and Schulte éd., Kluwer Academic Publisher, 1994, p. 5-19
- Payen L., *Étude de l'efficacité clinique d'une préparation homéopathique sur les mammites des vaches laitières*, thèse vétérinaire, Lyon, ENVL, université Claude-Bernard, 1996
- Rey L., « Thermoluminescence of ultra-high dilutions of lithium chloride and sodium chloride », *Physica A*, 323, 2003, p. 67-74
- Tagnara J., Demonceaux A., Vainchtock A., Nicoloyannis N. et Duru G., « Étude sur la prise en charge de la bronchiolite du nourrisson en médecine ambulatoire. Étude observationnelle prospective à propos de 520 patients », *Le Pédiatre*, 2004, p. 1-7
- Trichard M., Chaufferin G., Dubreuil C., Nicoloyannis N. et Duru G, « Effectiveness, quality of life and cost of caring for children in France with recurrent acute rhinopharyngitis managed by homeopath or non homeopath general practitioners: a pragmatic, prospective observational study », *Disease Management and Health Outcomes*, 12(6), 2004, p. 419-427

- Vainchtock A., Dansetteg Y., Nicoloyannis N., Duru G., Chaufferin G. et Lamarsalle L., « Medico economic evaluation of anxiety disorders management in outpatient care », *Health and System Science*, 4, 2000, p. 103-115
- Venard C., *Régulation de la neurostéroïdogenèse dans la moelle épinière et le système lymbique par la gelsémine et gelsemium sempervirens : analyse cellulaire et implications neurophysiologiques*, thèse de doctorat ès science, Strasbourg, université Louis-Pasteur, 2008

Index des médicaments

Les médicaments en gras *font partie du dictionnaire des médicaments, page 305 et suivantes.*

A

B

C

D

N

O

P

Q

R

Index des pathologies

F

G

H

I

P

R

S

T

U

V

Z

Index général

D

E

F

Q

R

S

« Pour les Nuls », la collection de tous les savoirs !

Disponibles dans la collection « Pour les Nuls »

Culture générale

Histoire

Titre	*Auteur*	*Prix*	*ISBN*
Versailles	Mathieu da Vinha, Raphaël Masson	22,900 €	978-2-7540-1552-3
La Seconde Guerre mondiale	Robert Belot, Klaus-Peter Sick	22,900 €	978-2-7540-0818-1
L'Histoire du monde	Philippe Moreau Defarges	22,90 €	978-2-7540-1265-2
L'Histoire de la Belgique	Fred Stevens, Axel Tixhon	22,90 €	978-2-7540-1482-3
La Préhistoire	Gilles Gaucher	22,90 €	978-2-7540-2185-2
La Rome antique	Guy de la Bédoyère, Catherine Salles	22,90 €	978-2-7540-1822-7
La Grèce antique	Stephen Batchelor, Marie-Dominique et Marc Porée	22,90 €	978-2-7540-1602-5
Le Gaullisme	Chantal Morelle	22,90 €	978-2-7540-0821-1
La Chine	Angélina Boulesteix	22,90 €	978-2-7540-1145-7
La Culture générale, 2e édition	Florence Braunstein, Jean-François Pépin	22,90 €	978-2-7540-1628-5
La Culture générale illustrée, 2e édition	Florence Braunstein, Jean-François Pépin	29,90 €	978-2-7540-1275-1
La Révolution française	Alain-Jacques Czouz-Tornare	22,90 €	978-2-7540-0811-2
Les Années 60	Stéphane Benhamou	22,90 €	978-2-7540-0610-1
La Mythologie illustrée	Collectif	29,90 €	978-2-7540-0989-8
Les Grandes Civilisations	Florence Braunstein, Jean-François Pépin	22,90 €	978-2-7540-0605-7
La Première Guerre mondiale	Jean-Yves Le Naour	22,90 €	978-2-7540-0616-3
La Ve République	Nicolas Charbonneau, Laurent Guimier	24,90 €	978-2-7540-0620-0
Le Moyen Âge	Pierre Langevin	22,90 €	978-2-7540-0563-0
Paris	Danielle Chadych, Dominique Leborgne	22,90 €	978-2-7540-0168-7
L'Égypte ancienne	Florence Maruéjol	22,90 €	978-2-7540-0256-1
La Mythologie	Christopher W. Blackwell, Amy Hackney Blackwell	22,90 €	978-2-7540-0257-8
L'Histoire de France illustrée	Jean-Joseph Julaud	29,90 €	978-2-7540-0110-6
L'Histoire de France	Jean-Joseph Julaud	22,90 €	978-2-8769-1941-9

Religions et spiritualité

Titre	*Auteur*	*Prix*	*ISBN*
Le Coran	Malek Chebel, Sohaib Sultan	22,90 €	978-2-7540-0982-9
La Torah	Arthur Kurzweil, Victor Malka	22,90 €	978-2-7540-0978-2
Le Christianisme	Richard Wagner, Père Denis Metzinger	22,90 €	978-2-7540-0991-1
L'Islam	Malcolm Clark, Malek Chebel	22,90 €	978-2-7540-0531-9
Le Judaïsme	Josy Eisenberg	22,90 €	978-2-7540-0596-8
La Bible illustrée	Éric Denimal	29,90 €	978-2-7540-0274-5
Le Catholicisme	John Trigilio, Père Pierre Lartigue	22,90 €	978-2-7540-0182-3
Le Bouddhisme	Jonathan Landaw, Stephan Bodian	22,90 €	978-2-7540-0062-8
La Bible	Éric Denimal	21,90 €	978-2-8769-1800-9
Zen ! La Méditation, 2e édition	Stephan Bodian	22,90 €	978-2-7540-0322-3
Sagesse et Spiritualité	Sharon Janis	21,90 €	978-2-8769-1769-9

Ésotérisme

Titre	*Auteur*	*Prix*	*ISBN*
Le Tarot divinatoire	Didier Colin	24,90 €	978-2-7540-1826-5
La Franc-Maçonnerie	Christopher Hodapp, Philippe Benhamou	22,90 €	978-2-7540-0150-2

Société

Titre	*Auteur*	*Prix*	*ISBN*
L'ONU	Yves Berthelot, Jean-Michel Jakobowicz	22,90 €	978-2-7540-1411-3
La Mondialisation	Francis Fontaine, Sylvie Goulard, Brune de Bodman	22,90 €	978-2-7540-0778-8
L'Instruction civique	Guillaume Bernard, Frédéric Monera	22,90 €	978-2-7540-0979-9
L'Europe, 2e édition	Sylvie Goulard	22,90 €	978-2-7540-1213-3
L'Écologie	Franck Courchamp	22,90 €	978-2-7540-0554-8
La Géopolitique	Philippe Moreau Defarges	22,90 €	978-2-7540-0623-1
La Justice	Emmanuel Pierrat	22,90 €	978-2-7540-0553-1
La Philosophie, 2e édition	Christian Godin	22,90 €	978-2-7540-0460-2
L'Économie	Michel Musolino	22,90 €	978-2-7540-0351-3
La Politique	Philippe Reinhard	22,90 €	978-2-7540-0335-3
La Géographie française	Jean-Joseph Julaud	22,90 €	978-2-7540-0245-5

Sciences et techniques

Titre	*Auteur*	*Prix*	*ISBN*
L'Histoire de l'aviation	Philippe Benhamou	22,90 €	978-2-7540-1146-4
L'Histoire des sciences	Vincent Jullien	22,90 €	978-2-7540-0977-5
La Physique	Dominique Meier (sous la dir. de)	22,90 €	978-2-7540-0915-7
La Conquête spatiale	Michel Polacco	22,90 €	978-2-7540-1143-3
Les Maths	Jean-Louis Boursin	22,90 €	978-2-7540-0093-2
L'Astronomie	Stephen Maran, Pascal Bordé	21,90 €	978-2-8769-1634-0

Beaux-arts

Titre	*Auteur*	*Prix*	*ISBN*
L'Humour	Gordon Zola	22,90 €	978-2-7540-1956-9
Le Louvre	Daniel Soulié	22,90 €	978-2-7540-1404-5
La Télévision	Marie Lherault, François Tron	22,90 €	978-2-7540-0976-8
Les Séries télé	Marjolaine Boutet	22,90 €	978-2-7540-0912-6
Le Rock	Nicolas Dupuy	22,90 €	978-2-7540-0819-8
L'Histoire de la peinture	Jean-Jacques Breton, Dominique Williatte	22,90 €	978-2-7540-0812-9
La Danse classique	Evelyne Cisneros, Scott Speck, Florence Balique	22,90 €	978-2-7540-1045-0
L'Histoire du cinéma	Vincent Mirabel	22,90 €	978-2-7540-0609-5
Le Jazz	Dirk Sutro, Stéphane Koechlin	22,90 €	978-2-7540-0779-5
L'Histoire de l'art illustrée	Jean-Jacques Breton, Philippe Cachau, Dominique Williatte	29,90 €	978-2-7540-0493-0
L'Histoire de l'art	Jean-Jacques Breton, Philippe Cachau, Dominique Williatte	22,90 €	978-2-7540-0229-5
L'Opéra	David Pogue, Claire Delamarche	22,90 €	978-2-7540-0244-8
La Musique classique	David Pogue, Claire Delamarche	22,90 €	978-2-7540-0151-9

Langue française

Titre	*Auteur*	*Prix*	*ISBN*
La Dictée	Jean-Joseph Julaud	14,90 €	978-2-7540-2415-0
La Poésie française	Jean-Joseph Julaud	22,90 €	978-2-7540-1700-8
La Littérature française	Jean-Joseph Julaud	22,90 €	978-2-7540-0061-1
Le Français correct	Jean-Joseph Julaud	21,90 €	978-2-8769-1640-1

Régions

Titre	*Auteur*	*Prix*	*ISBN*
L'Alsace	Pierre Kretz, Astrid Ruff	22,90 €	978-2-7540-1994-1
La Corse	Thierry Ottaviani	22,90 €	978-2-7540-1546-2

… en Poche

Titre	*Auteur*	*Prix*	*ISBN*
La Musique classique	David Pogue, Claire Delamarche	14,90 €	978-2-7540-2417-4
L'Histoire de la Suisse – tome 1 Des origines à 1815	Georges Andrey	11,90 €	978-2-7540-2262-0
L'Histoire de la Suisse – tome 2 De 1815 à nos jours	Georges Andrey	11,90 €	978-2-7540-2263-7
Zen ! La Méditation	Stephan Bodian	11,90 €	978-2-7540-0000-0
Sagesse et Spiritualité	Sharon Janis	11,90 €	978-2-7540-1758-9
L'Égypte ancienne	Florence Maruéjol	11,90 €	978-2-7540-1739-8
L'Histoire de France – tome 1 Des origines à 1789	Jean-Joseph Julaud	11,90 €	978-2-7540-0180-9
L'Histoire de France – tome 2 De 1789 à nos jours	Jean-Joseph Julaud	11,90 €	978-2-7540-0181-6
Paris Rive droite	Danielle Chadych, Dominique Leborgne	11,90 €	978-2-7540-0694-1
Paris Rive gauche	Danielle Chadych, Dominique Leborgne	11,90 €	978-2-7540-0695-8
La Culture générale – tome 1 Histoire, géographie, art et littérature	Florence Braunstein, Jean-François Pépin	11,90 €	978-2-7540-0798-6
La Culture générale – tome 2 Sciences, sports, loisirs et spiritualité	Florence Braunstein, Jean-François Pépin	11,90 €	978-2-7540-0799-3
La Franc-Maçonnerie	Philippe Benhamou	11,90 €	978-2-7540-0696-5
Le Bouddhisme	Jonathan Landraw, Stephan Bodian	11,90 €	978-2-7540-03148
La Philosophie – tome 1 Antiquité, Moyen Âge et Renaissance	Christian Godin	11,90 €	978-2-7540-0796-2
La Philosophie – tome 2 Du XVIIe siècle à nos jours	Christian Godin	11,90 €	978-2-7540-0797-9
L'Astrologie	Rae Orion	11,90 €	978-2-8769-1999-0
La Littérature française – tome 1 Du Moyen Âge au XVIIIe siècle	Jean-Joseph Julaud	11,90 €	978-2-7540-0611-8

Titre	*Auteur*	*Prix*	*ISBN*
La Littérature française – tome 2 Du XVIIIe siècle à nos jours	Jean-Joseph Julaud	11,90 €	978-2-7540-0612-5
Le Français correct	Jean-Joseph Julaud	11,90 €	978-2-8769-1924-2

Vie pratique

Cuisine

Titre	*Auteur*	*Prix*	*ISBN*
Coffret Cuisine	Collectif	19,90 €	978-2-7540-2055-8
La Cuisine, 2e édition	Bryan Miller, Hélène Darroze	22,90 €	978-2-7540-1989-7
Le Vin, 5e édition	Ed McCarthy, Mary Ewing-Mulligan, Éric Beaumard	22,90 €	978-2-7540-1547-9
Les Cuisines du monde	Philippe Chavanne	22,90 €	978-2-7540-0103-8

Santé

Titre	*Auteur*	*Prix*	*ISBN*
Maigrir avec la méthode Montignac + livret	Michel Montignac	22,90 €	978-2-7540-2435-8
Maigrir avec la méthode Montignac	Michel Montignac	22,90 €	978-2-7540-1586-8
Le Cancer	Pr Jean-François Morere, Dr Thierry Bouillet, Pr Laurent Zelek, Pr Michel Crépin	22,90 €	978-2-7540-2131-9
Contrôler son cholestérol	Carol Ann Rinzler, Pr Éric Bruckert	22,90 €	978-2-7540-1751-0
Le Cerveau	Dr Frédéric Sedel, Pr Olivier Lyon-Caen	22,90 €	978-2-7540-2072-5
L'Homéopathie	Dr Daniel Scimeca	22,90 €	978-2-7540-1761-9
Les Maladies cardiovasculaires	Dr Philippe Abastado	22,90 €	978-2-7540-1591-2
Le Sexe, 2e édition	Dr Ruth K. Westheimer, Dr Marianne Pauti	22,90 €	978-2-7540-1497-7
Le Corps humain	Dr Patrick Gepner	22,90 €	978-2-7540-1121-1
La Maladie d'Alzheimer	Christian Derouesne, Jacques Selmes	22,90 €	978-2-7540-1058-0
Améliorer sa mémoire	John B. Arden	22,90 €	978-2-7540-0323-0
Maigrir	Jane Kirby, Dr Jocelyne Raison	22,90 €	978-2-7540-0005-5
Bien s'alimenter	Carol Ann Rinzler	21,90 €	978-2-8769-1897-9

Bien-être

Titre	*Auteur*	*Prix*	*ISBN*
Coffret Massages	Collectif	24,90 €	978-2-7540-2064-0
Les Huiles essentielles	Elske Miles	22,90 €	978-2-7540-1596-7
Shiatsu et Réflexologie	Synthia Andrews, Bobbi Dempsey, Michel Odoul	22,90 €	978-2-7540-0981-2
Le Tai-Chi	Therèse Iknoian	22,90 €	978-2-7540-0137-3
Les Massages	Steve Capellini, Michel Van Welden	22,90 €	978-2-7540-0060-4
La Méthode Pilates	Ellie Herman	21,90 €	978-2-8769-1767-5
Le Yoga	Georg Feuerstein	21,90 €	978-2-8769-1752-1
Le Feng Shui	David Kennedy	21,90 €	978-2-8769-1687-6

Psychologie

Titre	*Auteur*	*Prix*	*ISBN*
Le Développement personnel	Collectif	29,90 €	978-2-7540-0865-5
L'Interprétation des rêves	Didier Colin	22,90 €	978-2-7540-2318-4
L'EFT (Technique de libération émotionnelle)	Helena Fone, Jean-Michel Gurret	22,90 €	978-2-7540-2067-1
La Pensée positive	Averil Leimon, Gladeana McMahon, Béatrice Millêtre	22,90 €	978-2-7540-1821-0
L'Adolescence	Michel Fize	22,90 €	978-2-7540-1412-0
Exercices de programmation neuro-linguistique	Romilla Ready, Kate Burton, Béatrice Millêtre	19,90 €	978-2-7540-1593-6
Exercices de thérapies comportementales et cognitives	Rhena Branch, Rob Willson, Béatrice Millêtre	19,90 €	978-2-7540-1592-9
Les Relations amoureuses	Florence Escaravage, Kate M. Wachs	22,90 €	978-2-7540-1499-1
Apprendre mieux	Marie Joseph Chalvin	22,90 €	978-2-7540-1261-4
Le Langage des gestes	Joseph Messinger	22,90 €	978-2-7540-0597-5
La Confiance en soi	Kate Burton	22,90 €	978-2-7540-0647-7
Le Coaching	Jeni Mumford	22,90 €	978-2-7540-0353-7
La PNL	Romilla Ready, Kate Burton	22,90 €	978-2-7540-0169-4
L'Hypnothérapie	Mike Bryant, Peter Mabbutt	22,90 €	978-2-7540-0504-3
Les Thérapies comportementales et cognitives	Rob Willson, Rhena Branch	22,90 €	978-2-7540-0246-2
La Psychologie	Dr Adam Cash	21,90 €	978-2-8769-1802-3

Puériculture

Titre	*Auteur*	*Prix*	*ISBN*
Choisir un prénom	Héloïse Martel	22,90 €	978-2-7540-1463-2
La 1re année de Bébé	James Gaylord, Michelle Hagen, Dr Éric Saban	22,90 €	978-2-7540-1511-0
La Grossesse, 2e édition	Dr Eddleman, Dr J. Stone, Dr Joëlle Bensimhon	22,90 €	978-2-7540-1429-8

Droit pratique

Titre	*Auteur*	*Prix*	*ISBN*
Le Droit du travail	Me Julien Boutiron, Jean-Philippe Élie	22,90 €	978-2-7540-1422-9
Organiser son mariage	Peggy Mignot-Paillet, Peggy Frey	22,90 €	978-2-7540-1676-6
L'Assurance	Laurence de Percin	22,90 €	978-2-7540-1073-3
Le Divorce	Me Martine Valot-Forest	22,90 €	978-2-7540-1479-3
L'Immobilier, 2e édition	Laurence Boccara, Catherine Sabbah	22,90 €	978-2-7540-0530-2

Finances personnelles

Titre	*Auteur*	*Prix*	*ISBN*
Payer moins d'impôts, 4e édition	Robert Matthieu	22,90 €	978-2-7540-2397-9
La Bourse	Gérard Horny	22,90 €	978-2-7540-0637-8
Les Finances personnelles	Pascale Micoleau-Marcel (sous la dir. de)	22,90 €	978-2-7540-0630-9

Maison

Titre	*Auteur*	*Prix*	*ISBN*
La Décoration	Kareen Perrin Debock, Frank Lecor	24,90 €	978-2-7540-2264-4
Un potager	Charlie Nardozzi, Philippe Collignon	22,90 €	978-2-7540-1675-9
Le Bricolage, 2e édition	G. et K. Hamilton, Frank Lecor	24,90 €	978-2-7540-1426-7
Vivre écolo	Liz Barclay, Michael Grosvenor, Franck Laval	22,90 €	978-2-7540-0707-8

… En Poche

Titre	*Auteur*	*Prix*	*ISBN*
Le Code de la route, édition 2011	Permisecole	14,90 €	978-2-7540-2387-0

Titre	Auteur	Prix	ISBN
La Table des calories	Jean-Paul Blanc, Catherine Poggi	11,90 €	978-2-7540-2087-9
Améliorer sa mémoire	John B. Arden	11,90 €	978-2-7540-2388-7
La Cuisine pas chère	Héloïse Martel, André Le Letty	11,90 €	978-2-7540-1772-5
L'Armagnac	Chantal Armagnac	11,90 €	978-2-7540-1613-1
Le Diabète	Dr Alan Rubin, Dr Marc Levy	11,90 €	978-2-7540-1436-6
Les Massages	Steve Capellini, Jocelyne Rolland, Michel Van Welden	11,90 €	978-2-7540-1330-7
S'arrêter de fumer	Pr B. Dautzenberg, Dr D. Brizer	11,90 €	978-2-7540-1293-5
Les Tests du Code de la route	DFC Production	14,90 €	978-2-7540-0751-1
Le Vin	Laure Liger, Yvan-Paul Cassetari	11,90 €	978-2-7540-0087-1
La Cuisine	Brian Miller, Alain Le Courtois	11,90 €	978-2-8769-1872-6
Le Sexe	Dr Ruth K. Westheimer	11,90 €	978-2-8769-1956-3
Maigrir	Jane Kirby	11,90 €	978-2-8769-1870-2
Le Feng Shui	David D. Kennedy	11,90 €	978-2-8769-1871-9
Un bureau feng shui	Holly Ziegler, Jennifer Lawler	11,90 €	978-2-8769-1949-5
La Méthode Pilates	Ellie Herman	11,90 €	978-2-7540-0223-3
Le Yoga	Georg Feuerstein, Larry Pane	11,90 €	978-2-7540-0063-5
Guérir l'anxiété	Dr Martine André, Dr Charles Eliott, Dr Laura Smith	11,90 €	978-2-7540-1195-2
Les Thérapies comportementales et cognitives	Rob Willson, Rhena Branch	11,90 €	978-2-7540-1074-0
La PNL	Romilla Ready, Kate Burton	11,90 €	978-2-7540-0879-2
La Psychologie	Dr Adam Cash	11,90 €	978-2-8769-1957-0
Le Bricolage	Gene Hamilton, Katie Hamilton	11,90 €	978-2-7540-0373-5

Business

Titre	Auteur	Prix	ISBN
Communiquer efficacement	Marty Brounstein, Florence Balique	22,90 €	978-2-7540-2229-3
Les Ressources humaines	Sabine Wojtas	22,90 €	978-2-7540-1627-8
Les Marques	Bill Chiaravalle, Barbara Findlay Schenck, Benoît Heilbrunn	22,90 €	978-2-7540-2127-2

Titre	*Auteur*	*Prix*	*ISBN*
Le Marketing opérationnel	Alexander Hiam, Benoît Heilbrunn	22,90 €	978-2-7540-1981-1
Le Service client	Keith Bailey, Karen Leland, Ralph Hababou	22,90 €	978-2-7540-1827-2
Trouver un job	Joyce Lain Kennedy, Nicolas Barrier	22,90 €	978-2-7540-1092-4
Le Marketing, 2e édition	Alexander Hiam	22,90 €	978-2-7540-0688-0
La Comptabilité	Laurence Thibault-Le Gallo	22,90 €	978-2-7540-0617-0
Créer sa boîte	Laurence de Percin	22,90 €	978-2-7540-0492-3
Le Management	Bob Nelson	21,90 €	978-2-8769-1952-5
Business Plans	Paul Tifany, Steven D. Peterson	21,90 €	978-2-8769-1712-5
La Vente	Tom Hopkins	21,90 €	978-2-8769-1670-8

... en Poche

Titre	*Auteur*	*Prix*	*ISBN*
L'Auto-entrepreneur	Grégoire Leclercq, Marie Gouilly-Frossard	11,90 €	978-2-7540-2025-1
Le Marketing	Alexander Hiam	11,90 €	978-2-7540-1598-1
Le Management	Bob Nelson	11,90 €	978-2-7540-0454-1
Business Plans	Paul Tiffany, Steven D. Peterson	11,90 €	978-2-7540-0094-9
La Vente	Tom Hopkins	11,90 €	978-2-8769-1950-1

Loisirs

Sports

Titre	*Auteur*	*Prix*	*ISBN*
Le Tennis	Patrick McEnroe, Peter Bodo, Guy Tambon	22,90 €	978-2-7540-1757-2
Les Arts martiaux	Jennifer Lawler, Nicolas Dupuy, Éric Le Cam	22,90 €	978-2-7540-1052-8
Courir	Tere Stouffer Drenth, Philippe Maquat	22,90 €	978-2-7540-1044-3
Gym et Musculation	Cyndi Targosz, Jean-Pierre Clémenceau	22,90 €	978-2-7540-1059-7
L'Équitation	Audrey Pavia, Marie Martin	22,90 €	978-2-7540-0732-0
Le Golf	Gary McCord	22,90 €	978-2-7540-0078-9
La Voile	J.-J. Isler, Peter Isler	22,90 €	978-2-7540-0059-8

Musique

Titre	*Auteur*	*Prix*	*ISBN*
Improviser à la guitare	Antoine Polin	14,90 €	978-2-7540-2019-0
Accords de guitare	Antoine Polin	11,90 €	978-2-7540-1009-2
Exercices de piano	David Pearl, Marc Rozenbaum	19,90 €	978-2-7540-1337-6
Exercices de guitare	John Chappell, Mark Phillips, Antoine Polin	19,90 €	978-2-7540-1336-9
L'Harmonica	Winslow Yerxa, Jean-Jacques Milteau	22,90 €	978-2-7540-1210-2
DJ	John Steventon, Nicolas Dambre	22,90 €	978-2-7540-1198-3
La Batterie	Jeff Strong, Laurent Bataille	22,90 €	978-2-7540-0352-0
Le Chant	Pamela S. Phillips, Mariette Jost	22,90 €	978-2-7540-0462-6
Le Solfège	Michael Pilhofer, Jean-Clément Jollet	22,90 €	978-2-7540-0586-9
La Guitare basse	Patrick Pfeiffer	22,90 €	978-2-7540-0288-2
Claviers et Synthétiseurs	Christophe Martin de Montagu	22,90 €	978-2-7540-0118-2
La Guitare, 2e édition	Mark Phillips, Jon Chappel	22,90 €	978-2-7540-0124-3
Le Piano	Blake Neely, Marc Rozenbaum	22,90 €	978-2-7540-0102-1
La Guitare électrique	John Chappell	22,90 €	978-2-8769-1983-9

Loisirs créatifs

Titre	*Auteur*	*Prix*	*ISBN*
Coffret Dessin	Collectif	19,90 €	978-2-7540-2056-5
Créer une BD	Gérald Gorridge	22,90 €	978-2-7540-1883-8
Dessiner des personnages	Kensuke Okabayashi	22,90 €	978-2-7540-1322-2
L'Aquarelle	Colette Pitcher	24,90 €	978-2-7540-0934-8
La Peinture à l'huile	Anita Giddings, Cherry Stone Clifton	24,90 €	978-2-7540-0935-5
Dessiner des mangas	Kensuke Okabayashi, Nobuyuki Anzai	22,90 €	978-2-7540-0494-7
La Couture	Janice Saunders Maresh	22,90 €	978-2-7540-0193-9
Le Dessin	Brenda Hoddinott	22,90 €	978-2-7540-0185-4
Le Tricot	Pam Allen	21,90 €	978-2-8769-1705-7

Nature

Titre	*Auteur*	*Prix*	*ISBN*
Un aquarium	Maddy Hargrove, Mic Hargrove	22,90 €	978-2-7540-0917-1
Le Cheval	Audrey Pavia, Marie Martin	22,90 €	978-2-7540-0367-4

Titre	*Auteur*	*Prix*	*ISBN*
Éduquer son chiot	Sarah Hodgson	22,90 €	978-2-7540-0372-8
Éduquer son chien	Jack Volahrd, Wendy Volahrd	22,90 €	978-2-7540-0152-6

Jeux

Titre	*Auteur*	*Prix*	*ISBN*
Pack Gym cérébrale	Stéphanie Boyron, Nicolas Conti	19,90 €	978-2-7540-2073-2
Le Scrabble	Eugénie Michel	22,90 €	978-2-7540-1698-8
Les Échecs, 2e édition	James Eade, Vincent Moret	22,90 €	978-2-7540-1870-8
Dungeons & Dragons®	Richard Baker, Bill Slavicsek	22,90 €	978-2-7540-1390-1
Le Casino	Kevin Blackwood, François Montmirel	22,90 €	978-2-7540-0447-3
Le Poker Texas Hold'em	Mark Harlan, François Montmirel	22,90 €	978-2-7540-0448-0
La Magie	David Pogue, Bernard Bilis	22,90 €	978-2-7540-0453-4
Le Bridge, 2e édition	Eddie Kantar, Jacques Delorme	22,90 €	978-2-7540-0276-9
Le Poker	Richard D. Harroch, Lou Krieger, François Montmirel	22,90 €	978-2-7540-0123-6

... en Poche

Titre	*Auteur*	*Prix*	*ISBN*
Dessiner des mangas	Kensuke Okabayashi	11,90 €	978-2-7540-1601-8
Le Poker en ligne	Mark Harlan, Chris Derossi, François Montmirel	11,90 €	978-2-7540-1871-5
Le Chant	Mariette Jost, Pamelia S. Philips	14,90 €	978-2-7540-1597-4
Le Poker	François Montmirel	11,90 €	978-2-7540-1548-6
La Couture	Janice Saunders Maresh	11,90 €	978-2-7540-1600-1
Un chien	Gina Spadafori, Catherine Collignon	11,90 €	978-2-7540-1320-8
Un chat	Gina Spadafori, Monique Bourdin	11,90 €	978-2-7540-1321-5
Le Tricot	Pam Allen	11,90 €	978-2-7540-0135-9
Le Dessin	Brenda Hoddinott	11,90 €	978-2-7540-0889-1
La Généalogie	Francis Christian	11,90 €	978-2-7540-0565-4

Langues

Méga kit audio

Titre	Auteur	Prix	ISBN
L'espagnol	Collectif	49,90 €	978-2-7540-2024-4
L'anglais	Collectif	49,90 €	978-2-7540-2023-7

Lexiques

Titre	Auteur	Prix	ISBN
Lexique anglais	Brigitte Lallement, Nathalie Pierret	5,90 €	978-2-7540-2243-9
Lexique espagnol	David Tarradas Agea	5,90 €	978-2-7540-2244-6

Méthodes de langues

Titre	Auteur	Prix	ISBN
L'hébreu	Jil Jacobs, Shifra Jacquet-Svironi	22,90 €	978-2-7540-1752-7
Le latin	Clifford Hull, Steven Perkins, Tracy Barr, Danièle Robert	22,90 €	978-2-7540-0881-5
La Grammaire anglaise	Géraldine Woods, Claude Raimond	22,90 €	978-2-7540-0564-7
Le russe	Vincent Bénet, Oleg Chinkarouk, Serafima Gettys, Andrew Kaufman	22,90 €	978-2-7540-0813-6
Le portugais	Karen Keller, Ricardo Rodrigues	22,90 €	978-2-7540-0831-0
L'arabe	Amine Bouchentouf, Sylvie Chraibi, Aboubakar Chraibi	22,90 €	978-2-7540-0312-4
Le japonais	Eriko Sato, Vincent Grépinet	22,90 €	978-2-7540-0495-4
Le néerlandais	Margreet Kwakernaak, Michael Hofland, Annick Christiaens	22,90 €	978-2-7540-0313-1
Le chinois	Wendy Abraham, Joël Bellassen	22,90 €	978-2-7540-0212-7
L'allemand	Paulina Christensen, Claude Raimond	22,90 €	978-2-7540-0038-3
L'anglais	Gail Brenner, Claude Raimond	22,90 €	978-2-8769-1973-0
L'espagnol	Suzanna Wald, Anne-Carole Grillot	22,90 €	978-2-8769-1974-7
L'italien	Francesca Onufri, Sylvie Le Bras	22,90 €	978-2-7540-0039-0

Guides de conversation

Titre	Auteur	Prix	ISBN
L'espagnol des affaires	David Terradas Agea	5,90 €	978-2-7540-1708-4
L'alsacien	Bénédicte Keck, Léon Daul	5,90 €	978-2-7540-1848-7